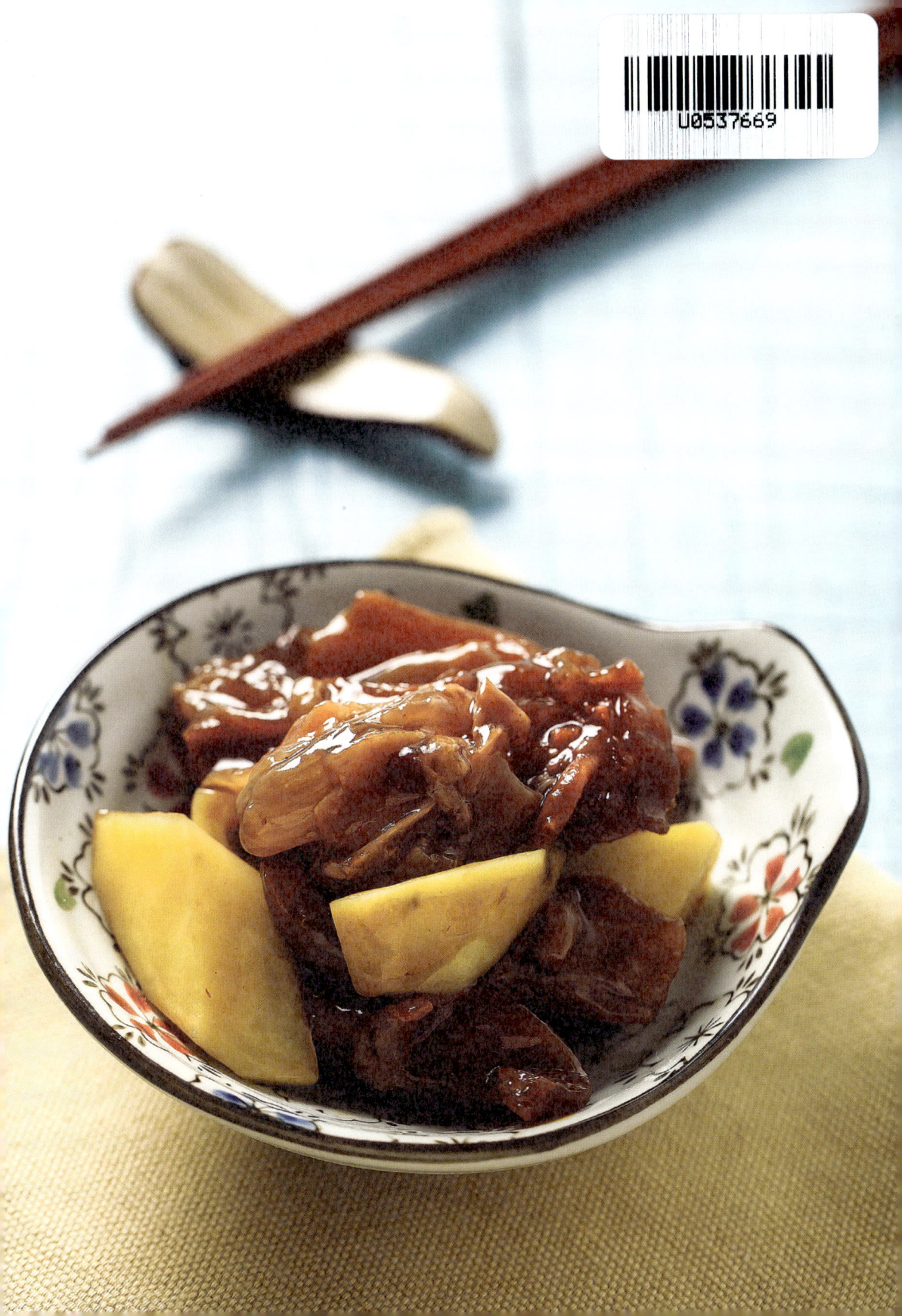

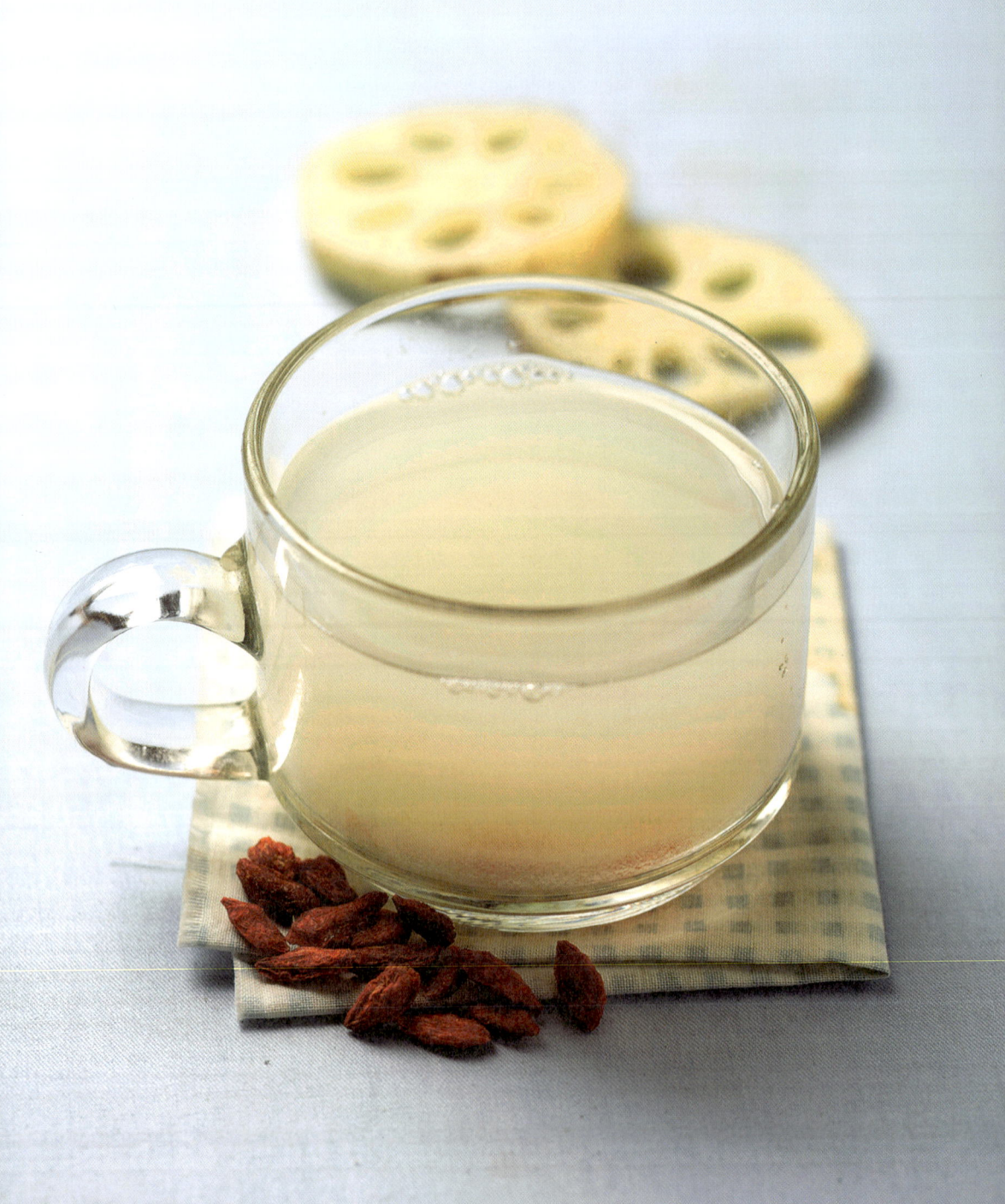

中醫 肝養書全

吳中朝 醫師 主編

前言

總是臉色暗黃？

覺得渾身沒勁？

動不動就腹脹、噁心？

胸口經常憋悶，甚至連呼吸都有些困難？

　　表面上看來這些都是小事，但，說不定是肝出了問題。肝臟是人體內一個複雜而又特別的器官，由於它沒有痛覺神經，對一些「小毛病」就沒有明顯的疼痛感覺，所以肝臟一向被稱為「沉默的器官」。肝臟一旦感到疼痛，那就是大問題了。此外，肝臟的代償作用很強，只要還有30%的肝組織能夠作用，就仍然可以維持日常生活，所以肝臟又被稱為「頑強的器官」。這種「沉默」與「頑強」經常導致人們麻痺大意，使人們忽視肝臟的疾病。

　　本書從日常飲食和中醫保健入手，全方位介紹如何養肝、護肝，並透過56種養肝食物，28種養肝中藥，168道護肝食譜，6大肝病養護方，趕走12種常見的肝不適症狀。此書彙集了肝臟的常見問題，從找到病因到調養，無論是肝臟亞健康，還是已經有了肝病，都可以用書中的小方法來改善。將肝臟養護好，生命力就會更旺盛！

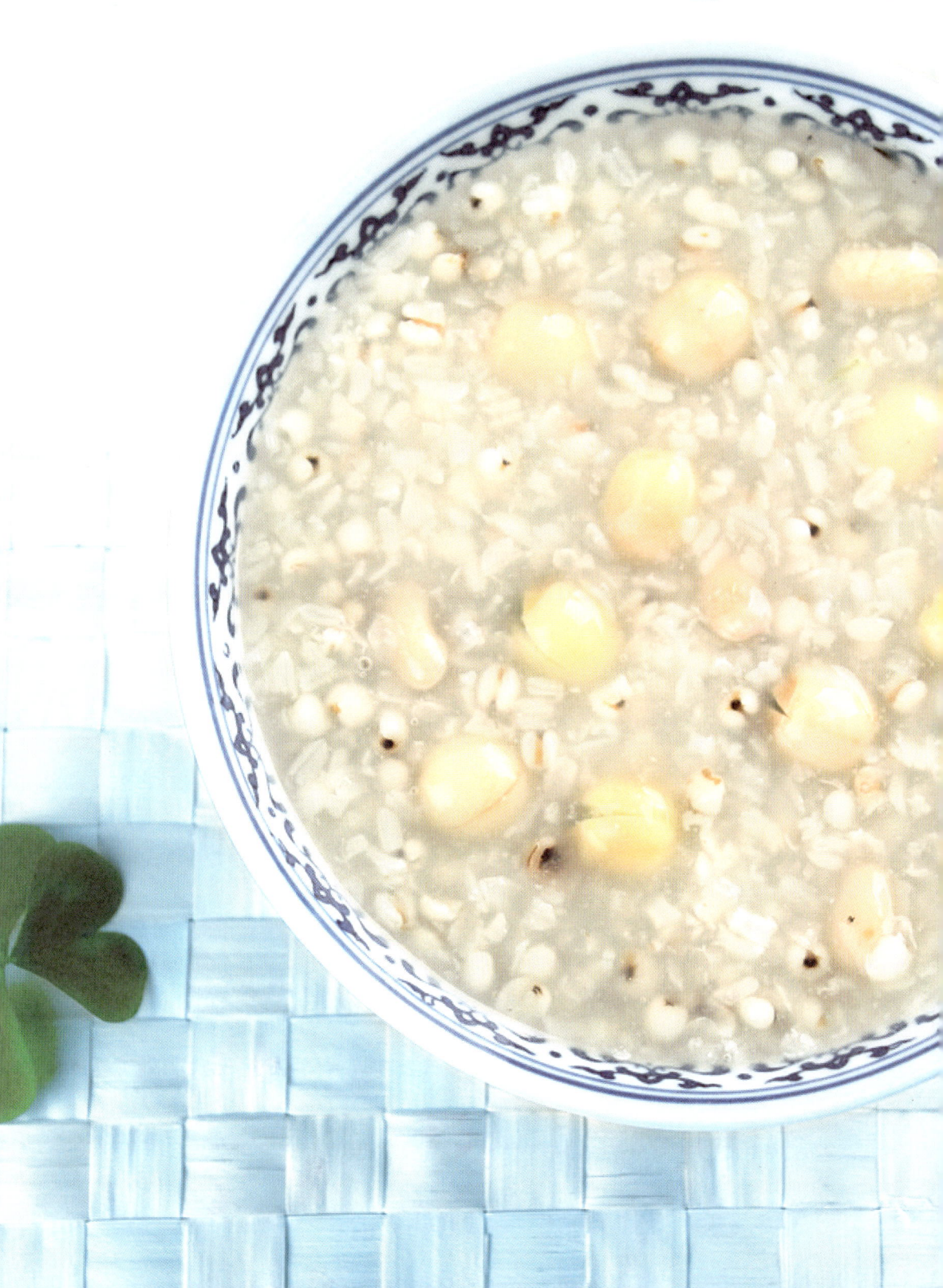

目錄

- 4　　前言
- 6　　目錄
- 12　快速檢測：你的肝好嗎？

第一章　肝好不好，10個器官告訴你

- 16　從眼睛看你的肝好嗎？
- 17　從指甲看你的肝好嗎？
- 19　從筋脈看你的肝好嗎？
- 20　從膽看你的肝好嗎？
- 21　從消化系統看你的肝好嗎？
- 22　從生殖系統看你的肝好嗎？
- 23　從內分泌看你的肝好嗎？
- 24　從神經系統看你的肝好嗎？
- 25　從血液看你的肝好嗎？
- 26　從精神情緒看你的肝好嗎？
- 27　最傷肝的八大壞習慣

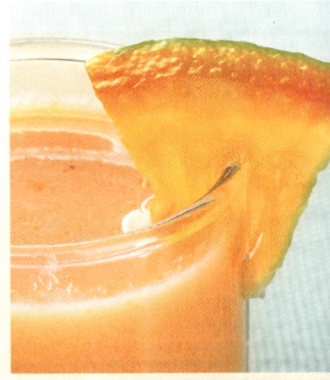

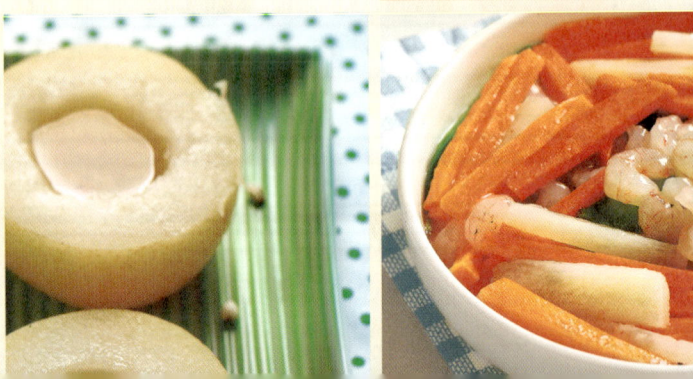

第二章　養肝的食物

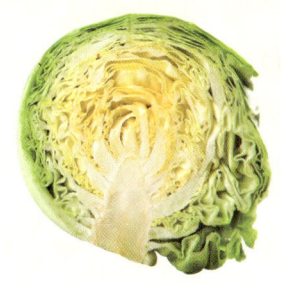

32	豬血	排毒補肝血
33	雞肝	讓眼睛不乾澀
34	豬肝	防止視力減退
35	兔肉	增強消化吸收功能
36	雞肉	有助於肝細胞修復
37	鴨肉	改善小便深黃
38	鯽魚	緩解脹氣
39	牛蹄筋	改善筋骨酸軟乏力
40	扇貝	預防脂肪肝
41	蛤蜊	解酒保肝

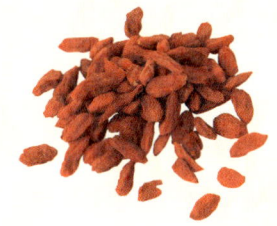

42	香菇	防止B肝病情加重
43	紅棗	抑制肝炎病毒活性
44	銀耳	提高肝臟解毒能力
45	木耳	預防肝癌發生
46	大豆	促進肝臟修復
47	海帶	促進受損肝細胞再生
48	綠豆	預防肝癌

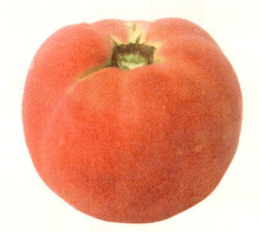

49	菠菜	春天也不眩暈
50	芹菜	降低肝臟脂肪
51	綠花椰菜	增強肝臟解毒能力
52	空心菜	預防肝病
53	萵筍	促進肝病患者的食慾
54	冬筍	提供能量給肝臟
55	高麗菜	提供能量給肝臟
56	黃瓜	幫助肝臟排毒
57	冬瓜	加快肝臟膽固醇分解
58	大白菜	促進脂肪肝好轉

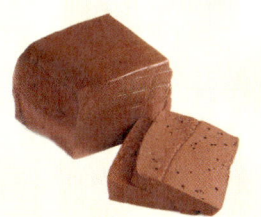

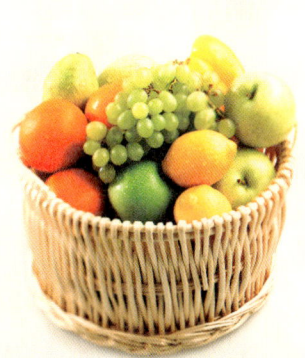

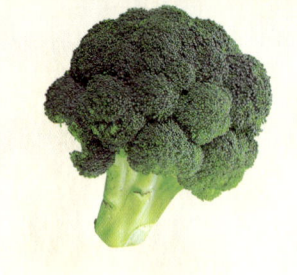
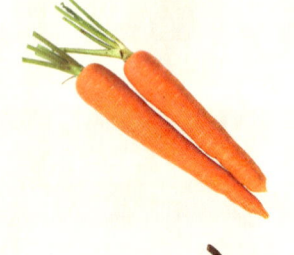
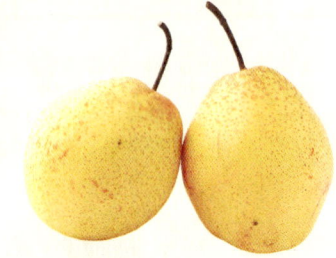

59	蓮藕	減輕肝臟分解脂肪的負擔
60	胡蘿蔔	預防肝癌發生
61	荸薺	清熱利濕
62	番茄	預防肝癌效果好
63	山藥	增強消化吸收功能
64	豆腐	促進肝細胞再生
65	南瓜	防癌護肝
66	玉米	預防脂肪肝
67	燕麥	降脂護肝
68	薏仁	清熱祛濕
69	甘藷	抵抗肝癌
70	紅豆	適合肝硬化腹水患者
71	蒲公英	消除春季疲乏的好幫手
72	金針花	適合黃疸型肝炎患者
73	山楂	幫助B肝患者消食化積
74	葡萄	降低自由基對肝臟損傷
75	草莓	預防肝癌發生
76	烏梅	預防酒精對肝的損傷
77	木瓜	促進肝細胞的再生
78	柑橘	防治酒精性肝病
79	青蘋果	有效祛除雀斑
80	西瓜	清熱解毒
81	雪梨	清熱解毒助消化
82	奇異果	清除脂肪又防癌
83	檸檬	預防脂肪肝
84	核桃	促進膽固醇代謝
85	醋	減輕肝臟代謝脂肪負擔
86	蜂蜜	增強肝臟抗病毒能力
87	優酪乳	增強食慾又防癌

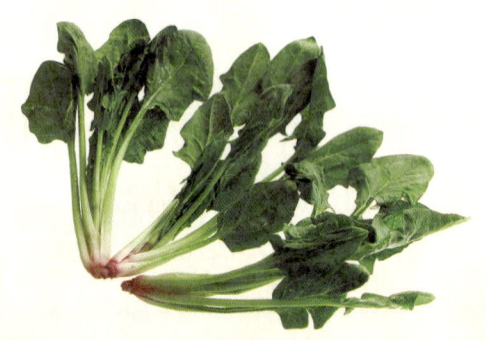
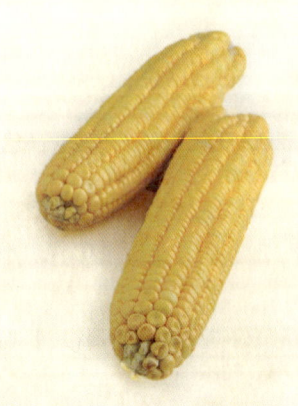

第三章　養肝喝藥茶

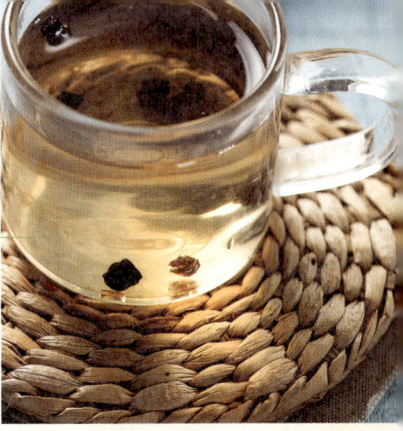

90	玫瑰花	疏肝解鬱好氣色
91	女貞子	滋陰清熱強肝腎
92	旱蓮草	滋陰降火
93	合歡花	疏肝寧神
94	梅花	疏肝理氣食慾好
95	百合	防治肝硬化
96	佛手	止痛止嘔
97	枸杞	抑制脂肪沉積
98	龍膽草	除肝膽濕熱
99	苦參	治療濕熱黃疸
100	茵陳	退黃降脂
101	槐花	涼血止血
102	決明子	明目降脂
103	雞血藤	活血舒筋
104	丹參	抗炎降脂
105	紅花	活血調經
106	小薊	除熱止血
107	當歸	養肝明目
108	仙鶴草	止血消渴
109	連翹	改善肝損傷
110	黃芩	除濕熱，瀉火
111	靈芝	保肝解毒
112	牛膝	活血化瘀不痛經
113	五味子	具有多種養肝功效
114	菊花	解毒消炎清肝明目
115	天麻	平肝潛陽，防頭痛
116	桑寄生	補肝腎，強筋骨
117	牡丹花	活血化瘀

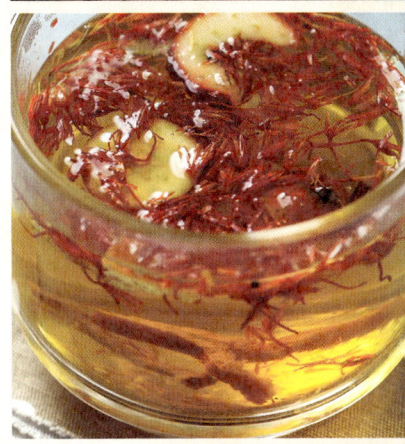

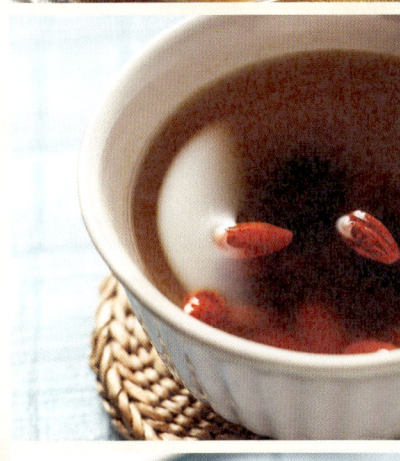

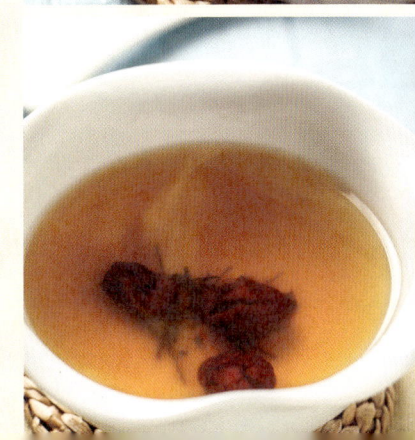

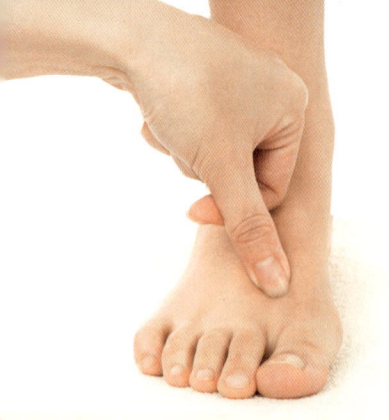

第四章　經絡穴位養肝法

- 120　常刺激肝經　　肝臟生理功能好
- 124　膀胱經　　背部常拔罐袪肝火
- 126　肝膽反射區　　一起按摩手耳足

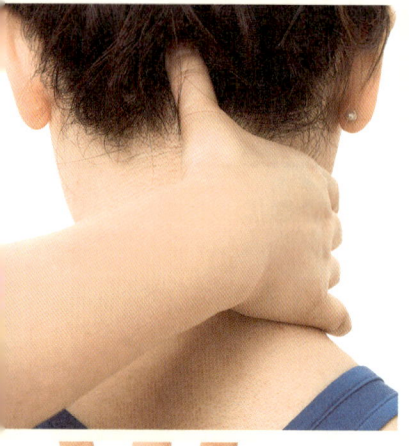

第五章　驅走肝臟亞健康

- 130　視物模糊　　需養肝血
- 134　情志抑鬱　　疏肝理氣
- 138　容易發怒　　清降肝火
- 142　頭暈頭痛　　滋肝降火
- 146　掉髮　　養血清熱
- 150　酒精性肝病　　清利濕熱是關鍵

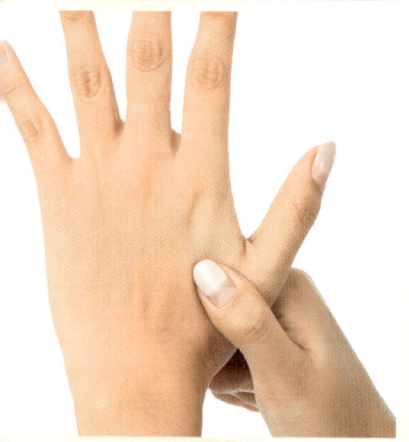

第六章　女人養肝更美

- 156　痘痘、痤瘡　　疏肝氣，體內不堵
- 160　黑眼圈、膚色暗沉　　清肝毒
- 164　皮膚乾燥　　降肝火，體內不焦

第七章　男人肝腎應同養

- 170　夜尿頻多　　肝腎一起補
- 174　耳鳴耳聾　　肝火惹的禍
- 178　提高性福　　時時補肝腎

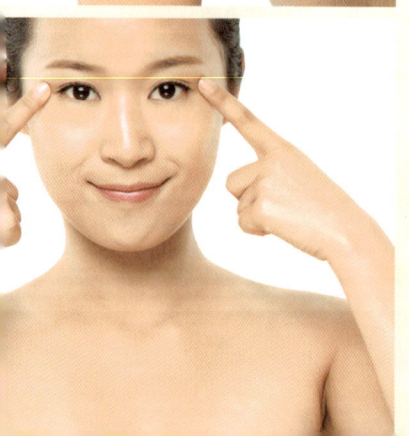

第八章　選對方法治肝病

- **184**　肝炎　疏肝養肝，增強免疫力
- **188**　黃疸　清熱利濕是關鍵
- **192**　脂肪肝　改變不良生活習慣
- **196**　肝硬化　注重調養是關鍵
- **200**　高血壓　選對調養方式是關鍵
- **204**　肝癌　關鍵是培補正氣

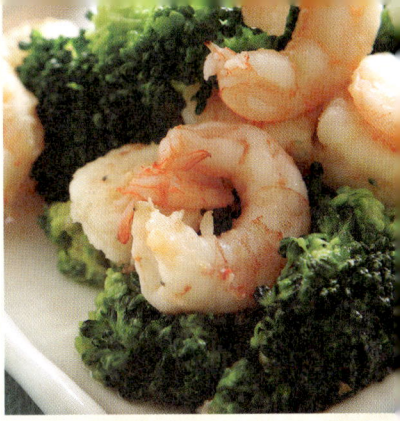

第九章　不同人群的養肝方案

- **210**　學生族　清火明目
- **214**　上班族　精力旺盛不疲憊
- **218**　應酬族　解酒排毒
- **222**　「肉食」族　消脂解膩

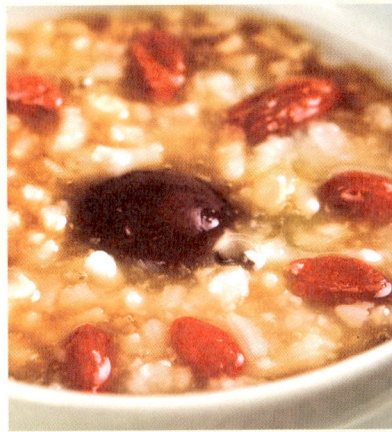

養肝調理特效食譜

- **230**　湯
- **243**　羹
- **246**　粥
- **256**　茶
- **261**　炒菜

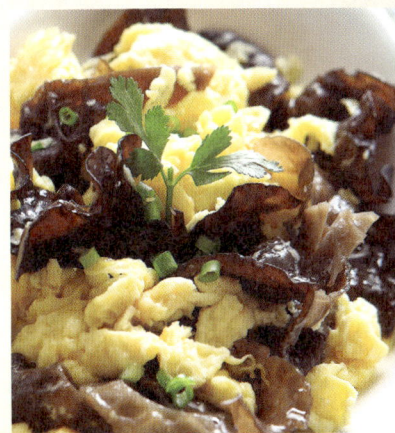

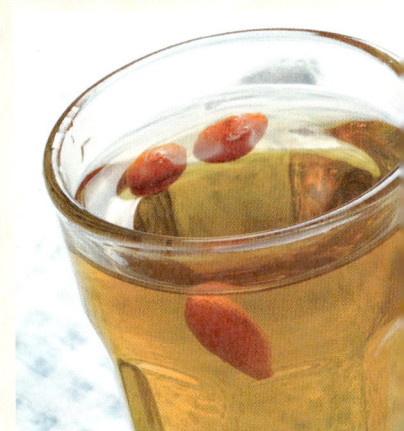

快速檢測：你的肝好嗎？

自測肝血虛

對照下表，如果一週內有3～4天出現了下列症狀，就在對應症狀前打「✓」。若出現了6個以上的「✓」，則說明肝血虛的狀況已經比較嚴重了，應注意補血養肝。

表現形式	症狀表現
身體感覺	容易疲勞
眼睛	眼花
	視物模糊
	眼睛酸澀
指甲	指甲蒼白
	指甲粗糙不平
	指甲脆薄易斷
睡眠	失眠多夢
頭部感覺	容易頭痛
臉色	臉色蒼白無光澤
	臉色暗黃
嘴唇	口唇淡白
肢體感覺	肢體麻木
心情	容易心神不寧
其他	睡眠品質不好
	月經量少

自測肝膽火熱

對照下表，如果一週內有3～4天出現了下列症狀，就在對應症狀前畫上「✓」。若出現了6個以上的「✓」，則說明肝膽火熱狀況已經比較嚴重了，應注意清肝瀉火。

表現形式	症狀表現
身體感覺	五心煩熱
	潮熱盜汗
眼睛	眼睛發乾
	視力減退
面部	面部烘熱或顴紅
指甲	甲壁粗糙脫皮
睡眠	失眠多夢
頭部感覺	容易頭痛
臉色	臉色蒼白無光澤
	臉色暗黃
嘴唇	臉色蒼白無光澤
肢體感覺	肢體麻木
心情	心情煩躁
其他	口燥咽乾

自測肝鬱氣滯

對照下表，如果一週內有3～4天出現了下列症狀，就在對應症狀前畫上「✓」。若出現了6個以上的「✓」，則說明肝鬱氣滯狀況比較嚴重了，應注意疏肝理氣。

表現形式	症狀表現
身體感覺	全身肌肉酸痛
	胸口發悶
眼睛	眼周出現對稱分布的黃褐斑
指甲	指甲色紫暗
睡眠	難以入睡
	多夢易驚
臉色	臉色蒼白無光澤
	臉色暗黃
嘴唇	口唇發紫
肢體感覺	肢體酸痛
心情	容易緊張
	心情煩悶
其他	乳房脹痛
	胸脅脹痛
	腹部脹滿
	容易打嗝
	咽喉部似有異物感
	月經裡面血塊多

自測肝火旺

對照下表，如果一週內有3～4天出現了下列症狀，就在對應症狀前畫上「✓」。若出現了6個以上的「✓」，則說明肝火已經比較旺，需要清降肝火。

表現形式	症狀表現
身體感覺	身體悶熱
眼睛	眼睛紅腫
	眼屎多
指甲	指甲容易斷裂
睡眠	多夢失眠
頭部感覺	容易頭痛
臉色	臉色蒼白無光澤
	臉色暗黃
嘴唇	嘴唇紅、乾、裂
肢體感覺	肢體麻木
心情	脾氣暴躁
其他	排便不暢或大便黏膩
	口苦、口臭
	口乾舌燥
	女性陰道分泌物發黃
	男性有前列腺炎

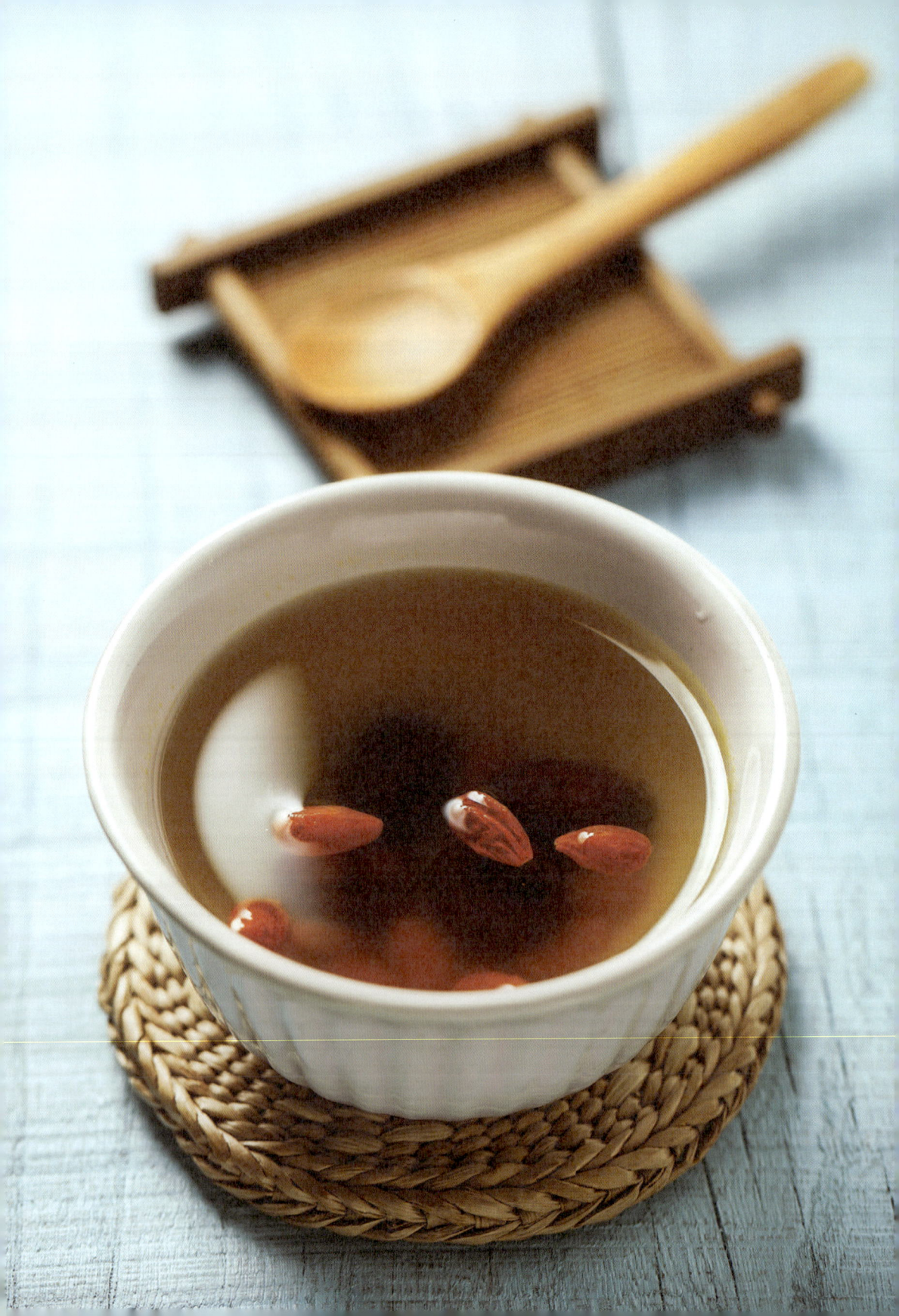

第一章

肝好不好，
10個器官告訴你

　　如果肝有毛病，不僅肝自身會發生異常，也會體現在人體的外部，例如眼睛、指甲、臉色等。我們根據外部症狀顯現，就可以基本判斷肝臟哪裡出現問題。若是肝火上炎的話則眼睛容易赤熱、疼痛；肝氣不疏的話容易腹脹……，只要我們掌握這些基本症狀，就能自己診測肝臟的健康狀況。

從眼睛看你的肝好嗎？

肝開竅於目，眼睛之所以能視物，全仰賴肝血的濡養。如果肝血不足，眼睛就會出現乾澀、酸脹，甚至會引起視力減退。若是肝火偏旺，則眼睛紅赤，小孩則有眼屎出現。

隨著年齡的增長，肝血日漸不足，故而經常會出現眼睛乾澀的問題，因此應注意休息，不要熬夜，儘量減少對肝血的耗損，並且常吃養肝明目的食物進行調養。

眼睛酸澀

原因解析 眼睛需要肝血滋養，只有肝血充足的人眼睛才能水靈。若是肝血不足，沒有足夠的肝陰去滋養眼睛，就會導致眼睛酸澀。

對症調養 補肝明目，可透過攝取動物的肝臟來進行調養，如雞肝、豬肝、兔肝等，均能達到補肝血、養眼睛的功效。

眼睛發紅

原因解析 肝火或風熱邪氣，循肝經上炎到達於眼睛，導致眼睛火氣較大，眼睛就會紅赤。

對症調養 可用清肝降火的菊花、金銀花、桑葉進行食療，能發揮較好的散風除熱功效。

眼睛搔癢怕光

原因解析 眼睛需要肝陰的滋養，若是肝陰不足，供養眼睛的「水液」也就缺乏，因此導致眼睛搔癢怕光。

對症調養 可用枸杞、石斛、麥冬、女貞子來滋養肝陰，確保供應眼睛的「水液」充足。

眼睛裡面有血絲

原因解析 吃得過於油膩，容易生悶氣，都會導致肝臟的火氣較大。肝火最容易沿著肝經上行，當過旺的肝火到達眼睛時，會導致眼睛發炎，由此出現紅血絲。

對症調養 飲食上可增加金針花、蒲公英、冬瓜、芹菜的攝取量，達到降火涼血之效。

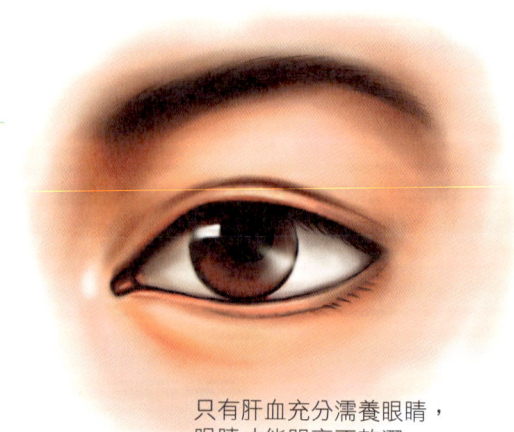

只有肝血充分濡養眼睛，眼睛才能明亮不乾澀。

從指甲看你的肝好嗎？

中醫認為筋的健康狀況取決於肝。指甲是「筋」的一部分，自然也需要靠肝血、肝陰滋養，所以透過指甲也能瞭解肝臟的健康狀況。

指甲淡白

原因解析 若是肝血不足，指甲就會失養，由此導致指甲淡白、凹凸不平。另外，脾胃不和、氣血不足，肝血失於內涵也往往是主要原因。指甲淡白的話需要及時補血養肝，以防肝臟病變。

對症調養 飲食上可以增加豬血、豬肝、雞肝、木耳、菠菜、紅棗等食物的攝取量，這些食材均能發揮良好的補肝養血功效。

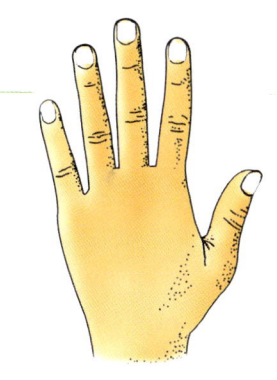

肝血不足則指甲會失養，外觀呈現淡白、凹凸不平。

指甲變形

原因解析 健康的指甲中部隆起，邊緣彎曲向下。若是指甲的中部不凸起，邊緣翹起，這樣的指甲往往與肝陰血不足有關係。指甲需要肝陰、肝血濡養，一旦養料不足，指甲的形態就容易發生異常。

對症調養 飲食上可多吃木耳，補血功效比較強。也可用枸杞、當歸、雞血藤來進行食療，能夠發揮補血養筋的功效。

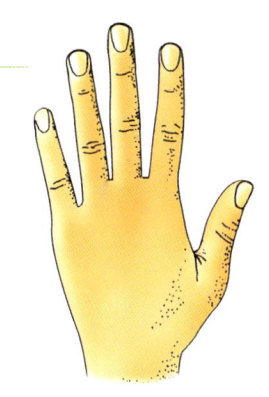

肝陰血不足會造成指甲中部不凸起，邊緣翹起。

指甲容易斷裂

原因解析 中醫認為指甲質地堅硬是肝血充盈的體現。如果指甲比較脆，容易斷裂，則表明肝血不足、筋失所養。

對症調養 飲食上，可以適當增加補血養肝、維生素A含量較高食材的攝取量，諸如雞肝、豬肝、胡蘿蔔等。

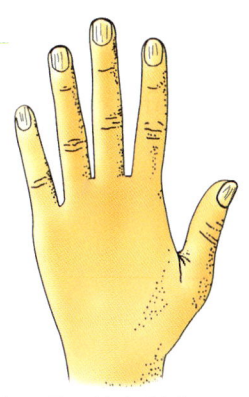

肝血不足、筋失所養則指甲容易斷裂。

17

指甲發紅

原因解析 肝臟容易上火,若是肝火綿延不去,對指甲也會有所影響,典型的外表症狀即為指甲發紅。

對症調養 可用綠豆、雪梨、西瓜、蒲公英來降肝火,清除體內的熱毒。

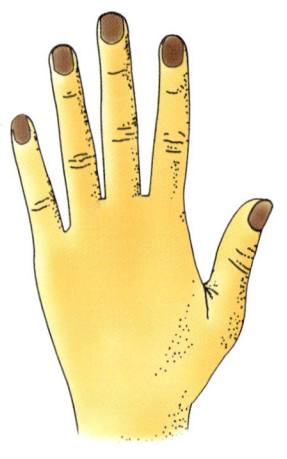

肝火過大指甲會發紅。

指甲變黃

原因解析 中醫認為肝經內有濕熱,則身體某部位就會發黃,不僅僅是指甲,甚至是舌苔、眼睛也會發黃,嚴重的情況下面部肌膚也會發黃。而西醫則認為,指甲發黃與缺乏維生素E有一定關係。

對症調養 指甲發黃的人,可吃一些具有良好的清熱利濕功效的食物,諸如薏仁、紅豆、黃瓜、苦瓜、冬瓜等可以交替食用。

指甲上豎線多

原因解析 正常的指甲表面是光滑的,如果指甲上豎線比較多,並且一直存在的話則為肝陰、肝血不足,也可能是肝功出現了異常,最好去醫院檢查,以確診肝臟狀況。若是操勞過度、睡眠不足導致指甲上出現了豎線,往往與肝血過度耗損有關,只要注意調養就會得到改善。

對症調養 動物類的肝臟固然有補血養肝的功效,但是肝功能異常的話則應事先諮詢醫生。若是肝功能正常,則可以食用有養肝補血功效的紅棗、菠菜、枸杞等來進行調養。

指甲發紫

原因解析 中醫認為氣血的順利循行與肝有關。若是肝氣不疏,氣血循環不暢,則指甲就會發紫。

對症調養 指甲發紫與肝氣不疏有關,可用具有疏肝理氣功效的中藥進行調理,諸如合歡花、玫瑰花、佛手柑、梅花等,用其泡茶、煲湯等均可。

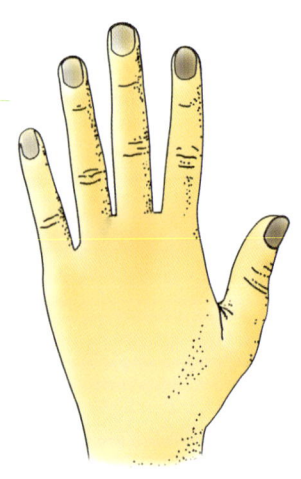

肝氣不疏,氣血循環不暢,指甲就會發紫。

從筋脈看你的肝好嗎？

中醫認為肝主筋，全身的筋脈都需要肝血的滋養。若是肝血虛，筋失所養，就會出現腰酸、腿抽筋等問題，嚴重的情況下還會導致渾身乏力。有的患者還會出現目眩、眼乾、耳鳴、雙脅疼痛、五心煩熱、潮熱盜汗等問題。經常抽筋的人可以肝腎同養。

半夜腿抽筋

原因解析 抽筋即肌肉痙攣。肝血對筋脈有滋養功效，如果肝血不足，就會引起筋脈失養，容易導致腿腳抽筋。由於肝血不足所導致的腿腳抽筋，往往多發生在凌晨1～3點這段時間。這段時間是肝經所主的時間，肝血不足，筋脈失養，因此容易抽筋。

對症調養 半夜容易抽筋的人可以吃一些牛蹄筋，有一定的強筋功效。飲食上也可以適當吃一點豬肝、木耳。還可以食指和拇指相對，對小腿進行揉捏，對於緩解腿抽筋有所幫助。

筋骨酸痛

原因解析 導致筋骨酸痛的常見原因有兩種，一種是肝血不足，另一種是肝經內有濕邪。肝血虛弱，筋失所養，就容易筋骨酸痛。另外，風濕內聚，久戀不去也是主要原因之一。

對症調養 若是因肝血不足所致的，除了可以食用養肝補血的食材之外，還要保證睡眠充足，這樣有助於肝血的化生。也可以經常按揉三陰交、血海、足三里等穴位，有較好的補血功效。若是由風濕所導致，除了筋骨容易酸痛外，關節還容易變形，可以用龍膽草、苦參、秦皮來進行調理，能發揮祛燥濕之效。

身體倦怠乏力

原因解析 倦怠乏力是指人體易疲憊，常感覺精力、體力不足。中醫認為肝主筋，若是肝臟功能異常，則血不養筋，就容易疲倦。

對症調養 可以食用桑葚、檸檬等。中醫認為「酸入肝，酸主筋」，適當吃點酸味食物能發揮滋補肝血、榮養筋膜的功效。

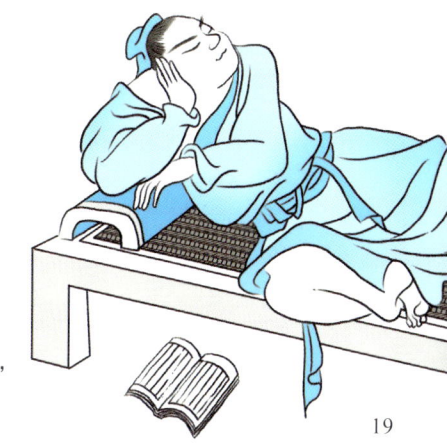

當肝臟功能異常，血不養筋，身體就容易疲倦。

從膽看你的肝好嗎？

肝臟能合成膽汁，膽汁貯藏在膽囊中。當我們吃進食物後，膽囊能將膽汁釋放到十二指腸，幫助腸道進行消化吸收。膽汁主要是負責消化脂肪。膽汁中的膽鹽可刺激腸蠕動，加速消化。若是肝膽功能異常，就會影響到消化吸收功能。

口苦

原因解析 口苦與肝膽濕熱有一定關係。肝膽相互影響，肝功能異常往往會波及膽囊，導致膽汁代謝失常，膽汁上逆則口苦。

對症調養 口苦若是由肝膽內有濕熱引起的，患者一般還會出現內熱、頭痛、血壓高、易怒等多種不適症狀，可用清熱利濕的方法來進行調理，茵陳、竹茹均有此種功效，可用它們進行食療。

膽囊炎

原因解析 肝的功能異常，就會影響到膽汁的分泌，由此導致膽囊發炎。中醫認為膽囊炎的發生主要與肝膽內濕熱有關係。

對症調養 膽囊炎患者可用白荳蔻、黃芩、石菖蒲、連翹、薏仁、茵陳進行食療，以達到清熱利濕的功效。

臉色發黃

原因解析 正常黃種人的面色微黃，略帶紅潤，並且有光澤。若是面色發黃、晦暗，可能與肝臟有關係。臉色發黃與血清中的膽紅素過高有密切關連。紅血球衰老經過脾臟處理後，會轉變成膽紅素，經由肝臟、十二指腸排出體外。若是肝臟功能下降，就會影響血清中膽紅素的排泄，因而導致皮膚發黃。

中醫認為肝膽有濕熱的人面部肌膚也會發黃，只要將濕熱清利出去，就會好轉。

對症調養 可多吃一些具有清肝降火功效的水果，如西瓜、蘋果、梨、葡萄、草莓等。

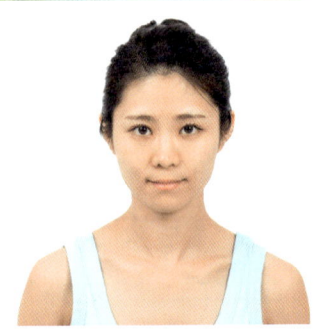

肝功能下降，影響膽紅素的代謝，會導致皮膚發黃。

從消化系統看你的肝好嗎？

　　肝疏洩一身之氣，肝的疏洩能力是維持脾胃消化功能正常的重要條件。若是肝膽有疾病，就會氣機不暢，不舒暢的肝氣就會侵犯脾胃，導致消化系統方面出現問題。消化不好、腹脹的話平時要少吃油炸食物，也要控制肉類、蛋白質的攝取量，以減輕肝脾負擔。

噁心

原因解析　肝臟具有分泌膽汁的作用，膽汁能促進食物的消化。若是肝臟功能異常，膽汁分泌不足，會導致食物無法有效地被消化。消化不了的食物在體內發酵產生脹氣，就容易造成噁心。

對症調養　保持心情愉悅，少吃油膩食物，多進食容易消化的食物，諸如湯、羹、粥等。

易腹脹

原因解析　腹脹也與肝臟分泌的膽汁功能下降有關係。膽汁對脂肪的消化和吸收具有重要影響。肝功能受損，導致膽汁生成代謝出現障礙，脂肪得不到有效消化，在體內積聚發酵，就容易脹氣。

對症調養　經常腹脹的話，應該少吃容易產氣的食物，尤其是各種豆類。也要少吃油膩食物，以防加重消化系統的負擔。若條件允許，最好少量多餐，讓食物得到更好的消化吸收。

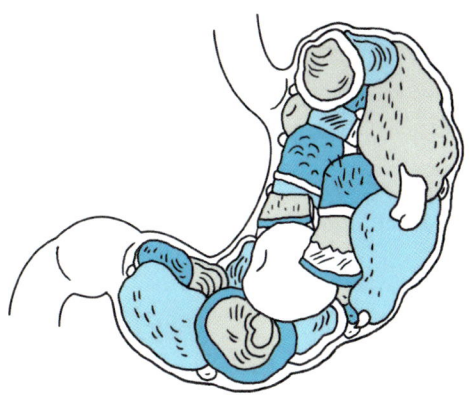

肝功能下降造成膽汁分泌不足，影響消化吸收，並易脹氣。

噯氣

原因解析　噯氣，也稱為「打嗝」，是胃中氣體上升衝出咽喉所發出的聲響，中醫裡面也稱為「噫氣」。中醫認為經常噯氣的原因在於肝脾不和，肝氣不疏導致脾氣不升，胃氣上逆。由肝脾不和所導致的噯氣，還會出現胸悶不舒、脅肋隱痛等症狀。

對症調養　噯氣不止的話，可用白蘿蔔進行食療，有順氣功效。

從生殖系統看你的肝好嗎？

肝經循行於乳房和生殖系統，所以肝臟功能的狀況也會影響乳房和生殖系統的健康。若是肝氣鬱結，肝經氣血不暢，會導致乳房脹痛。對於女性來說，會影響月經、孕育，甚至會導致生殖系統疾病，諸如白帶異常、子宮肌瘤等。對於男性來說，則容易患上前列腺疾病。所以，若是想要維持生殖系統的健康，一定要重視肝臟的調養。

少精弱精

原因解析　肝經循行過生殖系統所在之處，自然和精子有關係的問題透過對肝臟進行調養也是必需的。中醫認為肝腎密切相關，其中一個出現了問題，均可能波及另外一個。腎主生殖，只要和生殖健康有關的問題，往往都需要從腎著手進行。因為肝腎關係密切，所以調腎的同時也有必要養肝。只有肝腎同養才能從根本解決問題。

對症調養　飲食上可以增加栗子、枸杞、山藥、黑芝麻等食物的攝取量，有一定的肝腎同養功效。

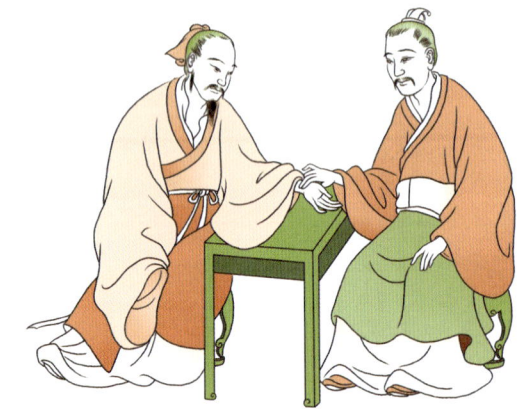

肝腎失調會導致男性少精弱精。

白帶發黃

原因解析　肝經與子宮相聯繫，若是肝經內有濕熱的話，濕熱就會下注到子宮、卵巢、輸卵管，導致這些器官發炎，外部表現則為白帶發黃。若是炎症嚴重的話，會導致輸卵管阻塞，引發不孕症，所以要及時就醫。女性肝經內有濕熱，除了白帶發黃外，還有一些典型的不適症，諸如肌膚乾燥、臉上皺紋增多，還容易水腫，身上總是發燙等。

對症調養　可以多食用具有清熱利濕功效的食材，諸如薏仁、冬瓜、西瓜、黃瓜等。

子宮肌瘤

原因解析　子宮肌瘤是一種良性腫瘤，常見的症狀表現為子宮出血、腹部包塊、腰腹疼痛、白帶增多、小便頻急、大便不暢等。有的患者沒有明顯的不適症，往往婦科檢查時才發現。中醫認為導致子宮肌瘤的原因主要是肝氣不疏、氣滯血瘀，需要活血化瘀來進行調理。

對症調養　可以用中藥玫瑰花、赤芍、丹參、紅花等來進行食療，這些中藥有較好的活血化瘀功效。

從內分泌看你的肝好嗎？

人體有內分泌系統，能分泌各種激素，維持身體內環境的穩定，保證生命活動的正常進行。一旦內分泌系統出現問題，則會面色萎黃，出現黃褐斑。除了肌膚惡化外，還會出現脾氣急躁、月經失調、乳腺增生等，甚至導致不孕。男性也容易罹患各種生殖系統疾病。這些不適症與中醫肝功能異常的症狀相同，由此可以推斷出肝臟的功能也會影響內分泌系統。肝的藏血功能、肝氣的舒暢程度，都會影響到身體內分泌系統的功能。若是激素異常，要重視肝臟養護，這對平衡體內激素有重要作用。

臉上長痘痘

原因解析 臉上長痘痘與雄激素分泌過多有關係。體內的雄激素分泌過多，導致皮脂腺分泌也相對增多，為細菌的滋生提供溫床，導致毛孔發炎，長出痘痘。中醫認為臉上長痘痘與肝臟的解毒功能下降也有一定關係。肝臟的解毒功能下降，導致內環境變差，而引發激素紊亂。

對症調養 內分泌失衡，臉上長痘痘，可以吃一些含有維生素C的水果蔬菜，諸如蘋果、梨、番茄、西瓜、黃瓜、絲瓜、冬瓜、苦瓜等，有利於減少皮脂分泌，控制痘痘。

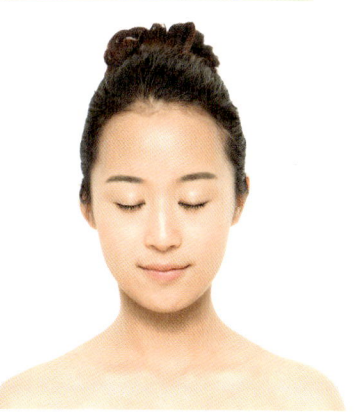

肝臟的解毒功能弱，導致激素紊亂，則容易長痘痘。

胸部下垂

原因解析 卵巢能產生雌激素，雌激素進入血液中，調節全身各個器官。雌激素是不斷變化的，到了青春期雌激素含量達到高峰值，這時候乳房也就變得豐滿、圓潤。如果到了青春期，乳房還是比較小，或者是三十多歲了乳房依舊不豐滿，並且還下垂，就和體內的雌激素不足有一定關係。

雌激素是由卵巢分泌，卵巢又靠肝臟氣血的滋養。如果肝臟的藏血功能下降，導致子宮卵巢失養，就會導致內分泌失調，影響到乳房的發育。

肝經是從乳腺循行而過的，肝臟氣血不足，或者是肝氣鬱結，都會影響到對乳房的滋養功效，導致乳房發育不良。

對症調養 可以增加補血益氣食材的攝取量，諸如紅棗、鯽魚、山藥、木耳等。也可以經常對乳房進行按揉，促進乳房周圍的氣血循環，使氣血得以對乳房進行正常的滋養。

從神經系統看你的肝好嗎？

神經系統不僅管制大腦，也聯繫著脊髓，決定全身的健康狀況。一旦肝經生理功能異常，神經系統也會相對受到影響，其主要的症狀表現為「頭暈目眩」。中醫認為之所以出現這樣的問題與肝陰不足、肝火上逆、肝氣鬱結等都有一定的關係。中醫古籍《黃帝內經》直接指出「諸風掉眩」皆屬於肝。總之，只要是頭暈目眩、肌肉抽搐、肌肉僵直等問題都可以從肝臟進行論治。

眩暈

原因解析 氣血不足是導致眩暈的主要原因之一。氣血對頭腦有滋養作用，一旦氣血不足，滋養作用下降，就容易眩暈。腎火不足、肝火偏旺也是不可忽視的原因。中醫認為腎臟對肝臟有一定的制約作用，可以防止肝火太過。若是腎臟功能減弱，則肝火就會偏旺。肝火上擾大腦，則容易出現眩暈症。

對症調養 可以吃一些補益氣血的食物，諸如紅棗、木耳、豬血均可。若是與腎水不足有關係，飲食上可以增加黑豆、黑米、黑芝麻的攝取量，有補腎精、滋腎陰的功效。

身體強直

原因解析 身體強直就是身體僵硬，不能自由活動。肝臟能對有毒物質進行代謝，將毒素排出體外。若是肝功能受損傷，多種毒素在體內堆積，會導致中樞神經系統病變，由此造成身體強直。中醫認為主要與肝風內動有關係。

對症調養 可以多吃有助於肝臟解毒的食物，諸如木耳、銀耳、蒲公英等。

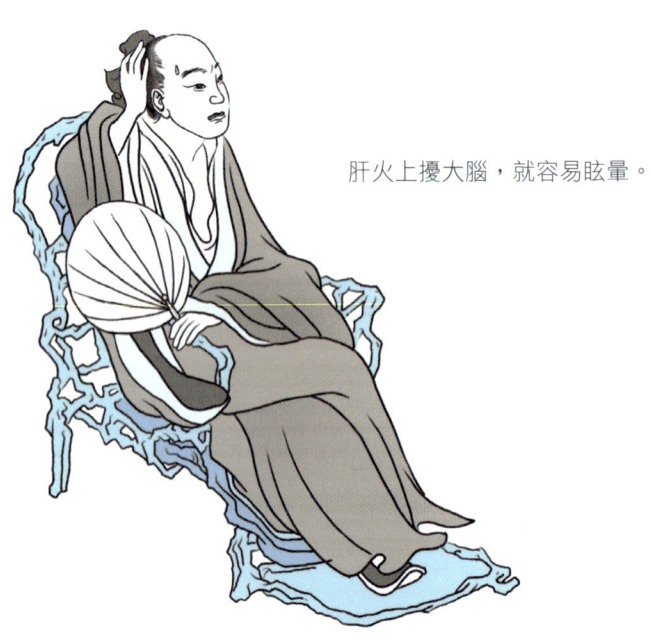

肝火上擾大腦，就容易眩暈。

從血液看你的肝好嗎？

　　肝就相當於血庫一樣貯藏血液。當人體正常活動時，肝就能將貯藏的血液釋放出來，供給身體活動所需。當人處於安靜的時候，或者是到了晚上，對血液的需求量減少，這時候多餘的血液就貯藏到肝中。正是肝藏血，調節血液循環的功能，我們的日常活動才能正常進行。肝還能解毒，淨化血液，讓血液發揮更好的滋養作用。

手腳無力

原因解析　血歸於肝，對於手腳與肝血之間的關係，《黃帝內經》有這樣的記載：「人動則血運於諸經，人靜肝受血而能視，足受血而能步，掌受血而能握，指受血而能攝。」這段話說的就是手腳的正常功能是以肝血充盈為支撐。如果肝血充足，手腳的功能也就正常。如果肝血不足，則手腳無力。

對症調養　手腳無力者用雞血藤、枸杞、當歸進行食療，可以補肝血，養手腳。

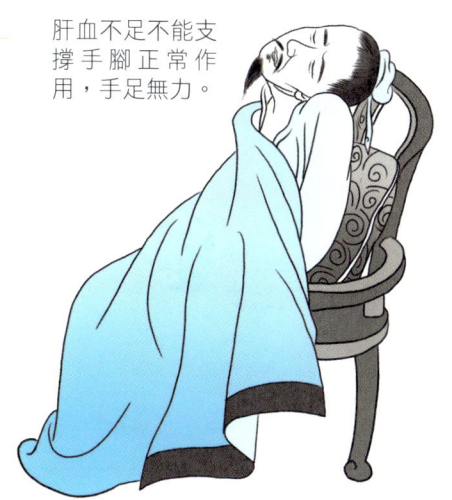

肝血不足不能支撐手腳正常作用，手足無力。

流鼻血

原因解析　中醫認為流鼻血和肝火大有關係。肝火大，火氣上逆，血隨火動，導致鼻竅受損，血液外溢，造成鼻子出血。

西醫認為肝臟能合成凝血因子。凝血因子的主要功效是在血管出血時，和血小板黏連在一起補塞血管上的漏口，防止出血。B肝、脂肪肝、肝腹水患者，肝功能嚴重受損的情況下，合成凝血因子減少，當鼻腔黏膜受損時，凝血因子也不能充分發揮作用，導致鼻子容易出血。另外，口腔黏膜也容易出血。

對症調養　若是平時肝火較大，可用小薊、仙鶴草進行食療，以達到涼血止血的功效。

轉氨酶高

原因解析　轉氨酶存在於肝細胞內。當肝細胞發生炎症、壞死、中毒時，肝細胞受損，原本存在於肝臟中的轉氨酶被釋放到血液裡，被稱為血清轉氨酶。血清轉氨酶能提示肝臟的健康狀況。

對症調養　若是血清中的轉氨酶比較高，表明肝臟的功能受到損傷，飲食上可以多食用新鮮的蔬菜和水果，增強肝臟的免疫能力。另外，也可以吃點綠色食材和木耳，來幫助肝臟解毒。

從精神情緒看你的肝好嗎？

中醫認為，肝主疏洩、調暢氣機。若是肝氣條達，則精神情緒就愉悅。若是肝氣不疏，人就容易情緒抑鬱、心志不舒。

容易動怒

原因解析 中醫認為肝主怒。當人的肝血不足時，肝氣就容易勃發、偏旺，這時候人就容易急躁易怒，出現面赤、氣逆、頭痛、眩暈，嚴重的情況下還會吐血或昏厥猝倒。要養肝護肝，應重視情緒平和。相對男性而言，女性遇到事情容易情緒化，往往更容易動怒。經常動怒，也會傷肝血，使肝氣不疏，為此女性要注意保持心情平和。

對症調養 容易動怒的人可以用具有疏肝理氣功效的食物進行食療，諸如玫瑰花、合歡花等，用其煮粥、泡茶均有良好功效。

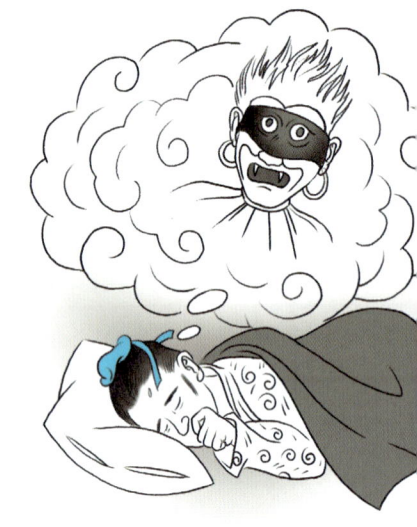

肝氣不疏則會動不動就受驚。

容易興奮

原因解析 肝火大的人往往容易興奮。這是因為過旺的肝火容易上炎，過大的肝火會擾動心神，導致心神亢奮。

對症調養 動不動就容易興奮的人可以用菊花、桑葉等進行食療來清降肝火，也可以用五味子、酸棗仁來安養心神。

沒有精神

原因解析 有的肝病患者臉色不好，整天總是一副無精打采的樣子。出現這樣的問題是因為患者的肝功能受損，肝臟分泌膽汁減少，影響到了食物的消化吸收功能，導致供給身體的能量不足。

對症調養 整天沒有精神時，應該注意少勞累、多休息。飲食上少量多餐，儘可能減輕肝臟的壓力。同時要注意多吃新鮮的蔬菜和水果，儘可能為肝臟補充營養。

易受驚嚇

原因解析 有的人即便生活中沒有發生什麼事情，整天也總是提心吊膽。這樣的人往往也是肝臟功能出現問題。中醫認為肝「其病發驚駭」。「驚駭」是大驚的意思。若是動不動就經常大驚，就應注意要對肝臟進行調理。

對症調養 儘可能與開朗樂觀的人在一起，較能受到樂觀、愉悅的情緒感染，減輕緊張感。

最傷肝的八大壞習慣

❶ 熬夜

當人在活動的時候，需要的血液比較多，為此肝中所藏的血液也就比較少。到了晚上，人的活動量減少，需要的血液也相對減少，多餘的血液就會回歸肝臟中貯藏，發揮滋養肝臟的功效。

如果經常熬夜的話，血液不能歸於肝臟，導致肝失所養，不利於肝臟的健康。如果原本就有肝病的話，則會加重肝疾。所以平時要注意保持充足的睡眠，如果睡得不好的話，可以按揉安眠穴、神門穴、心俞穴來養心安神，促進睡眠。

❷ 嗜酒如命

酒中含有酒精，酒精大部分都由肝臟進行代謝，其代謝產物為乙醛、乙酸。若是經常嗜酒如命，長期大量飲酒，超出肝臟的解毒能力，就會導致乙醛、乙酸不容易排出。乙醛能促使肝細胞間質纖維化，由此導致脂肪肝、肝炎的發生，嚴重的情況下還會誘發肝癌。

酒精不僅傷肝，也傷胃。酒精對胃黏膜有損害作用，會導致胃炎發生。飲酒也不利於胃潰瘍好轉，甚至引起潰瘍出血或穿孔。正因為如此，飲酒要適量，一般來說，每日乙醇攝取量不應超過15克。乙醇攝取量的計算公式為：

飲酒量×酒精濃度×0.8＝乙醇攝取量

總之，儘量少飲酒，這樣才有利於身體健康。

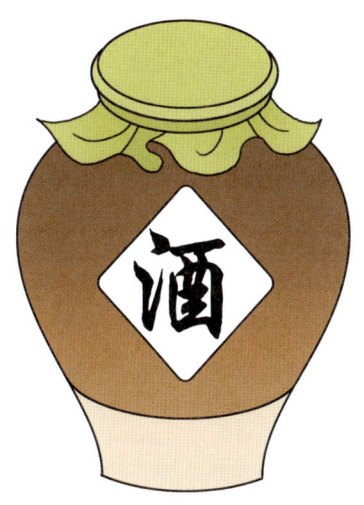

酒等辛辣食物攝取過多會「耗氣」，導致氣虛，降低身體的免疫能力。

❸ 愛吃油膩食物

油膩食物是指脂肪、膽固醇含量高的食品，其中包括油炸類食物、油脂含量高的食物，也包括一些不容易消化的糕點等。肝臟能生成膽汁，膽汁進入腸道，發揮分解脂肪、促進消化吸收的作用。如果攝取的油脂食物過多，就會加重肝臟的負擔，不利於肝臟的健康。國外一項研究表示，長期攝取油脂食物過多，還會導致血清轉氨酶異常變化，容易誘發肝病。

另外，油炸食物熱量高，可使人發胖。油炸食物難以消化，會加重脾胃負擔。患有脾胃疾病，再大量進食油炸食品，就會出現反胃、腹瀉等症狀。總之，為了身體健康，油炸食物要少吃，尤其是肝病、脾胃病患者，以及高血壓、高脂血症、高血糖的患者更應適當忌口，否則會加重病情。

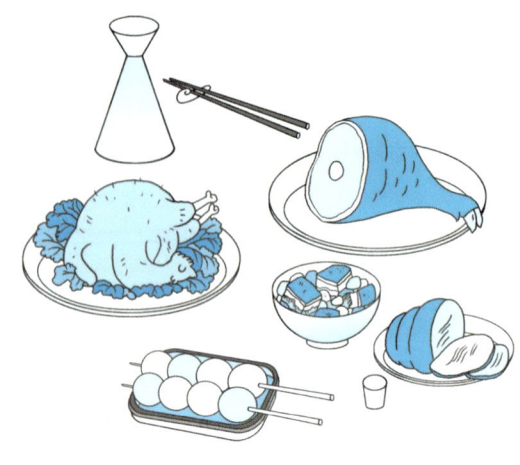

油脂食物攝取過多，易導致血清轉氨酶異常變化，誘發肝病。

❹ 亂吃保健藥

是藥三分毒，即便是保健藥也要對症，更不宜長期服用某種保健品。否則，就有可能產生一定的毒性。藥物進入人體後，要經由肝臟或腎臟代謝、解毒。若是服用的量過多或者是週期過長，就會損傷肝腎。嚴重的情況下還會導致肝細胞壞死，危及生命。為了肝臟健康，最好不要亂吃保健藥，若是非用藥不可，也要先諮詢醫生。若是在服用保健藥期間出現小便變黃、食慾減退、上腹不適、體乏疲勞等症狀，有可能是出現了肝損傷，一定要及時就醫。

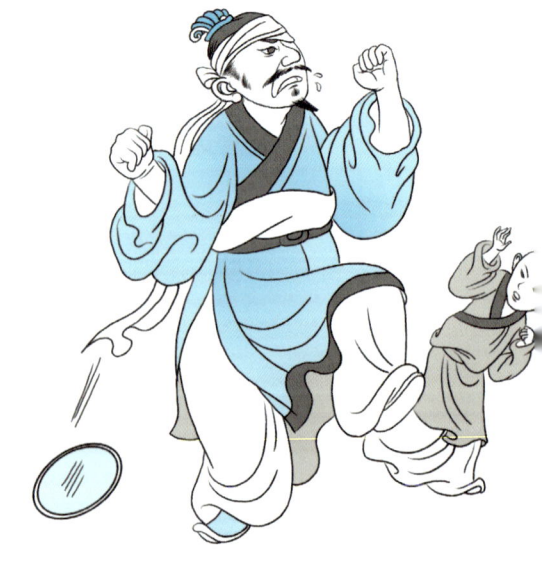

經常生悶氣、易動怒會影響肝主疏洩的功能。

❺ 生悶氣、易動怒

中醫認為怒這種不良情緒是由肝所主的。若是經常生悶氣、易動怒也最傷肝。經常情緒不好會影響肝主疏洩的功能，容易導致氣滯血瘀，也會影響到肝血的潛藏，不利於養肝護肝。若是肝病患者，還會加重病情。養肝護肝，就一定要注意保持心情舒暢，這樣血才能順利潛藏於肝，氣血也才能各行其道，發揮滋養作用。

❻ 長時間用眼

眼睛需要肝血的滋養。長時間用眼會耗損肝血，不利於肝血的潛藏，無法充分發揮滋養的作用。平時要儘可能讓眼睛適當休息，能發揮養肝護眼的良好效果。

長時間用眼，有的人會出現眼睛乾澀的問題，這就與肝血、肝陰不足有關係。飲食上可以增加蔬菜、水果的攝取量，來給肝提供充足的營養。

❼ 常吃醃製食物

臘肉、臘腸、酸菜、鹹魚……這些食物都屬於醃製食物。在醃製過程中，需要大量放鹽，中醫認為鹹入腎，所以經常食用醃製的食物會加重腎臟負擔。肝腎又是同源，腎好肝就好，腎受到損傷時，自然也不利於肝臟健康。

大多醃製食物中均含有致癌物質亞硝酸胺，食用後可能誘發肝癌。此外，高鹽食物會對胃黏膜造成直接損害，可使胃黏膜發生充血、水腫、糜爛、出血和壞死，因此患上胃炎或者胃潰瘍的患者，容易誘發胃癌。

❽ 攝取過多辛辣食物

蔥、蒜、韭菜、生薑、酒、辣椒、花椒、胡椒、桂皮、八角、小茴香等都屬於辛辣食物。辛辣食物能助火，加重肝火。另外，辛辣食物攝取過多容易「耗氣」，導致氣虛，降低身體的免疫能力。若是有肝病的人，尤其是肝經有濕熱的人，若是再攝取辛辣食物，會加重濕熱，不利於肝病好轉。

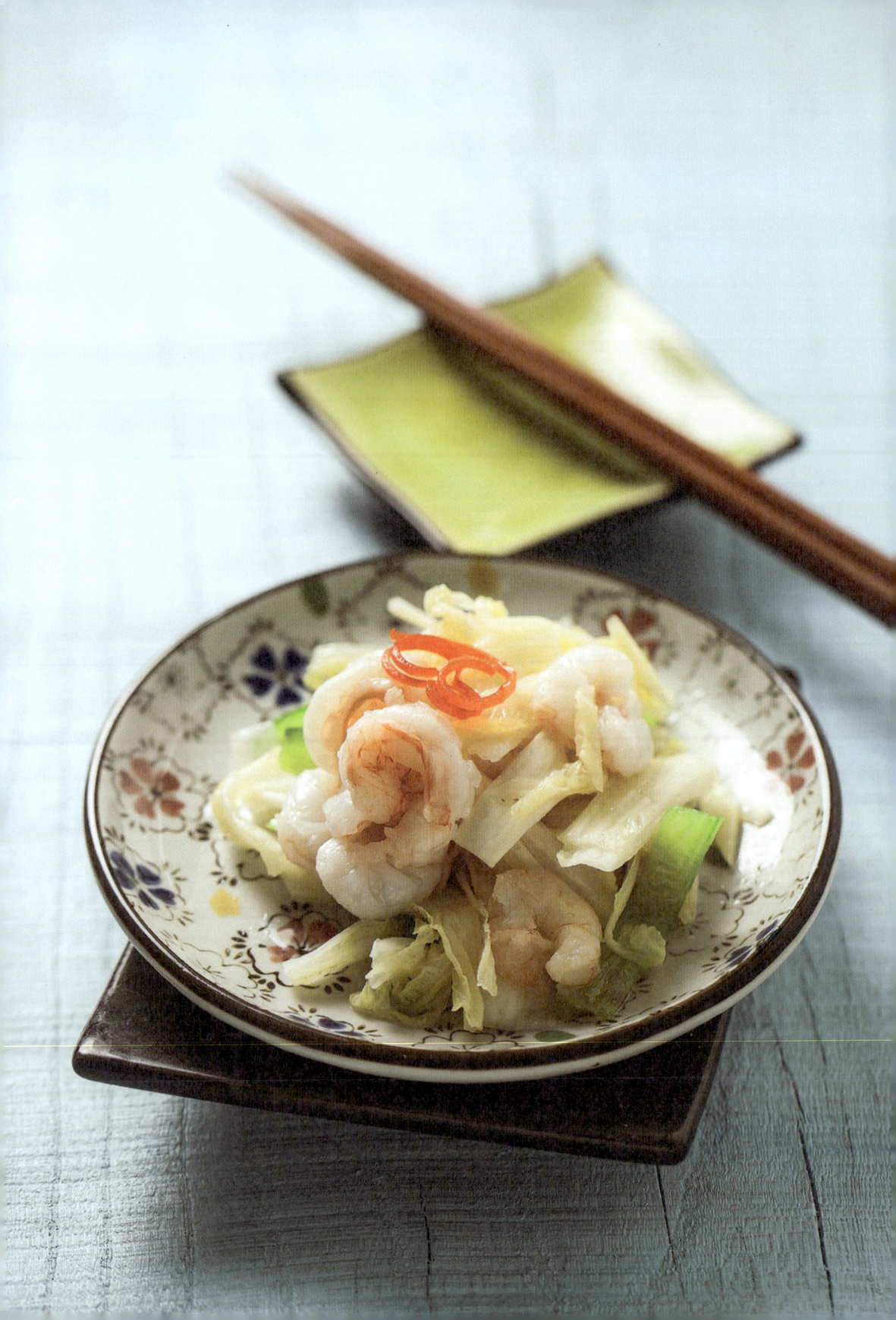

第二章

養肝的食物

養好肝臟的有效方法之一就是吃對食物。根據實際狀況選擇相應的食物，對肝臟進行調養，不但可以維護正常的肝功能，還可以提高對肝病的抵抗力。養肝的食材有很多，但是每種食材的功效不一樣，本章將為大家介紹這些食材。

豬血

[排毒補肝血]

養肝功效
人體缺乏鐵元素將罹患缺鐵性貧血，血虛不利於肝藏血的功能。豬血含鐵量豐富，能發揮補血養肝的作用；還能清除體內有害金屬微粒，有一定的排毒作用。

飲食宜忌
豬血的含鐵量比較高，每週食用2次即可，若是食用過多的話，容易出現噁心、嘔吐等不適症狀。

搭配宜忌
豬血＋菠菜

豬血和菠菜都是補血的食材，二者一起使用，能加強補血功效。豬血能排毒，菠菜具有潤燥通便的功效，這兩種食材相互搭配，除掉體內毒素的功效更好。

豬血豆腐湯

材料｜豬血100克，豆腐50克，蔥、薑、香菜、白胡椒粉、植物油、鹽各適量。

做法｜
① 豬血、豆腐切小塊，將豬血用滾水焯一下。
② 薑切絲；蔥、香菜切末。
③ 鍋內倒入植物油燒熱，放入薑絲炒香後加入豬血，翻炒出香味後倒入適量的清水。
④ 煮沸後，放入豆腐，下鹽和白胡椒粉調味，撒入蔥花和香菜即可食用。

功效｜豬血和豆腐搭配，能補血養肝、護血管、降血脂，孕婦食用可促進胎兒神經系統發育。

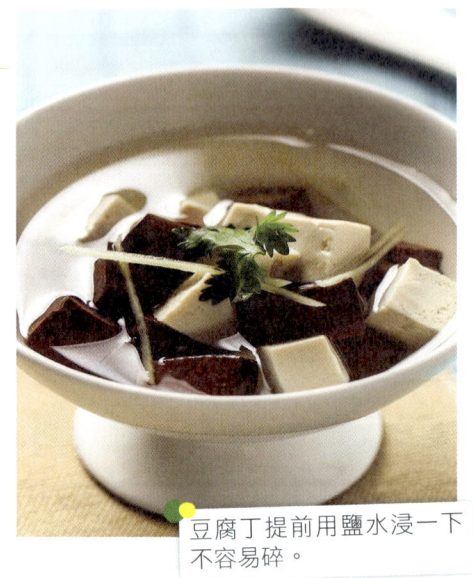

豆腐丁提前用鹽水浸一下不容易碎。

豬血菠菜湯

材料｜菠菜3棵，豬血100克，蔥、鹽、香油各適量。

做法｜
① 菠菜洗淨切段。
② 豬血洗淨切塊。
③ 蔥洗淨切段。
④ 砂鍋內倒入適量清水，將蔥段放入煮沸後放入豬血，煮至水再次沸騰，加入菠菜段、鹽，煮至菠菜變色，滴入香油即可。

功效｜菠菜和豬血都能補血養肝，另外菠菜還有疏肝氣的功效，二者同食養肝的功效更好。

真的豬血切面粗糙，有不規則小孔。

雞肝
[讓眼睛不乾澀]

養肝功效
中醫認為眼睛需要靠肝血來滋養，若是肝血不足，容易眼睛乾澀。雞肝能補血養肝，解決因肝血不足所導致的眼睛不適問題，諸如眼睛乾澀、目暗等。

飲食宜忌
雞肝能養肝明目，但若是肝病患者有高血壓、動脈粥樣硬化則不宜食用。

搭配宜忌
雞肝＋菠菜
雞肝能補肝血，菠菜能舒肝氣，二者同食可以補血，也可以使體內的氣血流動更順暢，繼而充分發揮養肝明目的功效。

雞肝湯

材料｜雞肝50克，鹽、生薑、香菜各適量。

做法｜
① 雞肝洗淨切成片，入沸水中汆一下。
② 生薑洗淨，切成細末；香菜洗淨，切末。
③ 將雞肝、生薑末一同放入砂鍋中，加適量清水，大火煮沸，再轉小火煮到雞肝熟爛，加適量的鹽、香菜末調味即可食用。

功效｜雞肝中維生素A含量最高，有養肝明目的效果，眼睛乾澀、近視等患者均可食用。

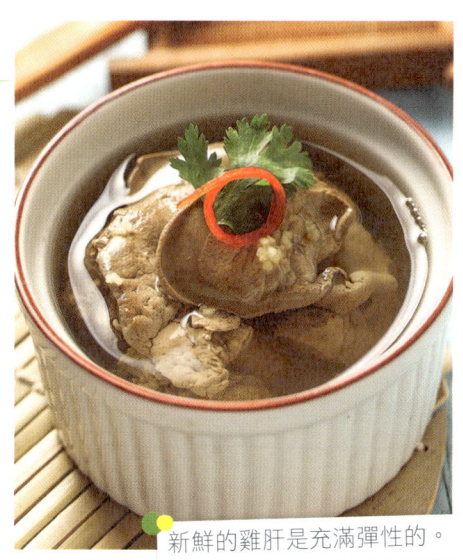

新鮮的雞肝是充滿彈性的。

雞肝芝麻粥

材料｜雞肝15克，白米100克，雞清湯、熟芝麻、鹽各適量。

做法｜
① 雞肝洗淨，用開水汆一下，切碎。
② 白米淘洗乾淨，放入適量的雞清湯煮粥，煮熟後放入雞肝、熟芝麻，再次煮沸加鹽調味即可食用。

功效｜雞肝和芝麻含有豐富的蛋白質、鈣、磷、鐵、鋅等多種營養素，可滿足肝臟的營養需求，發揮補血明目的效果。

芝麻碾碎以後味道更香，也更利於吸收。

豬肝

[防止視力減退]

養肝功效
中醫認為眼睛為肝所主，豬肝有養肝明目的功效。食用豬肝可改善肝血不足所致的眼花、夜盲、視力減退、兩目乾澀等症狀。

飲食宜忌
豬肝煸炒時一定要炒熟，才能發揮去毒殺菌的作用。

搭配宜忌
豬肝＋蘿蔔
二者同食，有補血、明目、養肝之功效，對於缺乏維生素A所導致的夜盲症也有一定的療效。

豬肝炒白菜

材料 | 白菜250克，豬肝150克，青椒1顆，植物油、鹽、胡椒粉、薑各適量。

做法 |
① 豬肝洗淨切片；白菜洗淨切片；青椒洗淨切條；生薑洗淨切片。
② 炒鍋置於爐火上，鍋內倒入適量植物油，油熱後放入生薑片、豬肝。
③ 將豬肝炒熟後加入白菜、青椒，放入鹽、胡椒粉，炒2分鐘即可食用。

功效 | 白菜清熱去火，豬肝養肝補血，兩者搭配食用，既可補血養顏，又可清肺養胃。

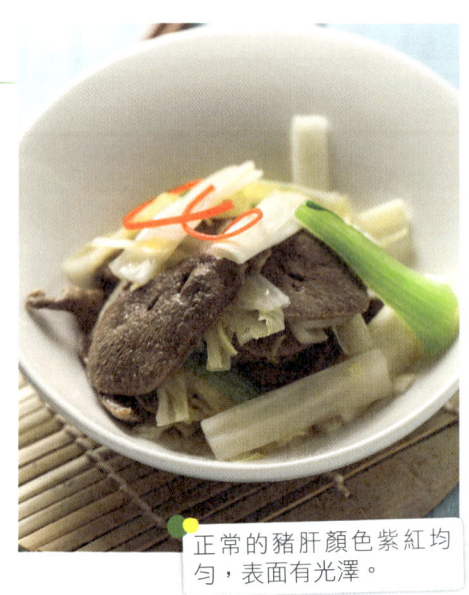

正常的豬肝顏色紫紅均勻，表面有光澤。

菠菜豬肝湯

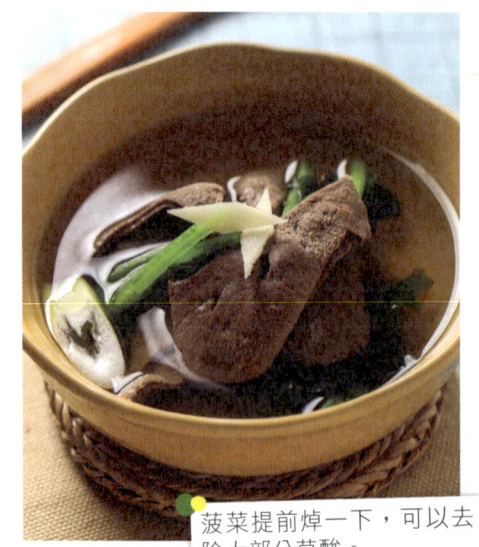

菠菜提前焯一下，可以去除大部分草酸。

材料 | 豬肝200克，菠菜250克，香油、鹽、醬油各適量。

做法 |
① 將豬肝洗淨切片；菠菜洗淨切段。
② 砂鍋內倒入適量清水，水開後放入豬肝，加入適量醬油。
③ 再次沸騰後，放入菠菜，加適量的香油、鹽調味，再次煮沸後即可食用。

功效 | 豬肝富含維生素B群、鐵和葉酸，菠菜同樣富含葉酸，同食可輔助預防貧血，消除肝功能異常導致的疲勞。

兔肉

[增強消化吸收功能]

養肝功效
肝不好會影響脾胃消化吸收功能。兔肉質地細嫩，易被消化吸收。其蛋白質含量高，脂肪含量低，既能補充營養，又不會增加肝臟的負擔。

飲食宜忌
兔肉不適合用油炸、燒烤等上火燥熱的方式進行烹調，以防生濕生熱，損傷肝臟。

搭配宜忌
兔肉＋冬瓜
這兩種食材相互搭配，能使菜餚清爽不油膩，適合水腫、肝硬化腹水、癌症、高血壓、糖尿病、動脈粥樣硬化、冠狀動脈疾病、肥胖等患者食用。

山藥百合兔肉湯

材料｜山藥、百合各30克，兔肉200克，生薑、鹽、料酒、蔥花各適量。

做法｜
① 兔肉洗淨，切成小塊；山藥、百合洗淨；生薑洗淨切片。
② 將準備好的材料一起放入砂鍋中，加清水適量，大火煮沸，倒入料酒，用小火煲2個小時，加入蔥花、鹽調味即可食用。

功效｜兔肉、山藥和百合同食，能增強身體免疫能力，滋陰，養護肺臟，適合肺燥咳嗽、慢性支氣管炎、更年期綜合症患者及年老體弱者食用。

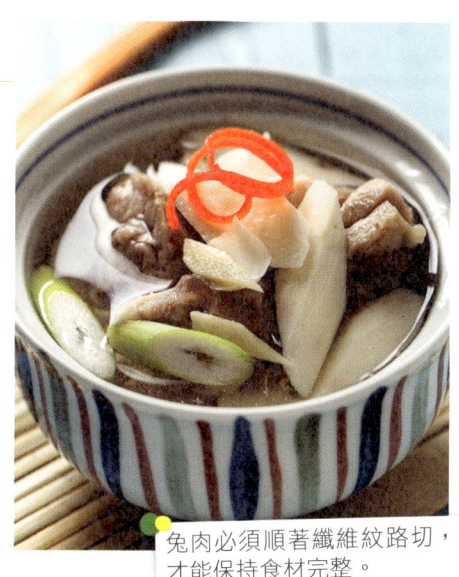

兔肉必須順著纖維紋路切，才能保持食材完整。

兔肉煲枸杞

材料｜兔肉500克，枸杞15克，乾山楂30克，紅棗20克，鹽適量。

做法｜
① 兔肉洗淨，切塊，用滾水氽一下。
② 將枸杞、乾山楂、紅棗用清水洗淨。
③ 將準備好的材料放入湯煲中，加入適量清水，大火煮沸，轉小火燉2.5小時，加適量的鹽調味即可食用。

功效｜兔肉、枸杞和山楂一同搭配，不僅能滿足身體的營養需求，還能疏肝理氣，肝氣舒暢也就會健運脾胃。

湯中加入山楂還能加速兔肉燉爛。

雞肉
[有助於肝細胞修復]

養肝功效
雞肉可益氣補血，改善肝血不足導致的渾身乏力。其富含維生素A、維生素C、鈣、磷、鐵等，可促進肝細胞修復，增強肝細胞再生。

飲食宜忌
雞肉溫補，不可食用過量，過量容易生熱動風，加重肝臟負擔。肝火大的人也不宜食用。

搭配宜忌
雞肉＋冬瓜
雞肉與冬瓜搭配，菜餚清爽不油膩，適合水腫、肝硬化腹水、癌症、高血壓、糖尿病、動脈粥樣硬化、冠狀動脈疾病、肥胖等患者食用。

冬瓜雞肉湯

材料｜雞肉100克，嫩冬瓜200克，紅棗、生薑、蔥花、鹽各適量。

做法｜
① 雞肉洗淨切塊，滾水略汆；冬瓜去皮切片；紅棗溫水泡透；生薑切片。
② 除了蔥花、冬瓜外，將準備好的材料放入砂鍋中，加適量清水，大火煮沸，轉小火煮40分鐘，再放入冬瓜煮10分鐘，加入適量的鹽、蔥花調味即可食用。

功效｜雞肉可為身體提供多種營養物質，促進肝臟自身修復。冬瓜清爽，與雞肉搭配，不油膩，還能利水，對改善脂肪肝有一定效用。

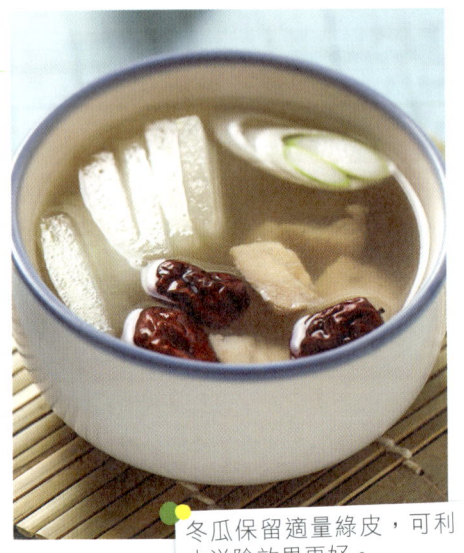

冬瓜保留適量綠皮，可利水滋陰效果更好。

陳皮烏骨雞湯

材料｜烏骨雞半隻，陳皮10克，山藥30克，生薑、鹽、料酒各適量。

做法｜
① 烏骨雞洗淨剁塊，用滾水汆一下；山藥去皮洗淨，切滾刀塊；薑去皮，洗淨切片。
② 將所有材料放入砂鍋，加適量清水，大火煮沸，烹入料酒，轉中火煮40分鐘，加適量的鹽調味即可。

功效｜烏骨雞滋陰補肝腎，陳皮理氣，兩者搭配能降肝火，舒肝氣，改善肝氣不疏所致的憋悶、易怒。

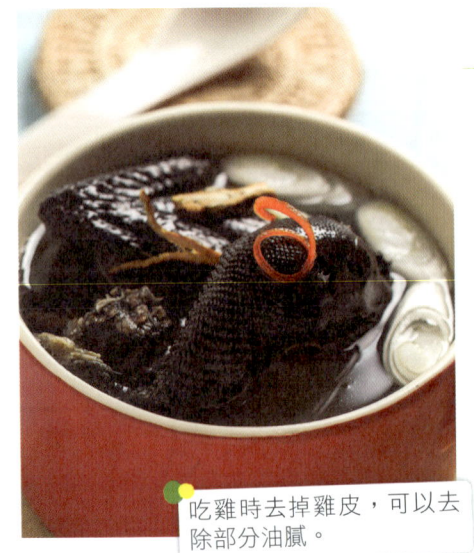

吃雞時去掉雞皮，可以去除部分油膩。

鴨肉

[改善小便深黃]

養肝功效
鴨肉性寒，能滋陰清熱，適合肝火大的人。鴨肉可利小便，能改善肝經濕熱所導致的厭食、腹脹、內熱、小便短赤或深黃等症狀。肝火大的人津液不足，身體失養，一般都比較消瘦。鴨肉能滋陰清熱，所以可改善此一不適。身體瘦弱的人不妨經常吃點鴨肉。

飲食宜忌
鴨肉不宜與核桃同食。鴨肉富含蛋白質與礦物質，核桃中含植酸，二者結合，會降低彼此的營養價值。

搭配宜忌
鴨肉＋山藥
山藥、鴨肉同食，可消除油膩、滋陰清熱。

鴨肉海帶湯

材料｜鴨肉300克，海帶120克，生薑、料酒、鹽各適量。

做法｜
① 鴨肉洗淨切塊，用滾水汆一下。
② 海帶洗淨切塊；生薑洗淨切片。
③ 將準備好的材料放到砂鍋中，加適量清水，大火煮沸，烹入料酒，轉小火煲到熟爛後，放入鹽調味即可食用。

功效｜鴨肉和海帶都能清熱利水，可有效改善體內因有濕導致的水腫，與因有熱而導致的煩悶。高血壓、冠狀動脈疾病、動脈粥樣硬化患者均比較適合。

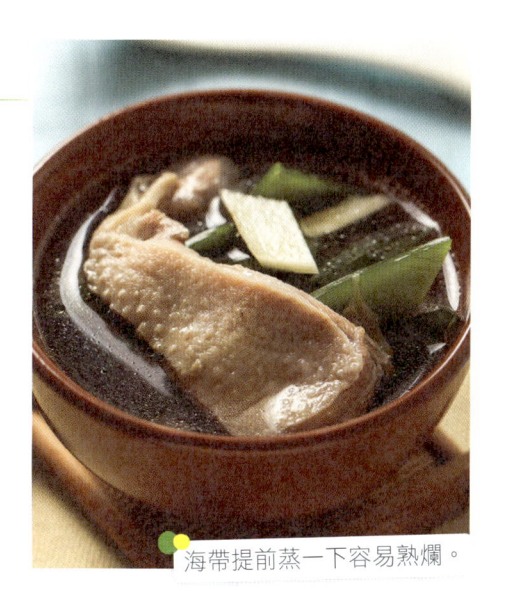

▶ 海帶提前蒸一下容易熟爛。

鴨肉冬瓜湯

材料｜鴨肉500克，冬瓜400克，蔥段、薑片、料酒、鹽、陳皮各適量。

做法｜
① 鴨肉洗淨切塊；冬瓜洗淨切片；陳皮洗淨。
② 除了冬瓜外，將其他食材放入砂鍋，加適量清水，烹入料酒，大火煮沸，再轉小火煮到熟爛。
③ 放入冬瓜，煮到冬瓜熟爛時，加適量鹽調味即可。

功效｜鴨肉能補益氣血，清熱；冬瓜清熱利尿。二者同食，能加強清肝火功效，對於肝火大導致的眩暈、頭痛、目赤均有一定效用。

◀ 煮湯時加入少量鹽，肉湯會更鮮美。

鯽魚
[緩解脹氣]

養肝功效
鯽魚易消化吸收，能為肝病患者提供優質蛋白質，常食用可增強抗病能力。肝脾胃不和容易導致胃口不好，甚至胃部經常脹氣，鯽魚能健脾理氣，幫助緩解胃脹氣。

飲食宜忌
鯽魚性溫，感冒發熱不宜多吃。芥菜不要與鯽魚同食，會產生刺激性物質，誘發水腫。

飲食宜忌
鯽魚＋豆腐
鯽魚富含優質蛋白和鈣，不含膽固醇。豆腐中人體必需的胺基酸含量較少，而鯽魚含量高，二者搭配，可以彌補營養上的不足。

鯽魚煲紅棗

材料｜鯽魚1條（400克左右），紅棗5枚，薑2片，鹽少許。

做法｜
① 鯽魚去鱗剖肚，洗淨擦乾，撒少許鹽，醃約5分鐘，用少許油略煎至出現微金黃色，瀝乾油後待用。
② 紅棗泡軟去核，洗淨待用。把所有材料一起放入湯煲內，加入適量沸水，小火煲約2小時至湯濃，加入鹽調味，即可趁熱飲用。

功效｜鯽魚含有大量礦物質及優質蛋白，有助於修復受損的肝細胞，幫助排毒。紅棗含有的三類化合物成分，可抑制肝炎病毒活性。

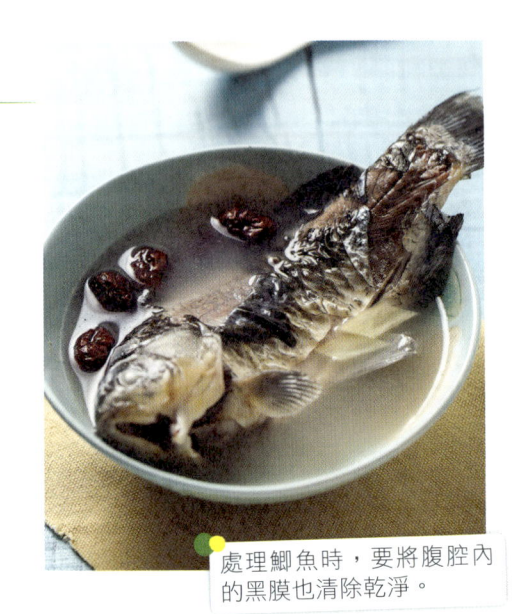

> 處理鯽魚時，要將腹腔內的黑膜也清除乾淨。

鯽魚豆腐湯

材料｜鯽魚1條（400克左右），豆腐1塊，料酒、蔥、薑、鹽、植物油適量。

做法｜
① 鯽魚處理乾淨，劃幾刀，用鹽、料酒略醃。
② 蔥切末；薑切片；豆腐切塊。
③ 熱鍋熱植物油，小火慢煎鯽魚，兩面煎黃後倒入2碗水，加料酒、薑片。
④ 大火燒開後，湯汁變白時加入豆腐，再轉小火慢燉。
⑤ 湯汁濃稠時加少量鹽，停火，放蔥即可。

功效｜可使攝取的營養更全面，口感更好。

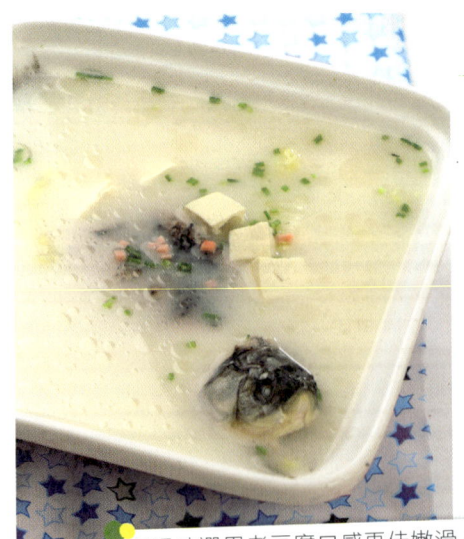

> 煲湯時選用老豆腐口感更佳嫩滑。

牛蹄筋

[改善筋骨酸軟乏力]

養肝功效

牛蹄筋入肝經，能補肝強筋。中醫認為肝主筋，肝血虧的人往往會出現筋骨酸軟乏力的症狀。牛蹄筋能補肝強筋，可有效改善肢軟乏力等症狀。

飲食宜忌

牛蹄筋性溫，凡外感邪熱或內有宿熱者忌食。購買時應選擇乾透、無異味的牛蹄筋。

搭配宜忌

馬鈴薯＋牛蹄筋

馬鈴薯含有豐富的維生素及鈣、鉀等微量元素，且易於消化吸收，能為肝臟補充營養。馬鈴薯與牛蹄筋搭配食用，因牛蹄筋含有豐富的膠原蛋白，不僅能養肝，也能增強皮膚的新陳代謝，使皮膚富有彈性和韌性，延緩皮膚衰老。

鮮牛蹄筋煲

材料｜牛蹄筋、白砂糖、老抽、料酒、乾紅椒、蔥、薑、蒜、胡椒粉、植物油、鹽各適量。

做法｜
① 牛蹄筋洗淨切段，用滾水汆一下。
② 蔥切小段；薑切片；蒜拍碎。
③ 炒鍋置於爐火上，鍋熱後放入適量的植物油，油熱後加入乾紅椒、蔥、薑、蒜炒香，放入牛蹄筋段炒香。將其移到湯煲中，加料酒、鹽、白砂糖、老抽、胡椒粉調味後，加適量清水，用小火燜燒至爛熟。

功效｜入煲慢火燉燒成菜，香滑軟嫩，湯汁濃醇，鮮而不膩，能補肝養筋。

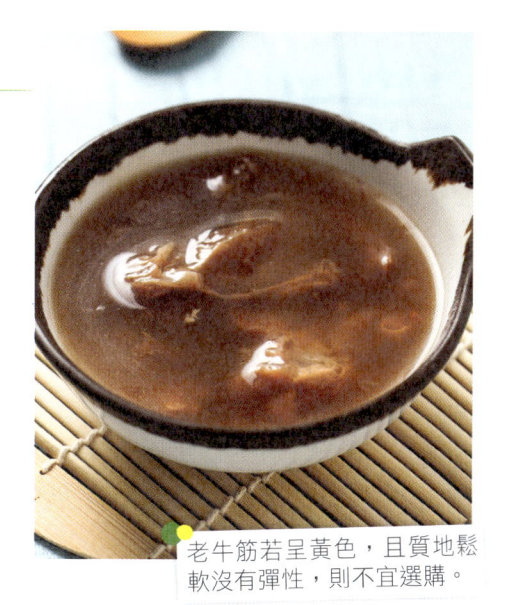

老牛筋若呈黃色，且質地鬆軟沒有彈性，則不宜選購。

馬鈴薯燉牛蹄筋

材料｜馬鈴薯2顆，熟牛蹄筋、老抽、白砂糖、鹽、八角、蔥、薑、植物油各適量。

做法｜
① 馬鈴薯洗淨切塊；蔥洗淨切成蔥花；薑洗淨切片。
② 牛蹄筋切塊。
③ 炒鍋放在爐火上，鍋熱後放入適量的植物油，油熱後加入蔥花、薑片、八角、馬鈴薯，炒香後放入牛蹄筋，加適量清水，放入老抽、白砂糖、鹽，大火煮沸，轉小火燉至收汁，即可食用。

功效｜味鮮，養肝強筋，還能使皮膚更具彈性。

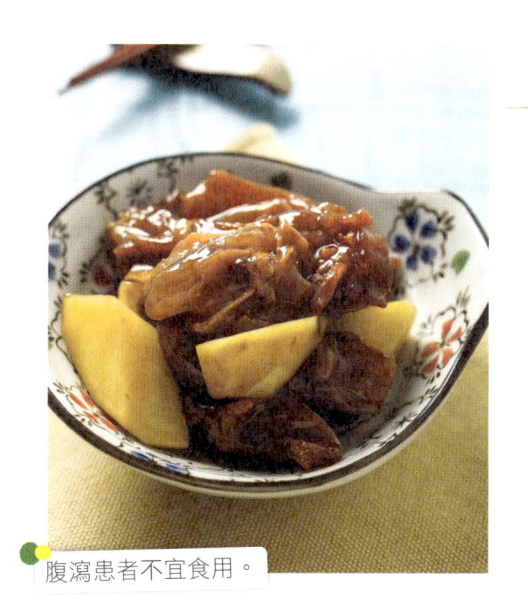

腹瀉患者不宜食用。

扇貝 [預防脂肪肝]

養肝功效
扇貝肉色潔白、細嫩，味道鮮美，還能抑制膽固醇在肝臟合成，加速膽固醇的代謝，對於脂肪肝有一定的預防作用。

飲食宜忌
扇貝靠吸收海水中的藻類和微生物生長，環境若受到污染，內臟會攝取有毒物質，因此食用扇貝時一定要將其內臟除掉。

搭配宜忌
扇貝+冬瓜
這兩種食材相互搭配，能使菜餚清爽不油膩，適合水腫、肝硬化腹水、癌症、高血壓、糖尿病、動脈粥樣硬化、冠狀動脈疾病、肥胖等患者食用。

扇貝粥

材料 | 白米150克，扇貝300克，生薑、蔥各少許，鹽、胡椒粉各適量。

做法 |
① 白米洗淨；生薑切絲；蔥切蔥花。
② 扇貝洗淨，加入生薑絲、鹽和胡椒粉略醃。
③ 白米入鍋，加水煮開，轉中火煮約30分鐘；將扇貝加入煮熟，加鹽與胡椒粉調味，撒上蔥花即可。

功效 | 扇貝含蛋白質、維生素及多種礦物質，適合脂肪肝、動脈粥樣硬化、心肌梗塞等患者食用。

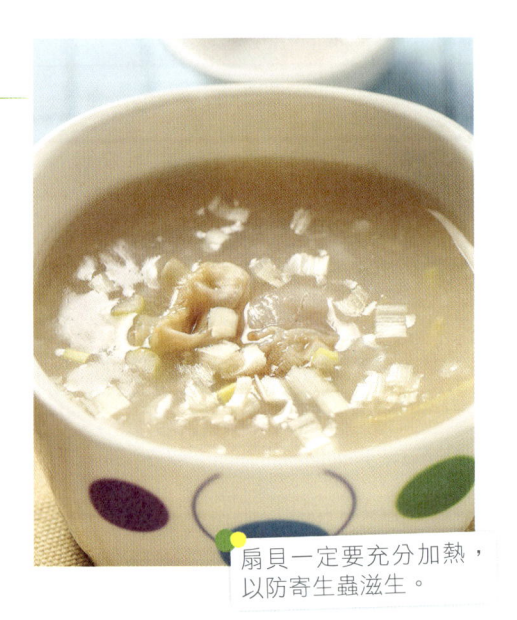

扇貝一定要充分加熱，以防寄生蟲滋生。

清蒸扇貝

材料 | 扇貝5個，粉絲、蒜、食用油、鹽適量。

做法 |
① 扇貝洗乾淨；粉絲泡好；蒜拍碎搗成蒜蓉。
② 將蒜蓉放到小碗內，裡面放入適量的食用油、鹽拌勻。
③ 扇貝放到蒸鍋上，將拌好的蒜蓉撒入一些，將粉絲平鋪在上面。
④ 蒸熟後即可食用。

功效 | 扇貝以清蒸方式料理，能保留較多扇貝的營養價值，味道也比較清淡。

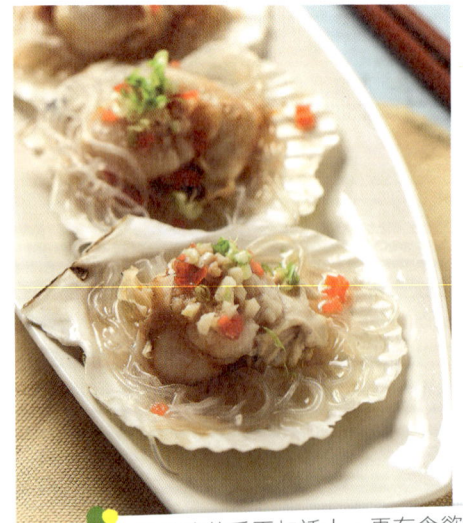

加點香油蒜香更加誘人，更有食慾。

蛤蜊 [解酒保肝]

養肝功效
中醫認為蛤蜊具有較好的滋陰功效，同時也有一定的解酒保肝作用。加上其是高蛋白、低脂肪的食物，能為肝臟補充營養需求。

飲食宜忌
有過敏史的人應慎食蛤蜊，以防過敏。

搭配宜忌
蛤蜊＋豆腐
蛤蜊滋陰潤燥，豆腐清熱解毒，二者搭配食用可以輔助治療氣血不足之症，還可改善皮膚粗糙的現象。

蛤蜊粥

材料 │ 白米100克，蛤蜊肉、胡蘿蔔、薑絲、鹽各適量。

做法 │
① 白米淘洗乾淨。
② 蛤蜊肉洗淨，切小塊；胡蘿蔔洗淨去皮，切小丁。
③ 白米煮粥，快要熟時將蛤蜊肉、胡蘿蔔丁放入，煮熟，加入薑絲、鹽調味即可食用。

功效 │ 此粥比較清淡，能養肝明目，還能促進體內膽固醇的代謝，防止在肝臟堆積，也能發揮一定的減肥功效。

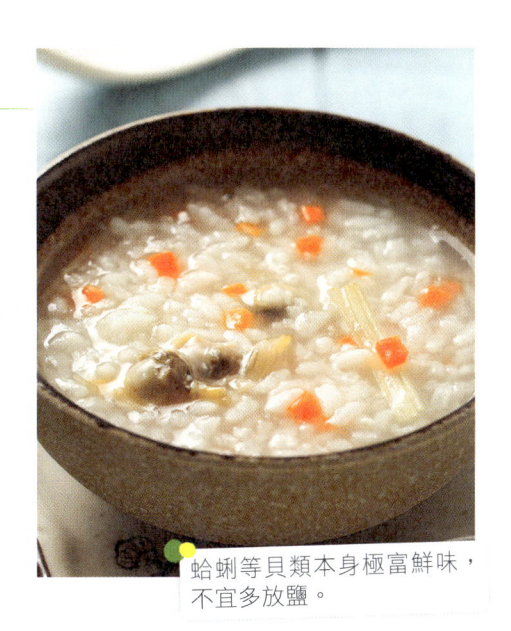

> 蛤蜊等貝類本身極富鮮味，不宜多放鹽。

蛤蜊豆腐湯

材料 │ 蛤蜊100克，內酯豆腐1盒，香蔥2根，味噌醬、海藻、植物油各適量。

做法 │
① 海藻先用冷水泡開；豆腐切成小塊備用；香蔥切成蔥花。
② 蛤蜊去殼，處理乾淨。
③ 取適量味噌醬，倒入湯鍋中加滾水化開，放入適量的植物油，將豆腐和海藻放入，煮3分鐘。
④ 將蛤蜊肉放入，煮熟，將蔥花放入即可食用。

功效 │ 蛤蜊含有優質蛋白質以及多種礦物質，和豆腐相配，營養更全面。

> 加幾滴花生油，蛤蜊能很快把泥沙吐出來。

香菇
【防止B肝病情加重】

養肝功效
香菇中含有香菇多醣，具有抗病毒、保護肝臟的作用，比較適合B型肝炎患者食用。B型肝炎患者適當吃點香菇，能降低谷丙轉氨酶含量，防止病情惡化，還有助於提高身體免疫力。

飲食宜忌
鵪鶉肉與香菇相剋，不宜同食，否則可能會導致血管痙攣。

搭配宜忌
香菇＋油菜
香菇清香爽滑，油菜嫩綠清脆，二者一同烹調，色香味俱全，同時還能發揮預防肝癌的作用，也能縮短食物在胃腸道中停留的時間，促進腸道代謝，減少脂肪堆積，防治便祕。

香菇黑棗粥

材料｜香菇150克，黑棗10克，白米100克，鹽適量。

做法｜
① 香菇洗淨，切小塊；黑棗去核洗淨。
② 白米洗淨，浸泡30分鐘。鍋中放入白米和水，大火煮沸。
③ 放入香菇和黑棗，再次煮沸後改小火，熬煮至粥熟時，加鹽調味即可。

功效｜香菇能抗B型肝炎病毒，黑棗含鐵量較高，能補血養肝，對防止肝炎也有一定療效，二者同用，可有效改善B型肝炎所導致的乏力、失眠等症狀。

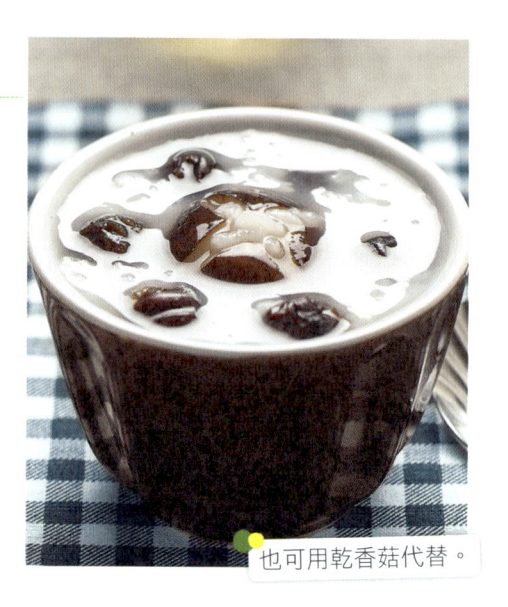

也可用乾香菇代替。

香菇豆腐粥

材料｜鮮香菇25克，豆腐50克，白米100克，鹽適量。

做法｜
① 鮮香菇切丁；豆腐切小塊；白米洗淨。
② 鍋置爐火上，放入白米和水，大火煮沸後改小火。
③ 放入香菇丁、豆腐丁，煮至黏稠，加鹽調味即可。

功效｜香菇蛋白質含量高，含有多種胺基酸和維生素，能為身體提供多種營養，增強免疫力；豆腐能健脾養胃、增加食慾。二者同用，可以改善B型肝炎所導致的食慾缺乏、免疫能力低下。

豆腐提前焯一下可以去除苦澀味道。

紅棗 [抑制肝炎病毒活性]

養肝功效
紅棗是肝炎患者的理想食品。因為紅棗含有三萜類化合物的成分，可抑制肝炎病毒的活性。紅棗還能溫脾胃、益氣補血。

飲食宜忌
紅棗性溫，不宜多吃，吃多容易助長濕熱。舌苔黃膩、痰多的人也不宜，這樣的人往往體內有濕熱，經常吃紅棗，會加重病情。

搭配宜忌
紅棗＋牛奶

肝病患者需要攝取高蛋白的飲食，牛奶和紅棗的蛋白質含量均比較高，有助於修復破損的肝細胞。

紅棗牛奶粥

材料｜紅棗7枚，牛奶500毫升，白米100克。

做法｜
① 白米淘洗乾淨；紅棗洗淨去核。
② 將白米和紅棗一同煮粥，煮熟後放入牛奶，燒開即可。

功效｜紅棗和牛奶一同煮粥，比較適合肝炎患者食用，有助於修復受損的肝細胞，增強抵抗力，防止病情加重。

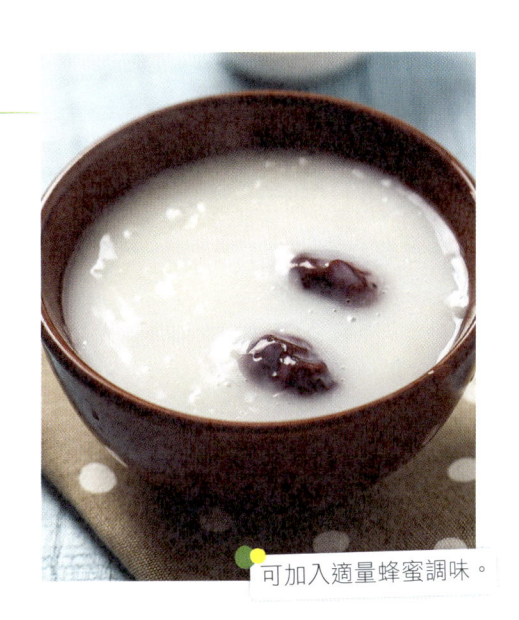

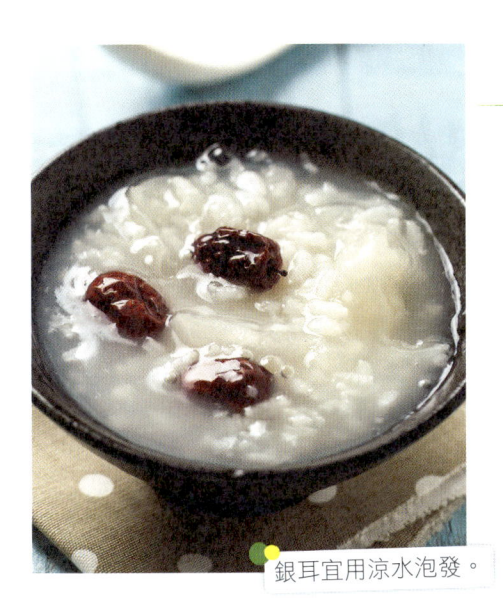

可加入適量蜂蜜調味。

銀耳紅棗粥

材料｜銀耳1朵，紅棗5枚，白米大約80克，冰糖適量。

做法｜
① 銀耳泡發，去蒂洗淨，撕小塊；紅棗洗淨，去核；白米洗淨，浸泡30分鐘。
② 鍋置爐火上，放入白米、銀耳和紅棗一同煮粥，煮到粥熟，加入適量冰糖調味即可。

功效｜銀耳能提高肝臟的解毒能力，紅棗能抑制肝炎病毒的活性，二者同食保肝抗毒效果更好。

銀耳宜用涼水泡發。

銀耳

[提高肝臟解毒能力]

養肝功效

銀耳能提高肝臟的解毒能力，保護肝臟功能，有效改善毒素內滯所導致的黃褐斑、雀斑。銀耳能滋陰，比較適合肝火大的人食用。

飲食宜忌

作用緩慢，久服才有效。發好的銀耳應一次煮完，冷藏會使營養成分大量流失。煮熟的銀耳也不宜隔夜，可能會滋生致癌物質。

搭配宜忌

銀耳＋蓮子

肝火大的人往往睡眠不好。銀耳能滋陰清降肝火，蓮子能清心安神，二者同用，對於肝火大導致的失眠狀況效用更好。二者同食，還有助於胃腸蠕動，減少脂肪吸收，可加強去除臉部黃褐斑、雀斑的功效。

銀耳蓮子羹

材料｜銀耳半朵，蓮子、冰糖各適量。

做法｜
① 用冷水泡蓮子、銀耳。
② 銀耳洗淨去蒂，撕小塊，與蓮子一同放入砂鍋中，加適量清水，大火煮沸，轉小火燉40分鐘，加適量的冰糖調味即可食用。

功效｜銀耳、蓮子同食，滋陰降火功效更好，肝火大的人食用，可有效改善眩暈、內熱、煩躁、失眠等症狀。

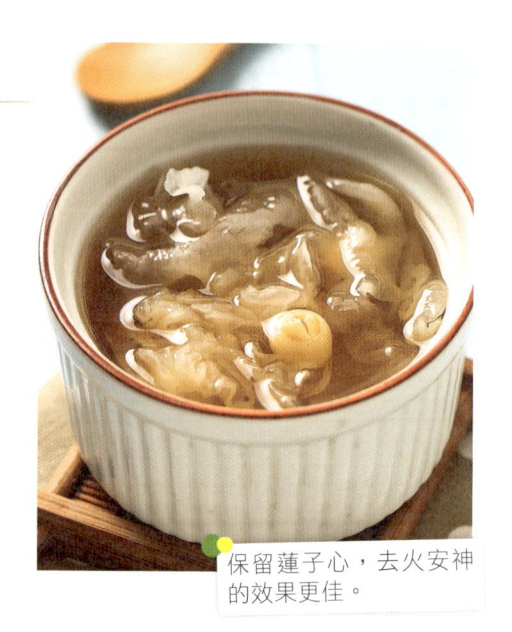

> 保留蓮子心，去火安神的效果更佳。

涼拌雙耳

材料｜水發木耳、水發銀耳各100克，鹽、白砂糖、香油、胡椒粉、蒜末各適量。

做法｜
① 水發木耳和水發銀耳洗淨，撕小塊，倒入一個小盆內。
② 將鹽、白砂糖、香油、胡椒粉、蒜末放入一個小碟中，撒到木耳上，再拌勻裝盤，即可食用。

功效｜木耳和銀耳都能幫助肝臟排毒，二者同食，排毒功效更好，還能滋陰補血，可補充人體所需的維生素、礦物質和膠質，有助於美容養顏。

> 木耳、銀耳用水焯一下更容易消化。

木耳

[預防肝癌發生]

養肝功效
木耳中的多醣有一定的抗癌作用，可預防肝癌。肝癌患者也可用其食療，幫助緩解病情。木耳能降低肝臟膽固醇含量，預防脂肪肝。

飲食宜忌
木耳最好用冷水泡發，用溫水會導致營養物質流失。木耳能活血，有出血性疾病的患者、孕婦不宜多吃。

搭配宜忌
木耳＋黃瓜
木耳能抗癌降脂，還有一定的排毒功效；黃瓜能清熱利水，對於脂肪肝有一定的治療作用。木耳和黃瓜搭配，可降脂護肝，減少脂肪在肝臟內堆積，保肝功效更好。

黃瓜木耳湯

材料｜黃瓜1根，木耳5朵，香油、鹽、蔥花等材料各適量。

做法｜
① 木耳用清水泡發，去蒂洗淨，撕小塊。
② 黃瓜洗淨切塊。
③ 將木耳放入砂鍋中，加適量清水，大火煮沸，再轉小火煮10分鐘。
④ 放入黃瓜片，煮沸，加適量鹽、香油、蔥花調味即可食用。

功效｜黃瓜和木耳相互搭配味道清淡，比較清香，能增強食慾。二者同食，還有助於促進脂肪代謝。

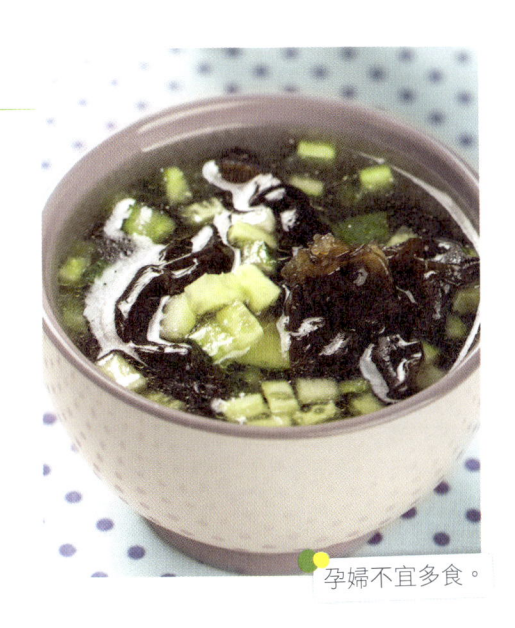

孕婦不宜多食。

木耳紅棗湯

材料｜紅棗3枚，木耳5朵，紅糖適量。

做法｜
① 木耳用清水泡發，去蒂洗淨，撕小塊。
② 紅棗洗淨去核。
③ 將準備好的材料一起放入砂鍋中，煲1小時，加紅糖調味即可。

功效｜木耳和紅棗都能幫助肝臟排毒，二者同食，排毒功效更好，還能滋陰補血，也有助於補充人體所需的維生素、礦物質和膠質，還有美容養顏的功效。

儘量不要使用鮮木耳代替。

大豆

[促進肝臟修復]

養肝功效
蛋白質有助於受損肝臟的修復。若是肝臟病變，合成的蛋白質不足，就會直接影響肝組織的修復。肝臟不好的人不妨適量吃些大豆。大豆中植物蛋白含量比較高，有助於受損肝細胞進行修復。

飲食宜忌
大豆中含有不利健康的抗胰蛋白酶和凝血酶，所以宜高溫煮爛，若夾帶有生豆則不宜食用。

搭配宜忌
大豆＋小米
二者搭配可發揮蛋白質的互補作用。

薺菜大豆粥

材料 | 薺菜150克，白米100克，大豆50克，枸杞、香油、鹽各適量。

做法 |
① 薺菜去雜，洗淨切碎。
② 白米淘洗乾淨；大豆先用清水浸泡一晚上。
③ 將白米、大豆放入砂鍋內，加入適量清水，大火煮沸，再轉小火煮到八成熟時，加入薺菜、枸杞、香油、鹽，煮到熟爛即可食用。

功效 | 清涼、解熱、利尿，適合肝經有濕的人食用。

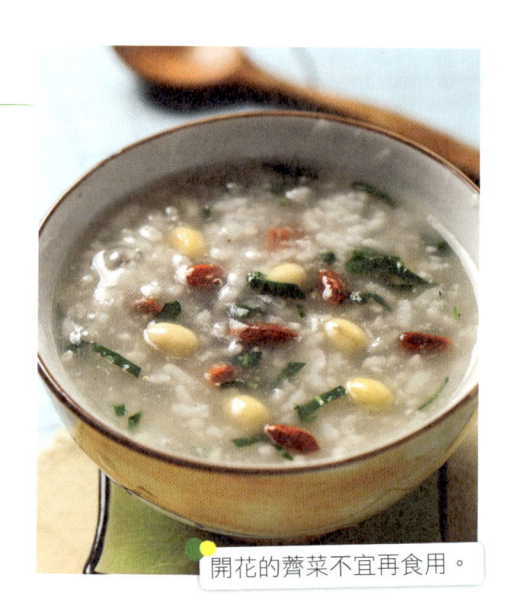

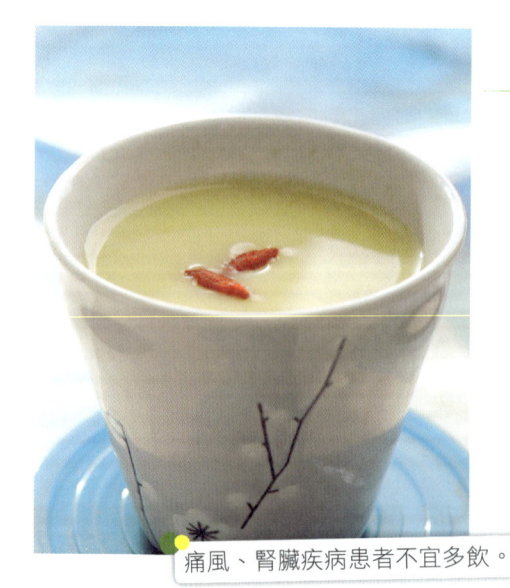

開花的薺菜不宜再食用。

大豆豆漿

材料 | 枸杞、大豆、白砂糖各適量。

做法 |
① 大豆洗淨，提前浸泡半天。
② 枸杞洗淨。
③ 將準備好的材料一同放入豆漿機中，打成豆漿即可飲用，也可以加適量的白砂糖調味。

功效 | 補血益氣，適合肝炎患者食用。

痛風、腎臟疾病患者不宜多飲。

海帶
[促進受損肝細胞再生]

養肝功效
海帶中含有豐富的營養物質，食用後可補充身體營養，從而加快受損肝細胞的再生與修復功能。

飲食宜忌
海帶性寒，脾胃不好的人最好少吃。

搭配宜忌
海帶＋芝麻
芝麻能改善血液循環，促進新陳代謝，海帶中含豐富的碘和鈣，二者搭配，適合肝腎不足所致的眩暈、眼花、視物不清、腰酸腿軟、耳鳴耳聾、髮枯髮落、頭髮早白之人食用。

冬瓜海帶湯

材料｜冬瓜200克，海帶、植物油、鹽、蔥花各適量。

做法｜
① 海帶用清水泡發，洗淨切小塊。
② 冬瓜去皮，洗淨切片。
③ 鍋置爐火上，倒入適量植物油，油熱後放入海帶煸炒出香味，加適量清水。
④ 大火煮沸，再轉小火煮到快熟時，放入冬瓜煮熟。
⑤ 加適量的鹽、蔥花調味即可食用。

功效｜清熱利水，解毒消積，適合肝炎、脂肪肝、肝癌患者食用。

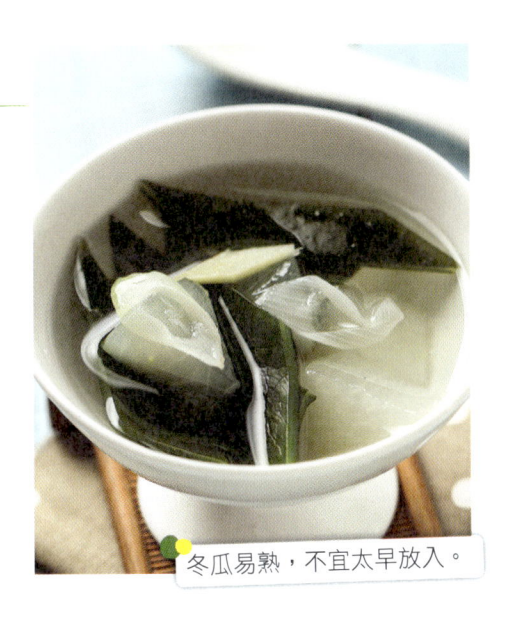

冬瓜易熟，不宜太早放入。

海帶瘦肉湯

材料｜瘦肉1小塊，冬瓜300克，海帶100克，陳皮、鹽、蔥花各適量。

做法｜
① 瘦肉、冬瓜洗淨，切小塊。
② 海帶用清水洗淨，切小塊。
③ 陳皮洗淨。
④ 將準備好的材料放到砂鍋中，加適量清水，大火煮沸，轉小火煮熟，加適量的鹽、蔥花調味即可食用。

功效｜冬瓜能清熱利水、退黃，瘦肉能為肝臟補充蛋白質，海帶可軟堅化痰。此湯適合脂肪肝、急性肝炎、黃疸型肝炎、肝腹水等患者食用。

孕婦應多吃海帶。

綠豆〔預防肝癌〕

養肝功效
綠豆能清熱解毒，增強患者對B型肝炎病毒的抵抗能力。綠豆中所含的苯丙氨酸解氨酶可防止肝臟癌變。綠豆還能降低血脂和膽固醇含量，對於脂肪肝有一定預防作用。

飲食宜忌
綠豆性寒，脾胃虛寒的人不宜吃。綠豆有一定的解藥物作用，服藥期間應忌食。

搭配宜忌
綠豆＋百合
百合具有清火安神的功效，綠豆能清熱解毒，二者同食可除熱，還能使心神安定，比較適合肝火大、心情煩躁的人食用。夏天飲用還能清除暑熱。

綠豆馬齒莧湯

材料｜綠豆30克，鮮馬齒莧50克，白砂糖適量。

做法｜
① 將綠豆去雜洗淨；馬齒莧洗淨切碎。
② 將綠豆放入砂鍋中，加適量清水，大火煮沸，轉小火煮到熟。
③ 投入馬齒莧，煮沸，加適量的白砂糖調味即可飲用。

功效｜馬齒莧、綠豆同用，有清熱利濕、解毒消腫、消炎、止渴、利尿等作用，肝炎、肝癌患者均可用其食療。

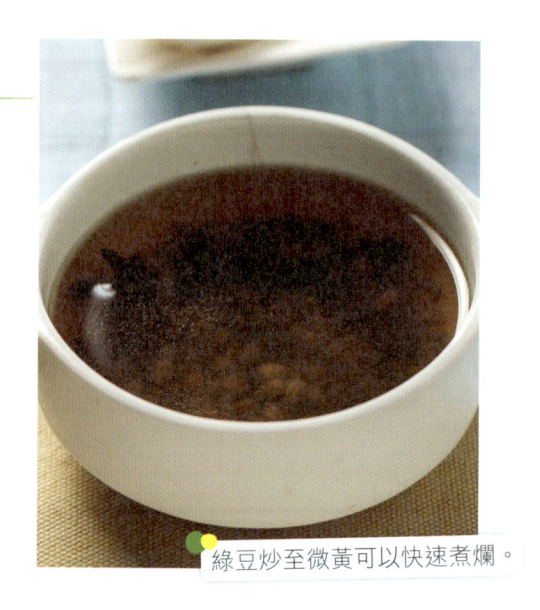

綠豆炒至微黃可以快速煮爛。

綠豆薏仁湯

材料｜綠豆50克，薏仁30克，紅糖適量。

做法｜
① 綠豆、薏仁均洗淨，浸泡3小時。
② 將綠豆、薏仁放入鍋中，加適量清水，燉煮至熟，加紅糖調味即可。

功效｜薏仁健脾祛濕，與綠豆搭配可清熱解毒，有助於清除肝臟內的毒素，也能阻止肝臟內膽固醇的生成，比較適合脂肪肝患者飲用。

冷藏一下再喝是不錯的甜品。

菠菜

[春天也不眩暈]

養肝功效
菠菜能補血養肝，它是春天的時令蔬菜，最適合春天食用。春天時節，肝氣旺盛，人容易出現頭暈、目赤等症。菠菜能滋肝養血，可有效緩解這些不適症狀。

飲食宜忌
烹飪菠菜前要先焯水，菠菜含有的草酸會影響鈣質吸收，焯水可去除絕大部分草酸。

搭配宜忌
菠菜＋冬瓜
菠菜含大量膳食纖維，有助於排出體內毒素，而冬瓜具有利尿、消炎的作用，二者搭配可以有效降肝火、除毒素，還能發揮美容養顏的功效。

芝麻菠菜

材料｜菠菜300克，熟黑芝麻、生薑、生抽、鹽各適量。

做法｜
① 菠菜洗淨切段，用滾水焯一下，過涼水。
② 生薑去皮洗淨，切成薑末。
③ 將生薑末、生抽、鹽放入小碟中，拌勻。
④ 菠菜放到盤子中，將調料倒到上面攪拌均勻，撒上熟黑芝麻即可。

功效｜黑芝麻含有蛋白質、必需胺基酸及蛋氨酸，可以強化肝臟功能，菠菜能疏肝養血，二者相互搭配，能為肝臟補充充足的營養。

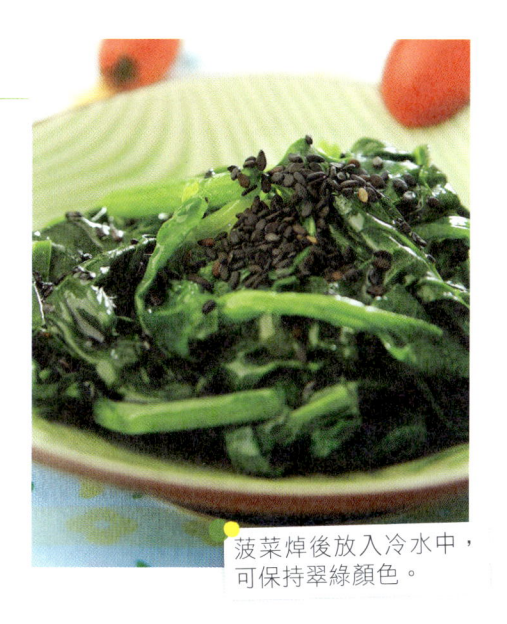

菠菜焯後放入冷水中，可保持翠綠顏色。

決明子菠菜煲雞肝湯

材料｜決明子5克，菠菜、雞肝各100克，鹽適量。

做法｜
① 決明子洗淨，放入紗袋後紮緊袋口。
② 菠菜汆水；雞肝切片，用滾水汆2分鐘。
③ 雞肝、決明子放入砂鍋中，大火煮沸轉小火煲1小時；放入菠菜煮熟，加鹽調味。

功效｜雞肝能養肝明目；菠菜富含β-胡蘿蔔素，能在體內轉變成維生素A，預防乾眼症。菠菜和雞蛋同食，強肝明目的效果更佳。

紅根的菠菜口感更好。

芹菜

[降低肝臟脂肪]

養肝功效
芹菜維生素和纖維素含量高，有助於促進肝細胞的修復與再生，輔助治療脂肪肝。芹菜還能清熱降火，對於肝火旺導致的肌膚粗糙、頭暈目赤等也有較好效用。

飲食宜忌
芹菜性涼，味甘，具有一定程度的健胃功效，但體質偏涼者不適宜食用。

搭配宜忌
百合＋芹菜
芹菜性味甘涼，富含膳食纖維，可清胃、滌熱、祛風。百合味甘性平，可潤肺止咳、清心安神。

芹菜紅棗湯

材料｜芹菜根200克，紅棗10枚。

做法｜
① 芹菜根洗淨。
② 紅棗洗淨。將芹菜根和紅棗一起放入砂鍋中，加適量清水，大火煮沸，轉小火煮30分鐘即可。

功效｜該方能清熱解毒、補血養肝，適合脂肪肝、病毒性肝炎等患者。

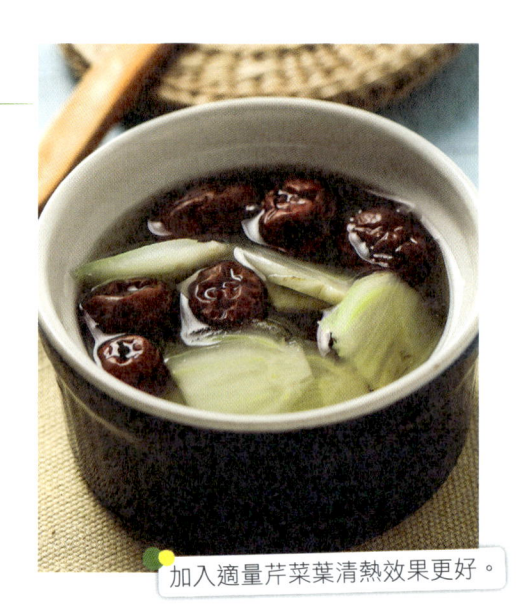

> 加入適量芹菜葉清熱效果更好。

芹菜花生米

材料｜芹菜300克，花生、花椒油、香油、鹽、植物油各適量。

做法｜
① 芹菜洗淨，莖切段。將芹菜用滾水焯一下，過涼。
② 花生洗淨瀝乾。炒鍋置於爐火上，放入植物油，將花生倒入炸熟。
③ 芹菜、花生放入小盆中，倒入花椒油、香油、鹽調味即可。

功效｜芹菜與花生一起吃，能補肝血，清除肝經濕熱，適當食用具有良好的保肝護肝功效，也適合高血壓、高脂血症和動脈硬化患者食用。

> 發霉變質的花生不可食用。

綠花椰菜

[增強肝臟解毒能力]

養肝功效

綠花椰菜含豐富的抗壞血酸，可增強肝臟的解毒能力。因其熱量低，胡蘿蔔素、維生素C、硒元素含量比較豐富，所以能增強人體免疫力，對肝癌、乳腺癌等有一定的預防作用。

飲食宜忌

吃之前，可將綠花椰菜放在鹽水裡浸泡幾分鐘，既能去除可能殘存的農藥，又能殺蟲。

搭配宜忌

綠花椰菜＋香菇

綠花椰菜、香菇一同烹炒，口感清香，排毒抗癌的功效加倍。

雙耳綠花椰菜

材料｜銀耳半朵，木耳6朵，綠花椰菜、蔥、薑、蒜、植物油、蠔油、生抽、太白粉、鹽、白砂糖各適量。

做法｜
① 銀耳、木耳泡發洗淨，撕小塊；綠花椰菜用淡鹽水泡3分鐘，洗淨切小塊；蔥、薑、蒜切好備用。
② 炒鍋置於爐火上，倒入植物油，油熱後放入蔥、薑、蒜、木耳、銀耳和綠花椰菜翻炒。
③ 調入蠔油、生抽、鹽、白砂糖，最後調太白粉勾薄芡即可。

功效｜銀耳、木耳、綠花椰菜搭配，能提高肝臟的解毒能力，減輕肝臟解毒負擔，預防肝癌發生。

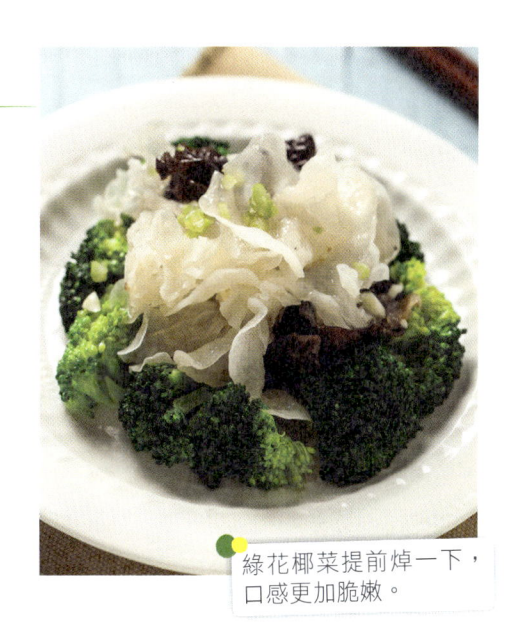

> 綠花椰菜提前焯一下，口感更加脆嫩。

綠花椰菜炒蝦仁

材料｜蝦仁10隻，綠花椰菜、植物油、鹽各適量。

做法｜
① 將蝦仁處理乾淨。
② 綠花椰菜用淡鹽水泡3分鐘，洗淨切小塊，用滾水焯一下。
③ 炒鍋置於火爐上，倒入適量植物油，油熱後放入蝦仁煸炒6分鐘，投入綠花椰菜炒2分鐘，加適量的鹽調味即可食用。

功效｜蝦中含有微量元素硒，能預防癌症。綠花椰菜也有一定的防癌抗癌效果。二者同食，不僅使菜餚味道鮮美，防肝癌的功效也更勝一籌。

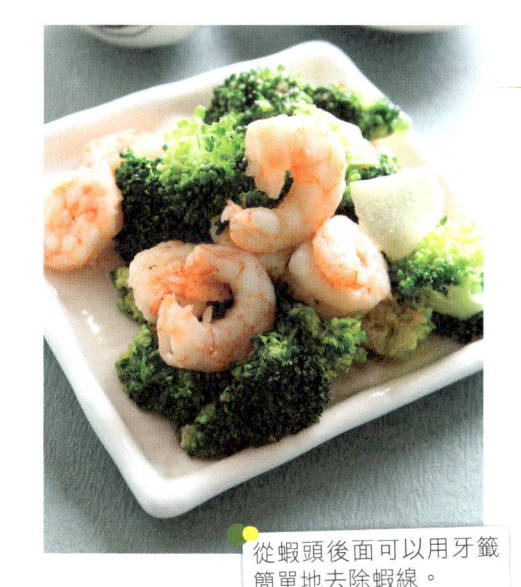

> 從蝦頭後面可以用牙籤簡單地去除蝦線。

空心菜 [預防肝病]

養肝功效
空心菜屬涼性食材，有一定的清熱解毒功效，適合熱性肝炎患者食用。空心菜富含維生素C、鈣、鐵、鉀、磷、蛋白質等，有助於增強肝臟的抵抗能力，還能預防肝癌。

飲食宜忌
空心菜性寒，腹瀉者忌吃，以防腹瀉加重。炒空心菜應快火急炒，以防營養成分流失。

搭配宜忌
空心菜＋豆腐
二者同食能為肝臟補充蛋白質，增強受損肝細胞的修復能力。

空心菜炒雞蛋

材料 ｜ 空心菜1把，雞蛋2顆，植物油、鹽各適量。

做法 ｜
① 雞蛋打散。
② 空心菜摘掉葉子，將莖洗淨切段。
③ 炒鍋置於爐火上，鍋熱後倒入適量植物油，油熱後放入雞蛋，快炒熟時，加入空心菜，煸炒1分鐘，加適量的鹽調味即可食用。

功效 ｜ 空心菜搭配雞蛋，炒出來的菜餚營養會更豐富，而且也十分美味，更能激發肝病患者的食慾。

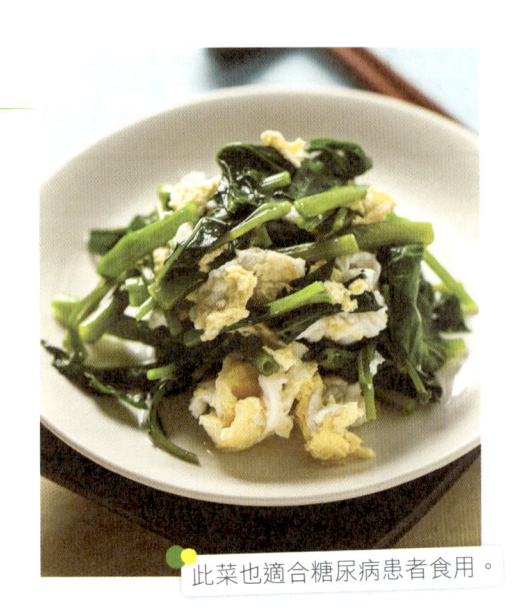

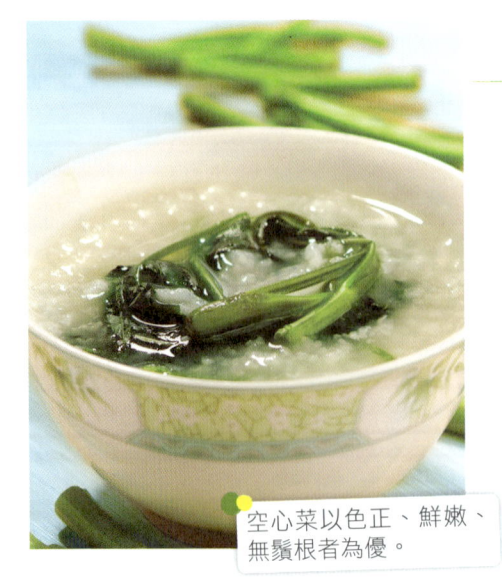

此菜也適合糖尿病患者食用。

空心菜粥

材料 ｜ 空心菜200克，白米100克，鹽適量。

做法 ｜
① 空心菜擇去老葉、老莖，洗淨切段。
② 將白米淘洗乾淨。放入鍋中，加適量清水，熬熟。
③ 將空心菜段放入，煮熟，加適量的鹽調味即可食用。

功效 ｜ 易於消化，可有效增強肝病患者的食慾。

空心菜以色正、鮮嫩、無鬚根者為優。

萵筍

[促進肝病患者的食慾]

養肝功效
萵筍中含有的臭萵筍素能促進膽汁分泌，也能促進胃液、消化酶分泌，有助於增強肝病患者的食慾。

飲食宜忌
萵筍性涼，脾胃虛寒、腹瀉便溏者不宜食用。

搭配宜忌
萵筍＋牛肉
二者相互搭配食用，有助於增強肝病患者的食慾，還能為肝臟提供營養需求，有助於改善肝功能。

香菇炒萵筍

材料｜水發香菇100克，萵筍1根，植物油、香油、鹽、太白粉、雞湯各適量。

做法｜
① 萵筍洗淨切片；香菇洗淨切兩半。
② 炒鍋內倒入植物油燒至七成熱，下萵筍片煸炒，加入香菇，放入醬油、鹽、雞湯，用小火煸炒1分鐘。再用大火燒開，用太白粉勾芡，淋上香油即可。

功效｜此菜餚富含維生素C及鈣、鐵等營養素，特別適合於肝炎患者、肥胖症患者及孕婦、乳母、青少年人群食用。

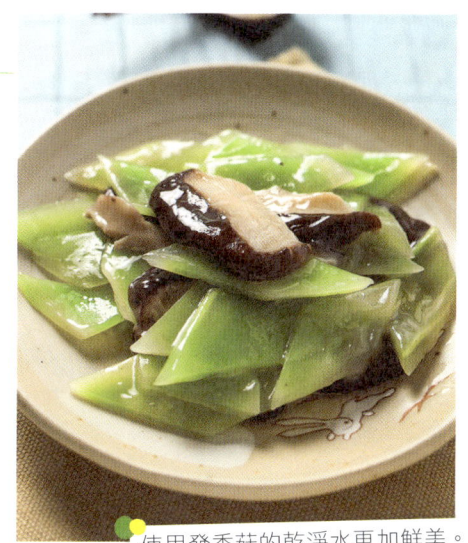

使用發香菇的乾淨水更加鮮美。

熗萵筍片

材料｜萵筍200克，植物油、鹽各10克，香油3克，糖、醋各5克，花椒適量。

做法｜
① 萵筍削皮，洗淨切片，用鹽拌勻，醃漬15分鐘，瀝乾。把剩餘的鹽、糖、醋調汁。
② 炒鍋內倒入植物油，燒至七成熱，下花椒炸成深紅後撈出，放入萵筍片急炒，盛入盤內。把調好的醬汁倒入鍋內燒開，趁熱澆在萵筍片上即可。

功效｜可促進胃液、消化 及膽汁分泌，可以讓慢性肝病患者的食慾更好。

鮮嫩的萵筍葉也可以食用。

冬筍

[提供能量給肝臟]

養肝功效
冬筍含豐富的蛋白質和多種胺基酸、維生素，能為肝臟補充營養需求，還能保護肝細胞，防止毒素對肝細胞的損害。適當食用冬筍還能清熱降火，比較適合肝火旺的人。

飲食宜忌
冬筍含較多草酸，與鈣結合會形成草酸鈣，食用前可用淡鹽水略煮，能去除大部分草酸。

搭配宜忌
冬筍＋鯽魚
二者相互搭配，味道鮮美，能增強肝病患者的食慾，也能為肝臟提供充足營養，促進肝細胞修復。

冬筍炒香菇

材料｜香菇、冬筍各50克，鹽、白砂糖、澱粉、植物油各適量。

做法｜
① 將香菇洗淨，浸泡開後剪去根。
② 冬筍切片，與香菇、調料拌和。
③ 油鍋燒熱，倒入冬筍、香菇，加蓋大火燜5分鐘，中途攪拌一次。

功效｜生津止渴、清熱利尿，可以增強肝病患者的免疫能力。

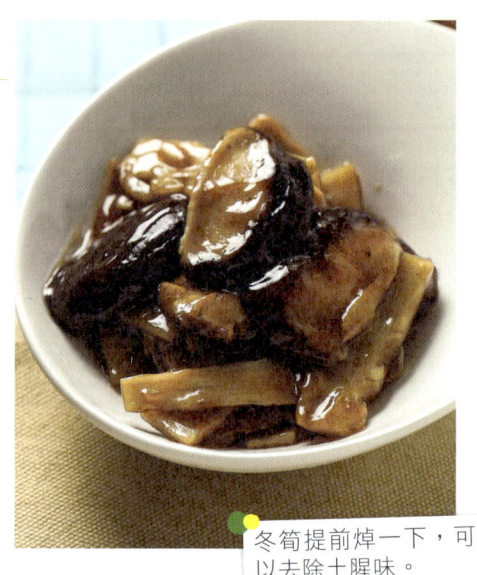

> 冬筍提前焯一下，可以去除土腥味。

冬筍燒鯉魚

材料｜活鯉魚1尾，冬筍100克，香菇5朵，蒜末、薑片、植物油、料酒、鹽、醬油各適量。

做法｜
① 鯉魚處理乾淨。
② 冬筍洗淨，切小塊；香菇洗淨切片。
③ 炒鍋置於爐火上，鍋熱後倒入植物油，加入蒜末、薑片，入鯉魚，小火略煎。
④ 放入香菇、料酒、醬油、鹽，加適量清水，置入冬筍塊，大火煮沸，再轉小火燉40分鐘，收汁即可。

功效｜利水、清熱，促進脂肪排出，適合脂肪肝患者食用。

> 鯉魚腹內的黑膜要去除。

高麗菜
[提供能量給肝臟]

養肝功效
高麗菜中維生素E的含量比較高。維生素E能預防肝損傷，延緩肝臟纖維化，阻止肝細胞死亡。高麗菜中含有豐富的蘿蔔硫素，對於肝癌有一定的預防功效。

飲食宜忌
高麗菜的粗纖維含量比較高，小兒脾胃虛弱，不適合多吃，以防出現消化問題。

搭配宜忌
高麗菜＋瘦肉
瘦肉的蛋白質含量比較高，可以為肝臟提供營養需求。高麗菜能防止肝衰老，二者同食，可以增強肝細胞的活力。

蝦子高麗菜

材料｜高麗菜200克，蝦皮、植物油、鹽各適量。
做法｜
① 高麗菜洗淨撕塊。
② 蝦皮用清水沖洗一下。
③ 鍋內倒入植物油，油熱後放入蝦皮，煸炒出香味後投入高麗菜炒1分鐘，加適量的鹽調味即可。
功效｜此菜餚富含維生素C及鈣、鐵等營養素，適合肝炎患者、肥胖症患者食用。

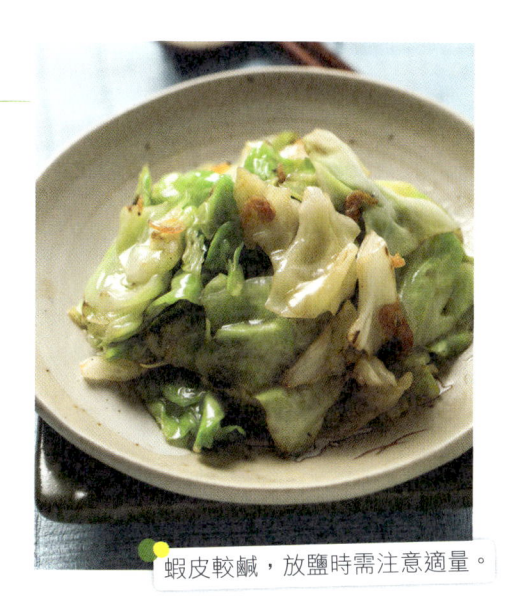

> 蝦皮較鹹，放鹽時需注意適量。

瘦肉炒高麗菜

材料｜瘦豬肉50克，高麗菜150克，甜椒半個，植物油、鹽、蔥末、薑末各適量。
做法｜
① 豬瘦肉洗淨切片。
② 將高麗菜洗淨，用手撕成小塊；甜椒洗淨後切塊。
③ 鍋內倒入植物油，油熱後放入肉片急炒，盛出備用。
④ 下蔥末、薑末熗鍋，放入高麗菜與甜椒，加鹽炒至半熟，倒入肉片翻炒至熟即可。
功效｜富含蛋白質、維生素C、鐵等物質，適合肝炎患者食用，也適合肝臟手術恢復期食用。

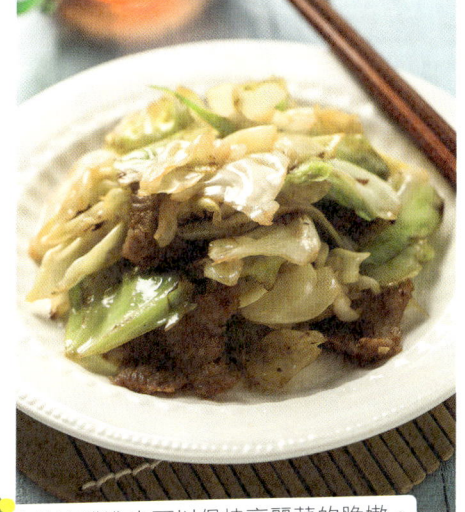

> 滴幾滴醋進去可以保持高麗菜的脆嫩。

黃瓜〔幫助肝臟排毒〕

養肝功效
黃瓜中的黃瓜酶有很強的生物活性，能加快體內新陳代謝，幫助肝臟排毒。黃瓜性涼，可清熱降火，對於肝火偏旺導致的煩渴、咽喉腫痛、眼睛紅赤、心煩易怒也有改善效用。

飲食宜忌
黃瓜性涼，脾胃虛寒、久病體虛者宜少食，否則易致腹瀉。

搭配宜忌
黃瓜＋金針花
二者搭配，含有豐富的維生素和膳食纖維，可補虛養血、利濕消腫。

黃瓜炒蝦仁

材料｜黃瓜2根，蝦仁、蔥花、薑末、蒜末、鹽、植物油各適量。

做法｜
① 黃瓜洗淨，切條；蝦仁處理乾淨。
② 炒鍋置於爐火上，倒入植物油，油熱後加入薑末、蒜末、蔥花炒香。
③ 放入蝦仁，煸炒到快熟時，加入黃瓜，並灑上適量的鹽調味，炒熟即可食用。

功效｜蝦富含優質蛋白、鉀、碘、鎂、磷等成分，能提高機體的免疫力，促進肝細胞修復與再生。與黃瓜搭配，有助於清除肝中的火熱邪氣。

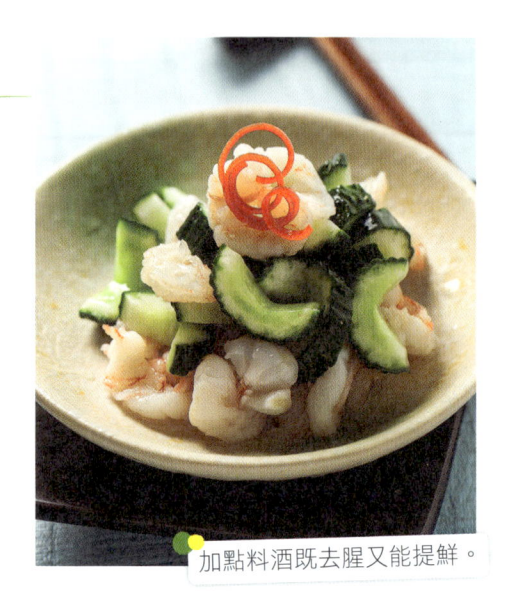

加點料酒既去腥又能提鮮。

木耳炒黃瓜

材料｜黃瓜2根，泡發的木耳、蒜末、植物油、生抽、鹽各適量，小蔥1根。

做法｜
① 黃瓜洗淨切片；木耳洗淨，撕小塊；小蔥洗淨，切成蔥花。
② 炒鍋置於爐上，倒入適量植物油，油熱後加入蒜末、蔥花炒香。
③ 放入木耳，煸炒3分鐘，倒入黃瓜，煸炒1分鐘，加適量的鹽調味即可盛出。

功效｜黃瓜能清利濕熱，木耳有強身、補血的作用，二者同食能增強肝臟的免疫能力。

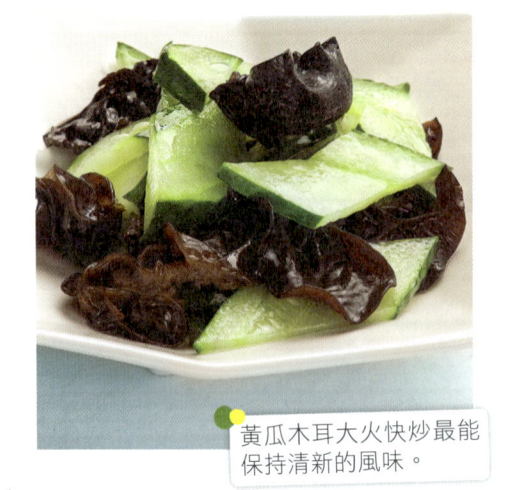

黃瓜木耳大火快炒最能保持清新的風味。

冬瓜

[加快肝臟膽固醇分解]

養肝功效
冬瓜可為肝臟補充多種營養，另外因其有清熱利水、退黃功效，所以比較適合脂肪肝、急性肝炎、黃疸型肝炎、肝腹水等患者食用。

飲食宜忌
冬瓜有利尿作用，頻尿的人要少吃。

搭配宜忌
冬瓜＋菠菜
菠菜含大量膳食纖維，有助於排出體內毒素，而冬瓜具有利尿、消炎的作用，二者搭配食用，消炎排毒功效更好，能夠減輕肝臟的解毒壓力。

冬瓜香菇湯

材料｜冬瓜400克，水發香菇100克，鹽、蔥末、植物油、香油各適量。

做法｜
① 冬瓜洗淨切片；香菇洗淨切片。
② 炒鍋置爐火上，倒入適量的植物油，油熱後下蔥末煸出香味，加適量清水，放入香菇。
③ 水沸後置入冬瓜片，水再次煮沸後停火，放入適量的鹽、香油調味即可食用。

功效｜香菇能抑制肝臟病毒，提高肝臟免疫力。冬瓜能清熱利水，消除肝臟火氣。二者同食，可防止肝炎病情惡化，還具有一定的防癌效果。

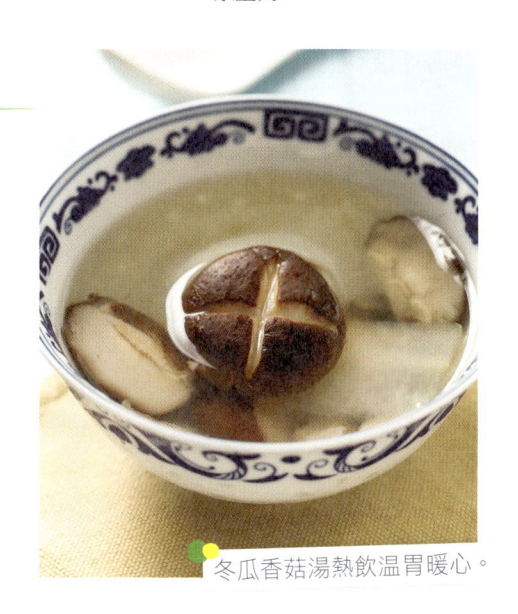

冬瓜香菇湯熱飲溫胃暖心。

冬瓜海帶湯

材料｜冬瓜200克，海帶、鹽、薑絲、香油各適量。

做法｜
① 海帶洗淨，切細絲，放入砂鍋中，加適量清水，大火煮沸，再轉小火煮40分鐘。
② 冬瓜去皮，洗淨切片。
③ 海帶煮好後，放入冬瓜片，再次煮沸，停火。
④ 放入適量的鹽、薑絲、香油調味即可食用。

功效｜冬瓜有益氣強身、延年益壽、美容減肥的功能，與海帶搭配，可清熱利尿、降脂降壓。

海帶燉煮至軟爛時口感最佳。

大白菜

[促進脂肪肝好轉]

養肝功效
大白菜含蛋白質、脂肪、醣類、膳食纖維、鈣、磷、鐵、胡蘿蔔素等多種營養元素。加上其有利水清熱的功效，脂肪肝患者可常食，有助於促進病情的好轉。更主要的是白菜中含有微量的鉬，可抑制人體內亞硝胺的生成、吸收，發揮一定的防癌作用。

飲食宜忌
大白菜含有豐富的纖維素，能通便，腹瀉的人不宜食用。大白菜性寒，胃寒者也要少吃。

搭配宜忌
大白菜＋瘦肉
白菜中的維生素C與瘦肉中的蛋白質結合，有助於合成膠原蛋白，可改善肝氣不疏導致的雀斑，美白肌膚，還可消除疲勞。

大蝦炒白菜

材料｜鮮蝦7隻，大白菜3片，大蔥、大蒜、生薑、鹽、花生油各適量。

做法｜
① 蝦處理乾淨，切兩段；大白菜洗淨切塊；蒜拍碎；薑切片；蔥切成蔥花。
② 炒鍋置於爐火上，鍋熱後倒入適量花生油。油熱後，倒入蝦，煸炒3分鐘。
③ 放入蒜、薑、蔥花，下白菜，煸炒至八分熟，加入適量的鹽調味即可食用。

功效｜蝦和大白菜的蛋白質含量均比較豐富，能修復受損的肝細胞，適合肝炎患者食用。

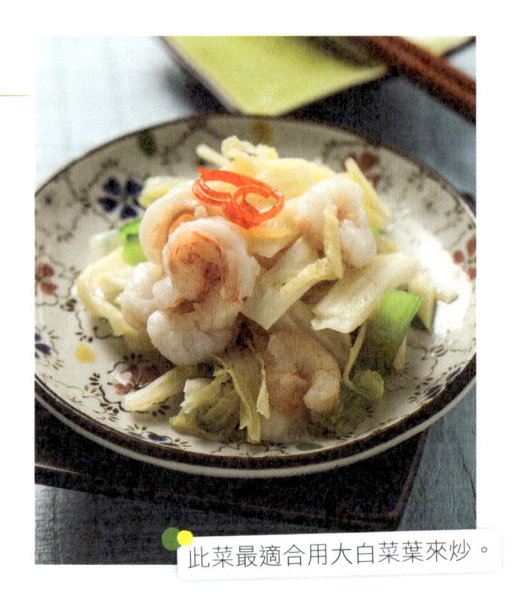

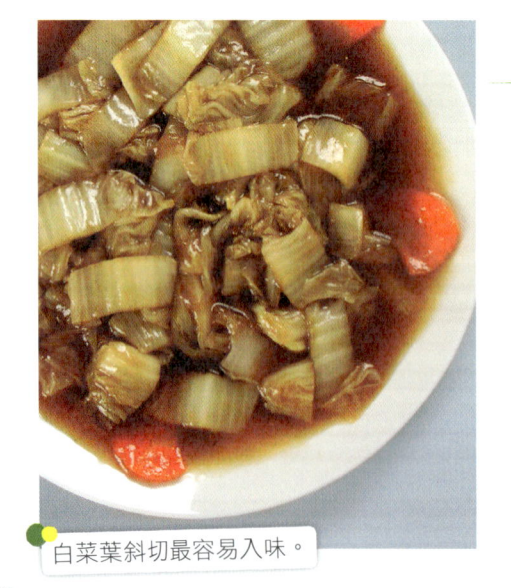

> 此菜最適合用大白菜葉來炒。

醋溜白菜

材料｜白菜3片，胡蘿蔔半根，植物油、醋、白砂糖、鹽、太白粉各適量。

做法｜
① 白菜洗淨切片，用滾水焯一下；胡蘿蔔去皮，洗淨切片，用滾水焯一下；醋、白砂糖、鹽、太白粉調汁。
② 炒鍋置於爐火上，倒入適量植物油，油熱後放入白菜片和胡蘿蔔片翻炒2分鐘，倒入碗中的調汁炒均出鍋即可。

功效｜爽口不油膩，還能為肝臟補充營養，因為加入了醋，也能發揮一定滋肝陰的功效。

> 白菜葉斜切最容易入味。

蓮藕

[減輕肝臟分解脂肪的負擔]

養肝功效
蓮藕中含黏液蛋白和膳食纖維，可促進體內膽固醇代謝，減輕肝臟負擔。蓮藕中維生素C和膳食纖維的含量高，能為肝臟補充營養，適合肝功能異常、身體虛弱的人食用。

飲食宜忌
忌長時間燉蓮藕，避免用鐵鍋、鋁鍋，防止氧化變黑。

搭配宜忌
蓮藕＋白米
二者搭配食用，有健脾、開胃、止瀉、益血等功效，適用於年老體虛、食慾缺乏、大便溏稀等症狀。

蜂蜜柳丁汁拌蓮藕

材料 | 蓮藕1顆，柳丁1顆，鹽、蜂蜜、白砂糖各適量。

做法 |
① 蓮藕去皮洗淨，切薄片，用滾水焯一下，過涼水。
② 柳丁去皮切塊，放入榨汁機中榨汁。
③ 將藕片整齊擺放在小盤裡，倒入調好的柳丁汁，加入適量的鹽、蜂蜜、白砂糖，放入冰箱稍微冰一下即可食用。

功效 | 有些肝功能不佳者，往往食慾不好。此菜酸甜爽口，能增強食慾，滿足身體的營養需求。

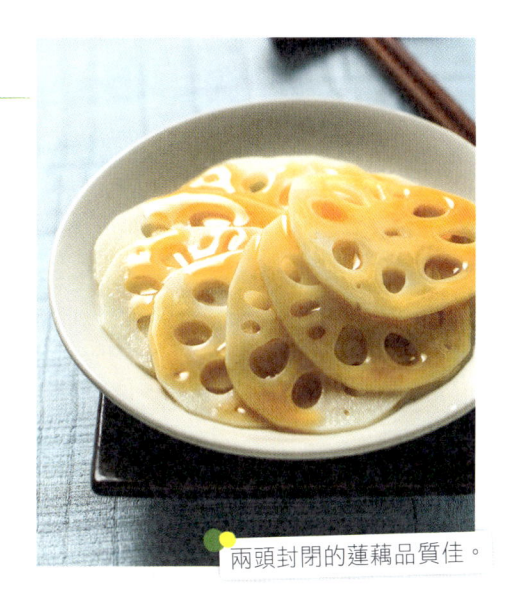

兩頭封閉的蓮藕品質佳。

蓮藕冰糖水

材料 | 蓮藕1顆，冰糖、枸杞各適量。

做法 |
① 將蓮藕去皮洗淨，切小塊，放入榨汁機榨汁。
② 倒出汁液，將冰糖融化放入，放點枸杞即可直接飲用。

功效 | 枸杞對肝損傷有修復作用，蓮藕也有助於改善肝功能，二者同用可有效增強肝臟的免疫能力。

蓮藕含有澱粉，需沉澱過濾一下。

胡蘿蔔

[預防肝癌發生]

養肝功效

胡蘿蔔中含有大量的β-胡蘿蔔素，在體內可以轉化成維生素A，有較好的養肝明目功效，可改善視力減退、夜盲症等。其還含有木質素，對於肝癌有一定的預防功效。

飲食宜忌

胡蘿蔔不適宜生吃。胡蘿蔔素是脂溶性維生素，必須在油脂中才能被消化吸收和轉化。若生吃只能發揮通便和降低膽固醇的作用，而不能吸收到更多的營養素。

搭配宜忌

胡蘿蔔＋白米

二者搭配食用，有健脾、開胃、補血、養肝等功效，適用於年老體虛、食慾缺乏的人。

玉米胡蘿蔔鯽魚湯

材料 | 鯽魚1條，胡蘿蔔、玉米各1根，生薑、鹽各適量。

做法 |
① 鯽魚處理乾淨，用油略煎。
② 胡蘿蔔去皮，洗淨切塊；玉米洗淨；薑洗淨切片。
③ 將準備好的材料都放到砂鍋中，加適量清水，大火煮沸，轉小火煲40分鐘，加適量鹽調味即可。

功效 | 鯽魚湯含有豐富的蛋白質，能滿足肝臟營養需求，還可補脾益氣。玉米能預防脂肪肝，胡蘿蔔能預防肝癌。三者搭配，可預防肝病病情加重。

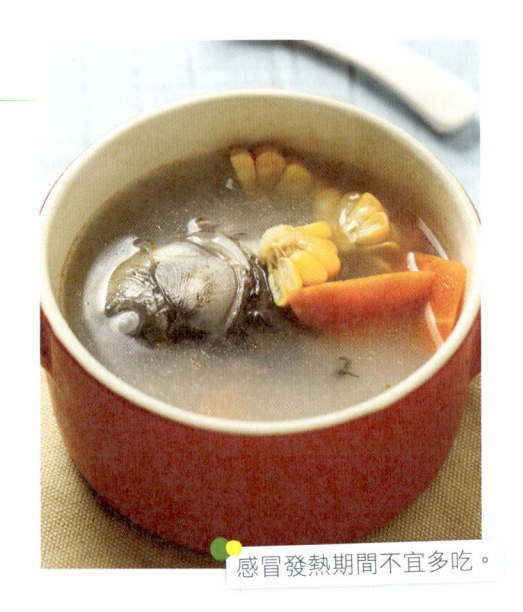

感冒發熱期間不宜多吃。

雞肝胡蘿蔔粥

材料 | 雞肝2個，胡蘿蔔半根，白米50克，鹽、蔥花各適量。

做法 |
① 雞肝洗淨，切小塊。
② 胡蘿蔔去皮，洗淨切丁。
③ 白米淘洗乾淨。
④ 將上述食材一起煮粥，待快要煮熟時，加適量的鹽和蔥花調味即可食用。

功效 | 不僅能養肝明目，還能增強肝臟的免疫能力。

雞肝切成片比較容易熟。

荸薺 [清熱利濕]

養肝功效
荸薺有清熱利濕的功效，比較適合肝經濕熱者，可改善濕熱內聚所致的內熱、咽乾、白帶黃臭等症狀。荸薺含有磷元素，有助於促進脂肪代謝，也有一定的降脂保肝效果。

飲食宜忌
荸薺性寒涼，有涼血功效，適合身體發熱的人，若是體寒的話則不宜。

搭配宜忌
荸薺＋海蜇
海蜇清熱滋陰、軟堅化痰；荸薺清熱生津、涼血解毒。二者相互搭配，清除肝經濕熱的功效更好。

荸薺煎雞蛋

材料｜荸薺8顆，雞蛋1顆，黃瓜半根，蔥末、薑末、鹽、植物油各適量。

做法｜
① 荸薺去表皮洗淨，入滾水略汆燙後切片。
② 黃瓜洗淨切片；雞蛋打散。
③ 鍋置爐火上，加入植物油，油熱後，將雞蛋液煎成雞蛋塊，裝盤。
④ 鍋內放少許油，油熱後倒入蔥薑，放入荸薺、黃瓜，快熟時放入雞蛋，加上適量的鹽調味即可。

功效｜荸薺甘寒，清熱化痰、利濕退黃；雞蛋益氣和中。二者同食，適合肝病濕熱黃疸者。

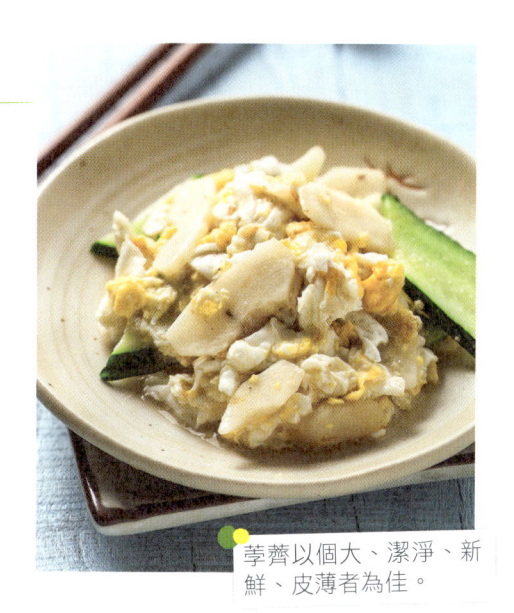

> 荸薺以個大、潔淨、新鮮、皮薄者為佳。

荸薺煮豬肚

材料｜豬肚200克，荸薺10顆，料酒、鹽各適量。

做法｜
① 豬肚洗淨，切塊。
② 荸薺用小刀削去表皮洗淨，入滾水鍋汆燙一下後切塊。
③ 將準備好的材料一起放入砂鍋中，倒入適量清水，烹入料酒，大火煮沸，轉小火煮熟，加適量的鹽調味即可食用。

功效｜清熱利濕，健脾和胃，適合肝硬化腹水患者食用。

> 用鹽可以搓去豬肚表面黏液。

番茄

[預防肝癌效果好]

養肝功效

番茄中的茄紅素含量較高，對癌症有預防功效，甚至被稱為「抗癌高手」。若已形成肝臟癌病變，還能延緩癌細胞擴散。另外還能促進消化液分泌，增強肝病患者食慾。

飲食宜忌

未成熟的番茄含有番茄鹼，食用後可能出現噁心、嘔吐、流涎及全身疲乏等症狀。

搭配宜忌

番茄＋西瓜
西瓜和番茄一起榨汁飲用，清肝火的功效會更好，可以有效改善肝火大，或是暑熱之氣重而導致的發熱、口渴、煩躁、小便赤熱等症狀。

番茄紅棗湯

材料｜番茄2顆，紅棗8枚，玉米麵粉、白砂糖各適量。

做法｜
① 紅棗洗淨；番茄洗淨，切小丁。
② 將紅棗、番茄一起放入砂鍋中，加適量清水，大火煮沸，再轉小火煮20分鐘。
③ 將玉米麵粉調成稀糊，倒入鍋裡，加入白砂糖，煮熟後即可食用。

功效｜二者同食，能夠補虛健胃、益肝養血。

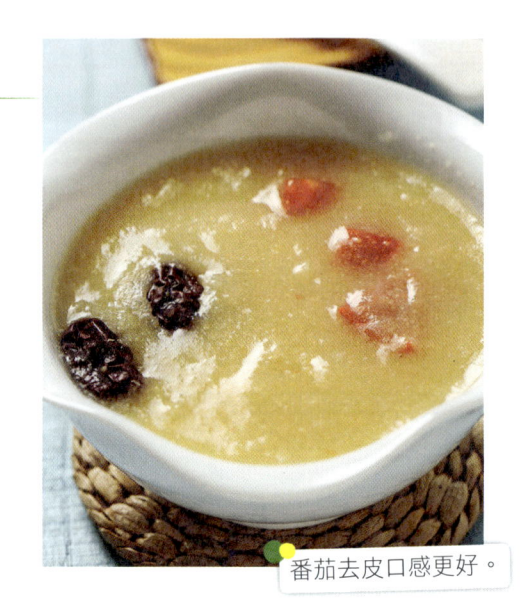

番茄去皮口感更好。

番茄優酪乳飲

材料｜番茄1顆，優酪乳1杯。

做法｜
① 番茄洗淨，切小丁，放入榨汁機中榨汁。
② 將榨好的番茄汁倒入優酪乳中，攪拌均勻即可飲用。

功效｜具有涼血平肝、補虛去脂的功效。

怕酸者可加適量蜂蜜調味。

山藥

【增強消化吸收功能】

養肝功效

中醫認為當肝氣不疏時，會影響脾胃之氣的升降作用，導致脾胃比較虛弱，使人缺乏食慾。山藥含有澱粉酶、多酚氧化酶等物質，有利於脾胃消化吸收功能，防止肝氣不疏、食慾缺乏導致的營養不良。另外，山藥還能補腎生精，增強腎臟的生理功能，腎臟功能強大也有助於養肝。肝病患者食少體倦、腹瀉的話可以用山藥進行食療。

飲食宜忌

山藥中的澱粉含量較高，澱粉不容易消化，所以腹部脹滿的人不要吃。山藥具有止瀉作用，便祕患者不宜。

搭配宜忌

山藥＋紅棗
補腎生精、益氣補血，有肝、腎、脾三臟同養的功效，可有效增強肝臟的免疫能力。

山藥佛手粥

材料｜山藥10克，佛手15克，白扁豆30克，大麥芽50克，白砂糖適量。

做法｜
① 大麥芽、白扁豆、佛手、山藥分別洗淨。
② 將準備好的材料放入砂鍋中，加適量清水，大火煮沸，轉小火煮熟，加入適量白砂糖調味即可。

功效｜山藥能滋補肝腎，佛手能舒肝健胃，白扁豆能健脾除濕，三者同用，能有效增強肝臟患者的食慾。

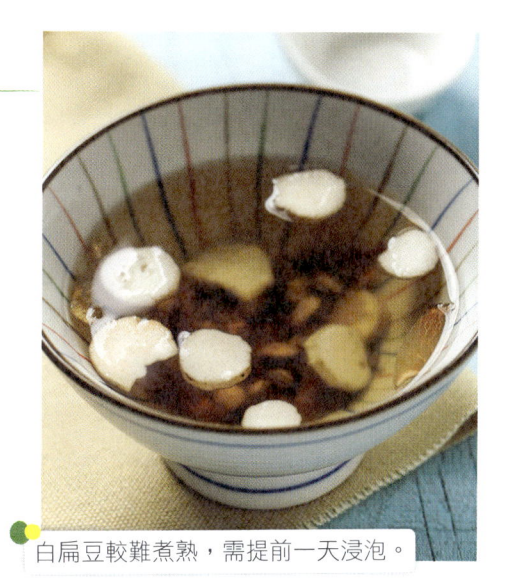

> 白扁豆較難煮熟，需提前一天浸泡。

山藥枸杞養生粥

材料｜鐵棍山藥半根，白米50克，枸杞適量。

做法｜
① 白米淘洗乾淨。
② 山藥去皮，洗淨，切塊。
③ 枸杞洗淨。
④ 將準備好的材料一起放入砂鍋中，加適量清水，大火煮沸，轉小火煮熟，即可食用。

功效｜補腎精、益肝血，適合肝臟虛弱的人食用。

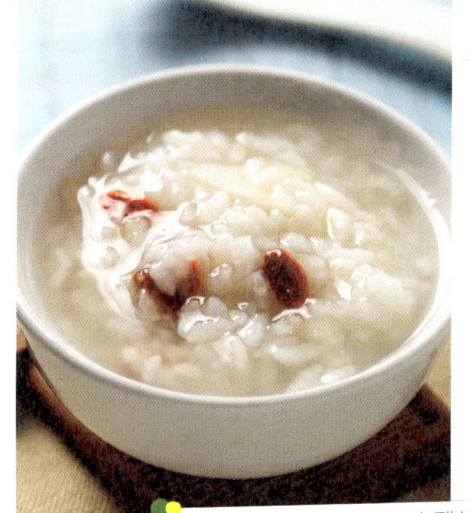

> 山藥去皮手癢時，可用白醋擦一下。

豆腐

[促進肝細胞再生]

養肝功效
豆腐為高蛋白、低熱量的食物，能修復肝細胞、促進肝細胞再生，所以比較適合肝病患者食用。豆腐中的谷固醇、豆固醇，均是抑制癌細胞的有效成分，可預防肝癌的發生。

飲食宜忌
豆腐中含有極為豐富的蛋白質，食用過多易導致腹脹、腹瀉等不適，應適量食用。

搭配宜忌
豆腐＋青菜
用豆腐煮湯的時候放點青菜進去，可以補充膳食纖維，有助於促進腸道蠕動，排毒護肝的效果會比較好。

香椿芽拌豆腐

材料｜香椿、豆腐各200克，香油、鹽各適量。

做法｜
① 香椿洗淨去老梗，放入沸水焯熟，撈出後瀝乾切碎。
② 豆腐切塊，放入沸水中焯熟，瀝乾後用勺子壓成豆腐泥。
③ 將調料分別拌入香椿和豆腐泥中。在模中鋪一層香椿，再鋪一層豆腐泥，每鋪一層要壓緊實，最後將模子取出即可。

功效｜中醫認為，香椿味苦性寒，可清熱解毒、健胃理氣。此菜軟嫩清香，適用於心煩口渴、胃脘痞滿、目赤、口舌生瘡等。

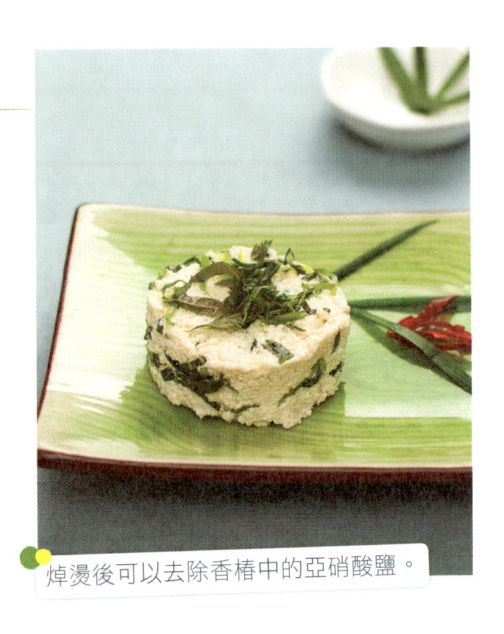

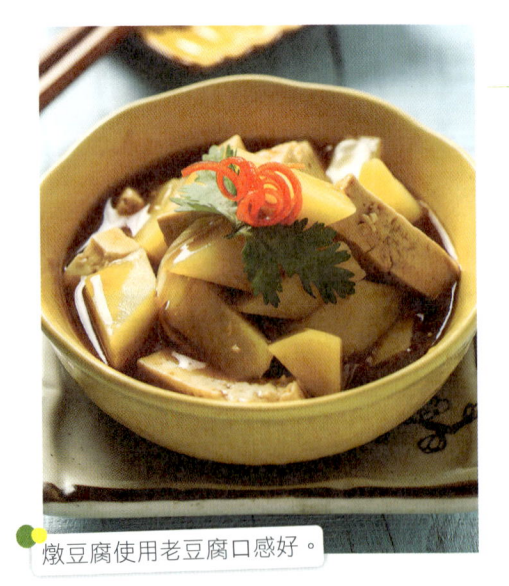

> 焯燙後可以去除香椿中的亞硝酸鹽。

豆腐燉馬鈴薯

材料｜馬鈴薯1顆，豆腐1塊，蔥、薑、蒜末、大醬、植物油、鹽各適量。

做法｜
① 馬鈴薯去皮，洗淨，切條；豆腐切塊。
② 蔥切成蔥花，薑切片。
③ 將炒鍋放置爐上，鍋熱後倒入適量植物油，油熱後加入蔥、薑、蒜末、大醬、鹽，炒香後放入馬鈴薯條。
④ 加適量清水，放入豆腐，大火煮沸，轉小火煮至快收汁時即可食用。

功效｜既能為肝臟補充蛋白質，也有助於肝臟脂肪代謝，比較適合脂肪肝患者食用。

> 燉豆腐使用老豆腐口感好。

南瓜 [防癌護肝]

養肝功效
南瓜能預防致癌物質亞硝酸所致的突變,所以B肝患者適量食用南瓜,可以防癌護肝,有助於促進肝細胞的修復和再生。南瓜易消化,比較適合食慾缺乏的肝病患者。

飲食宜忌
黃疸病患者和內有濕熱者要少吃。這是因為南瓜多吃會助長濕熱,加重不適症狀。

搭配宜忌
南瓜+蓮子
南瓜含有多種對人體有益的營養成分,與蓮子搭配,能補氣補血、補脾益肝、養心安神。

南瓜綠豆湯

材料 | 南瓜200克,綠豆30克,白砂糖適量。
做法 |
① 南瓜去皮,洗淨,切塊。
② 綠豆洗淨,放入砂鍋中,加適量清水,大火煮沸,轉小火煮到綠豆開花。
③ 將準備好的南瓜塊放入,煮熟,加適量的白砂糖調味即可食用。

功效 | 綠豆能解毒強肝,南瓜能促進肝細胞再生,二者同時食用可以加強預防肝癌的功效。另外,對夏季傷暑心煩、身熱口渴、赤尿或頭暈乏力等症狀也有一定效用。

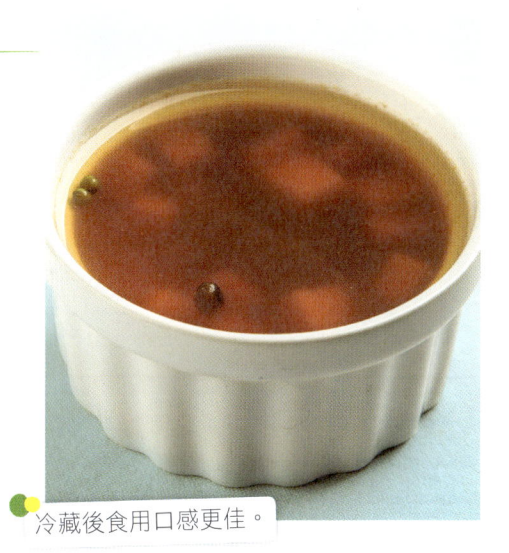

冷藏後食用口感更佳。

南瓜紅棗粥

材料 | 白米70克,紅棗6枚,南瓜200克。
做法 |
① 南瓜去皮,洗淨,切塊。
② 紅棗洗淨,去核。
③ 白米淘洗乾淨。
④ 用準備好的材料一起煮粥,煮熟即可食用。

功效 | 對肝炎病毒有較強的抑制作用,還能健脾養胃,為肝臟代謝提供充足的營養支持。

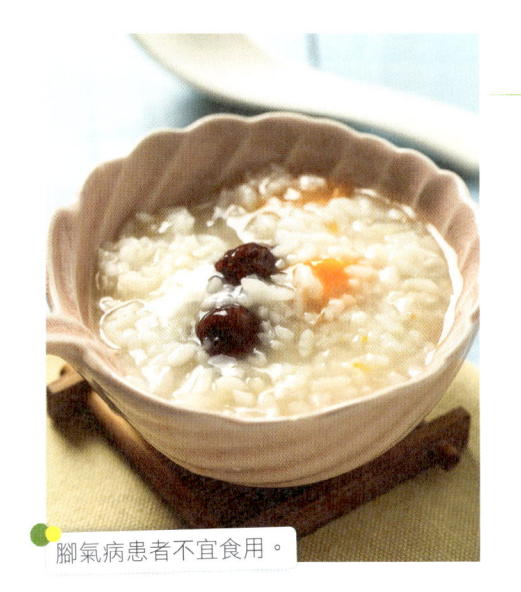

腳氣病患者不宜食用。

玉米

[預防脂肪肝]

養肝功效
玉米含有豐富的不飽和脂肪酸和亞油酸，有降低血液中膽固醇的作用，能促進脂肪代謝，預防脂肪肝。玉米中還含有豐富的胡蘿蔔素，有防癌、抗癌的功效，可防治肝癌。

飲食宜忌
玉米發霉會產生致癌物，不能食用。長期只以玉米為主食會引起營養不良。

搭配宜忌
松子＋玉米
松子炒玉米可用於脾肺氣虛、乾咳少痰、皮膚乾燥、大便乾結等症狀的輔助治療。

玉米燒排骨

材料｜排骨500克，玉米1根，油、料酒、薑、生抽、老抽、蠔油、鹽、冰糖各適量。

做法｜
① 排骨斬塊洗淨，清水浸泡後瀝乾，加料酒、薑、生抽、老抽、蠔油醃半小時。
② 熱鍋倒油，油熱後，放入排骨煎至邊緣金黃。加入薑片煸香。
③ 倒玉米塊略炒，加入清水沒過食材，加鹽、冰糖，大火燒開後，轉中火燜40分鐘，大火收湯汁即可。

功效｜玉米含不飽和脂肪酸和膳食纖維，與富含蛋白質、鈣的排骨搭配，能加強護肝的作用。

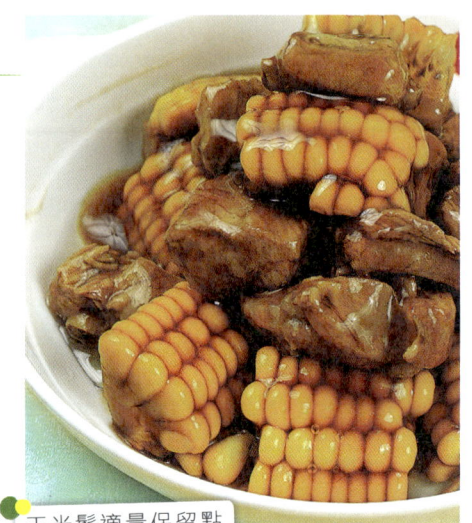

> 玉米鬚適量保留點還能幫忙降血壓。

玉米聖女番茄沙拉

材料｜聖女番茄20顆，玉米1根，橄欖油、沙拉醬各適量。

做法｜
① 聖女番茄洗淨，對半切開。玉米剝粒，放入滾水中焯熟，撈出晾涼。
② 玉米、聖女番茄放入大碗裡，加橄欖油和沙拉醬充分拌勻。

功效｜聖女番茄含有極其豐富的維生素，與玉米同食不僅可以預防脂肪肝，還可以促進青少年的生長發育，也有益於女性美容。

> 用優酪乳代替沙拉醬同樣美味也更健康。

燕麥

[降脂護肝]

養肝功效
燕麥富含可溶性纖維和不溶性纖維，有助於排除體內的膽固醇，抑制血脂升高，減輕肝臟脂質沉積，發揮較好的降脂護肝功效，所以比較適合脂肪肝患者食用。

飲食宜忌
燕麥以質地飽滿的為好。一次性食用量不宜過多，以防脹氣。

搭配宜忌
燕麥＋山藥
二者同時食用，具有健身益壽的作用，更是高血壓、高脂血症患者的膳食佳品。

牛奶燕麥粥

材料 ｜ 燕麥1杯，牛奶800毫升，香蕉2根。

做法 ｜
① 燕麥和牛奶放入砂鍋中，大火煮沸，轉小火煮至燕麥軟糯。
② 香蕉去皮，切小塊，等燕麥軟糯後將香蕉塊放入，加上蓋子稍微燜一下即可食用。

功效 ｜ 二者搭配，含有豐富蛋白質、膳食纖維、維生素、乳質鈣及多種微量元素，能增強肝臟的免疫能力，還有助於促進脂肪代謝，適合肝炎、肝癌、脂肪肝患者食用。

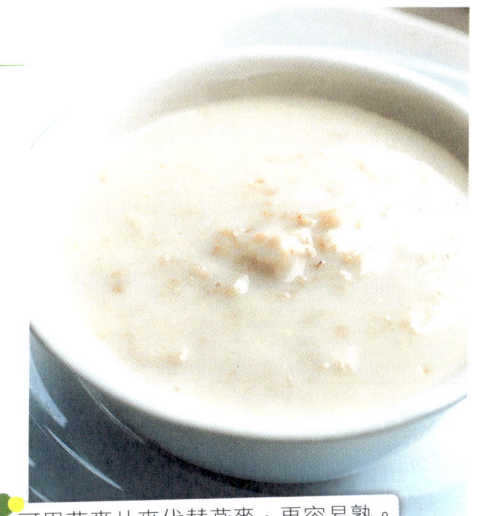

可用燕麥片來代替燕麥，更容易熟。

小米燕麥粥

材料 ｜ 小米、燕麥各50克，紅棗3枚。

做法 ｜
① 小米淘洗乾淨，紅棗洗淨去核。
② 將準備好的材料都放入砂鍋中，大火煮沸，轉小火煮至熟爛。

功效 ｜ 二者一起食用，可以增加各類維生素、礦物質的攝取量，有養肝健脾的雙重功效，還有利於減肥。

燕麥不易熟，可以提前先浸泡。

薏仁 [清熱祛濕]

養肝功效
肝膽濕熱的話會有多種症狀出現，如舌苔發黃、食慾缺乏、小便發黃，女性還會出現帶下黃臭、外陰搔癢等症狀。出現這些問題可以使用薏仁進行食療，這是因為薏仁具有清利濕熱的功效。不僅如此，薏仁中還含有抗癌元素硒，對於肝癌有一定的防治功效。

飲食宜忌
薏仁偏寒，體寒的人不宜。即便是體內有濕熱，身體消瘦的人也不適宜長期使用其進行調養，以防體虛加重。

搭配宜忌
薏仁＋小白菜
薏仁和小白菜一起煮粥，對清除濕熱的效用更好，同時還能發揮一定的解毒作用。

薏仁紅棗粥

材料 ｜紅棗7枚，薏仁50克，白米100克。

做法 ｜
① 紅棗洗淨，去掉棗核。
② 薏仁、白米淘洗乾淨，放入壓力鍋，與紅棗一起煮，煮熟後即可食用。

功效 ｜清熱利濕、補肝養血、扶正抗衰。適用於老年人肝血不足、內有濕熱所致的貧血、顏面蒼白或衰老虛弱等症狀。

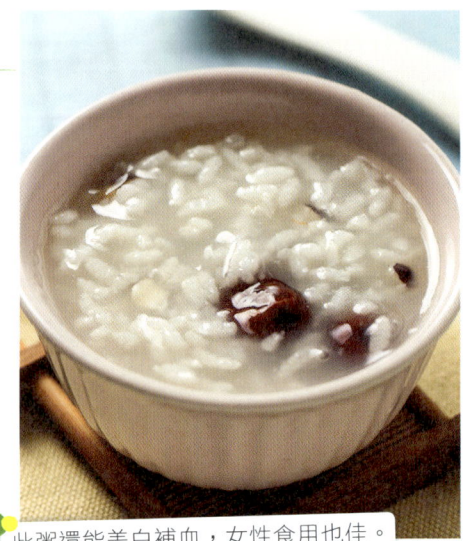

此粥還能美白補血，女性食用也佳。

薏仁紅豆粥

材料 ｜薏仁100克，紅豆50克。

做法 ｜
① 將薏仁和紅豆洗淨，提前浸泡一晚上。
② 放入壓力鍋，一起煮粥，煮到熟即可食用。

功效 ｜利水、消腫，適合小便黃、水腫、身體發熱的人食用。不僅能清除肝經濕熱，還有一定的安定心神的功效。

可以加入適量冰糖調味。

甘藷 [抵抗肝癌]

養肝功效
活性氧在一定程度上能誘發癌症的發生，甘藷能消除活性氧，預防肝癌。甘藷含有較多的纖維素，有通便作用，可將過多的脂肪、毒素排出體外，預防脂肪肝及肝癌。

飲食宜忌
甘藷含一種氧化酶，可產生大量二氧化碳，吃過多會導致腹脹、打嗝等胃腸不適。

搭配宜忌
甘藷＋小米
二者同時食用，不僅能護肝，還能健脾暖胃，有肝脾同養的功效。

甘藷枸杞粥

材料｜甘藷半個，白米50克，枸杞適量。

做法｜
① 甘藷去皮，洗淨切小塊；白米淘洗乾淨；枸杞洗淨。
② 用準備好的材料一起煮粥，煮熟即可食用。

功效｜此粥能增強肝細胞的活性，預防肝臟癌變。

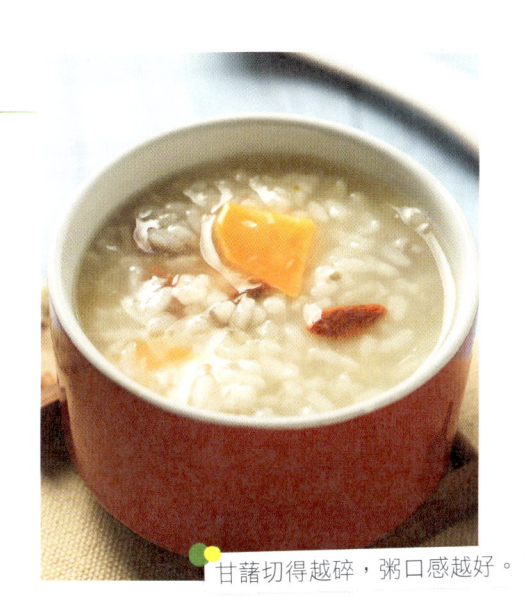

甘藷切得越碎，粥口感越好。

甘藷餅

材料｜甘藷1顆，糯米粉、麵粉、白砂糖、黑芝麻、植物油各適量。

做法｜
① 甘藷去皮，洗淨切小塊，放到蒸鍋中蒸熟，壓成泥狀。
② 麵粉、糯米粉、白砂糖、黑芝麻、甘藷泥混合，加一點水並和麵，壓成小餅。
③ 平底鍋倒入薄薄一層植物油，放入做好的小餅，煎熟即可。

功效｜甘藷餅甘甜、香軟，能增強人的食慾，還能增強肝腎功能。

消化能力弱者，可以用麵粉代替糯米粉。

紅豆〔適合肝硬化腹水患者〕

養肝功效
肝硬化腹水患者會出現水腫症狀，紅豆有利水功效，所以比較適合肝硬化腹水患者食用，能利水消腫。紅豆的膳食纖維含量比較高，有助於通便排毒，對於降血脂、降血壓都有所幫助，所以也比較適合脂肪肝患者。

飲食宜忌
紅豆有利尿功效，頻尿的人不宜。紅豆還有減肥功效，身體消瘦的人不可久食。

搭配宜忌
紅豆＋鯽魚
紅豆和鯽魚都有較好的利水作用，二者同時食用，既能為肝臟補充營養，又能除濕消腫。

紅棗紅豆粥

材料｜紅豆200克，紅棗5枚，糖桂花50克，白砂糖適量。

做法｜
① 紅豆洗淨，紅棗洗淨。
② 將紅豆放入砂鍋中，加適量清水，大火煮沸，轉小火煮至豆子開花。
③ 將紅棗放入，煮沸15分鐘，放入糖桂花和白砂糖調味即可食用。

功效｜此粥富含碳水化合物、蛋白質、粗纖維等營養素，適合肝炎患者、肝硬化患者食用。

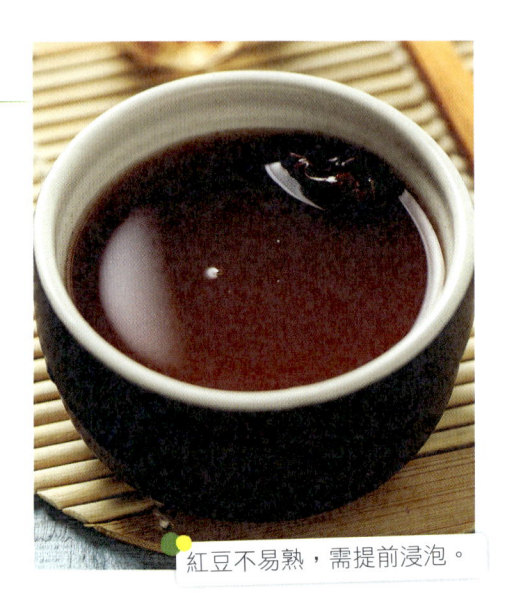

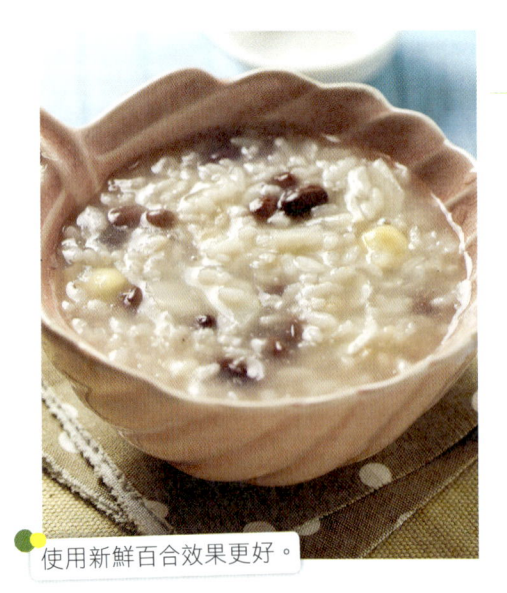

> 紅豆不易熟，需提前浸泡。

蓮子百合紅豆粥

材料｜紅豆30克，蓮子10顆，百合10克，白米50克，冰糖適量。

做法｜
① 紅豆、蓮子、百合洗淨，白米淘洗乾淨。
② 將紅豆放入砂鍋中，加入適量清水，大火煮沸，轉小火煮半小時。
③ 除冰糖外，將剩下的材料放入鍋內，小火煮至熟爛。
④ 加適量的冰糖調味即可食用。

功效｜利水消腫、清心寧神、滋補強身，適合肝炎患者、脂肪肝患者、肝硬化腹水患者食用。

> 使用新鮮百合效果更好。

蒲公英

【消除春季疲乏的好幫手】

養肝功效

肝病患者春季往往疲乏嗜睡。這種狀況的發生與肝細胞被病毒損害，肝功能受損有關。肝臟受損，導致神經與肌肉傳導紊亂，便容易疲勞想睡。加上春季容易肝火旺，脾胃虛，食慾不好，攝取的能量不足，會加重不適症。蒲公英能降肝火，還含有豐富的維生素C、維生素B群，有助於改善肝功能，消除春季疲乏困頓。

飲食宜忌

蒲公英本身性寒，若是身體乏力，經常畏寒怕冷的人不宜食用。食用後容易出現食慾減退、倦怠、疲乏、出虛汗、面色蒼白等症狀。

搭配宜忌

金銀花＋蒲公英
蒲公英通肝經，祛火，消炎。金銀花能清熱解毒。二者同時食用，解毒消炎的效果更好。

蒲公英粥

材料｜白米100克，新鮮的蒲公英100克（乾品45克左右即可）。

做法｜
① 將蒲公英洗淨切碎，加水煎煮，去渣取汁。
② 與淘洗乾淨的白米一同放入砂鍋，加水適量，大火燒開，再轉用小火熬煮熟爛即可食用。

功效｜白米多醣含量高，能夠為肝炎患者提供所需的熱量。蒲公英能改善肝功能，二者同時食用，能為肝臟提供更多的營養，讓身心清爽起來。

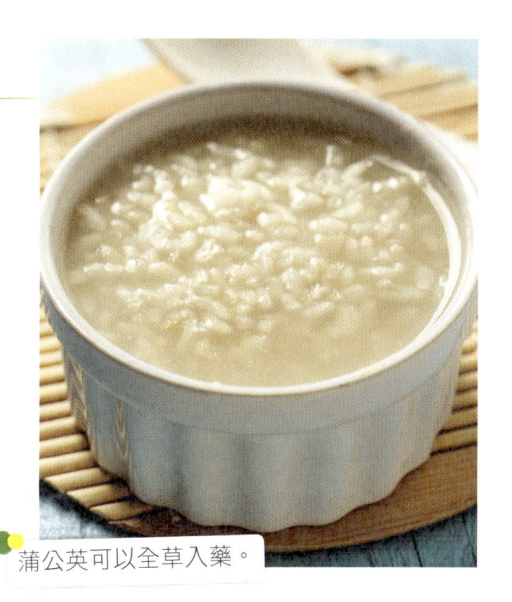

蒲公英可以全草入藥。

雞絲蒲公英湯

材料｜蒲公英100克，雞胸肉50克，植物油、蔥絲、薑絲、香油、鹽各適量。

做法｜
① 蒲公英去根，洗淨切段，用滾水略焯；雞胸肉洗淨，煮熟切絲。
② 炒鍋置於爐火上，倒入植物油，油熱後放蔥絲、薑絲，炒香後放雞肉絲。
③ 加適量清水，大火煮沸，轉小火煮5分鐘，將蒲公英放入，再次煮沸放入香油、鹽調味即可食用。

功效｜雞肉蛋白質含量較高，有助於受損肝細胞修復，蒲公英解毒消炎，二者一起食用可保肝護肝。

沸水焯蒲公英1～2分鐘，可減少苦味。

金針花

[適合黃疸型肝炎患者]

養肝功效
金針花能消炎、清熱、利濕，還具有一定的退黃作用，比較適合黃疸型肝炎患者食用。因為其還能發揮一定的降脂、降壓、通便、健腦作用，所以習慣性便祕、高脂血症、神經衰弱、阿茲海默症等患者也比較適合。

飲食宜忌
新鮮金針花應在沸水中焯一下再進行烹調。這是因為新鮮的金針花中含有秋水仙素，經腸道吸收會轉化為「二秋水仙素」，具有較大的毒性，用滾水焯一下就可以將秋水仙素破壞掉，預防中毒。

搭配宜忌
金針花＋黃瓜
二者搭配，富含維生素和膳食纖維，可補虛養血、利濕消腫，增強清熱利濕的功效。

金針花炒黃瓜

材料｜金針花20克，黃瓜2根，植物油、鹽、蒜末各適量。

做法｜
① 黃瓜洗淨，切片。
② 金針花用滾水焯一下，洗淨切段。
③ 炒鍋放置爐火上，鍋熱後放入適量的植物油、蒜末，煸炒出香味後倒入金針花、黃瓜，快速翻炒至熟透時加入鹽調味即成。

功效｜黃瓜所含的黃瓜酸能促進人體新陳代謝，排出毒素。金針花是清利濕熱的排毒菜。黃瓜和金針花同用，味道清爽，排毒功效倍增。

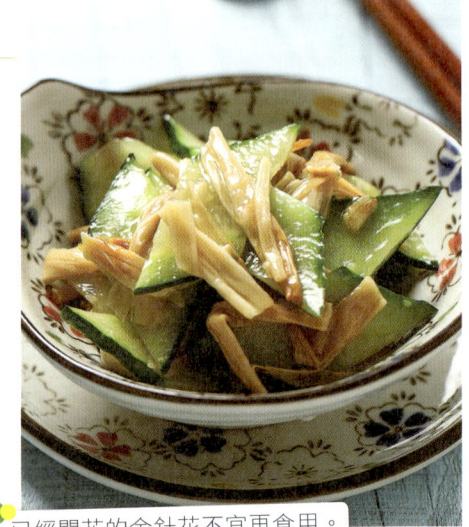

已經開花的金針花不宜再食用。

金針花炒木耳

材料｜木耳20克，金針花80克，植物油、蔥花、太白粉、鹽各適量。

做法｜
① 金針花用滾水略焯，洗淨切段。
② 木耳泡發，洗淨撕小塊。
③ 鍋中放植物油燒熱，放入蔥花煸香，放入木耳、金針花煸炒，加入鹽煸炒至木耳、金針花入味，用太白粉勾芡即成。

功效｜木耳有一定的排毒功效，還能補肝養血。與金針花同食，有助於幫助肝排毒，消除肝臟炎症，還能為肝補充營養，提高肝臟免疫能力。

脾胃不和、哮喘者不宜食用。

山楂

[幫助B肝患者消食化積]

養肝功效
山楂具有健脾開胃、消食化滯的功效，可改善肝脾不和所致的食慾缺乏。肝病患者食慾不好或不易消化可以食用。

飲食宜忌
山楂有一定的損齒作用，牙齒不好的人要少吃。另外，山楂還有較強的活血化瘀功效，孕婦最好不要食用。

搭配宜忌
山楂＋菊花
二者搭配同時使用，能疏肝理氣，降肝火，適合肝火旺者及脂肪肝患者用其食療。

山楂銀耳粥

材料｜山楂、銀耳各10克，白米100克，冰糖適量。

做法｜
① 白米洗淨；山楂洗淨去核；銀耳泡發，洗淨撕小塊。
② 將準備好的食材放到電鍋中，加適量清水，熬煮到白米熟爛，加冰糖調味即可。

功效｜銀耳能提高肝臟解毒能力，保護肝臟。山楂能促進食慾，為肝臟提供更多營養，還有助於促進膽固醇的轉化，有一定的降脂功效。肝炎患者、脂肪肝患者均可用其進行食療。

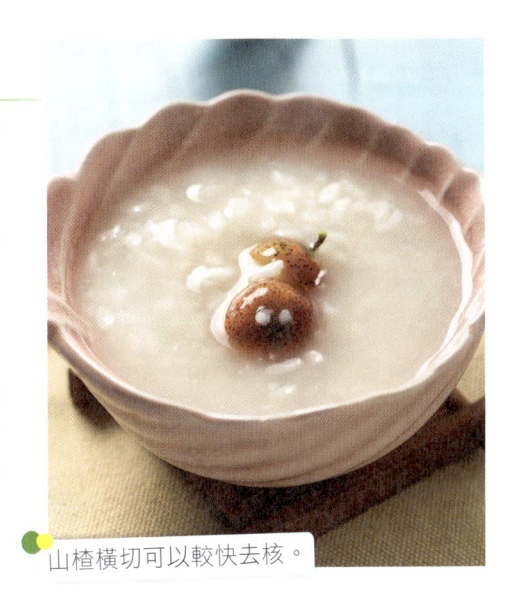

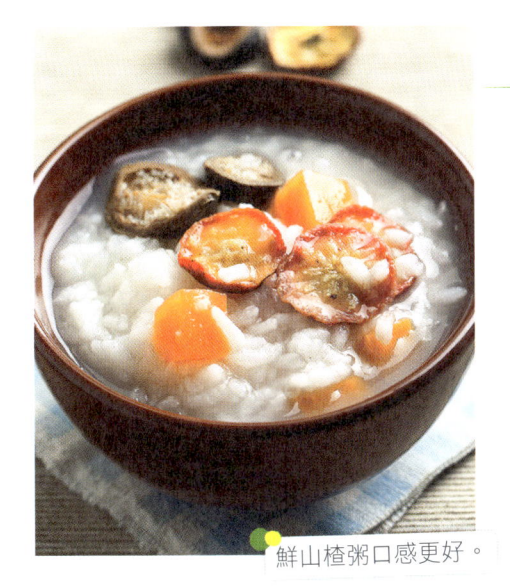

> 山楂橫切可以較快去核。

青皮山楂木瓜粥

材料｜青皮10克，山楂30克，木瓜一顆，白米100克。

做法｜
① 山楂去核；木瓜去皮去子、切塊；白米淘洗乾淨；青皮洗淨。
② 將準備好的材料放入砂鍋中，加適量清水，煮粥即可。

功效｜青皮能疏肝，防止不舒暢的肝氣侵犯脾氣，山楂也能疏肝健脾，木瓜也具有平肝和胃的功效。三者同用，可有效改善肝脾不和所導致的食慾缺乏、消化不良等症狀。

> 鮮山楂粥口感更好。

葡萄【降低自由基對肝臟損傷】

養肝功效
癌症、衰老以及其他疾病的產生，都與體內過多的自由基有關。葡萄含多酚類物質，具有很強的抗氧化活性，能夠降低自由基對肝臟的損傷，增強肝臟細胞的功能，預防各種肝病的發生。

飲食宜忌
葡萄的含糖量很高，糖尿病患者應忌食。

搭配宜忌
葡萄＋蓮藕
蓮藕清熱的功效比較強，葡萄可降低肝損傷，二者榨汁同飲，比較適合肝經內有濕熱的人。

葡萄草莓汁

材料｜葡萄200克，草莓100克，蜂蜜適量。
做法｜
① 葡萄洗淨後去籽、皮，切成小塊。
② 草莓洗淨後切塊。
③ 將準備好的材料都放入榨汁機中，攪打成汁，兌入適量的水，加入適量的蜂蜜調味即可飲用。

功效｜葡萄有抗炎功效；草莓含有大量的維生素C和食物纖維，能為肝臟提供良好的營養。二者同食，能促進肝病好轉。

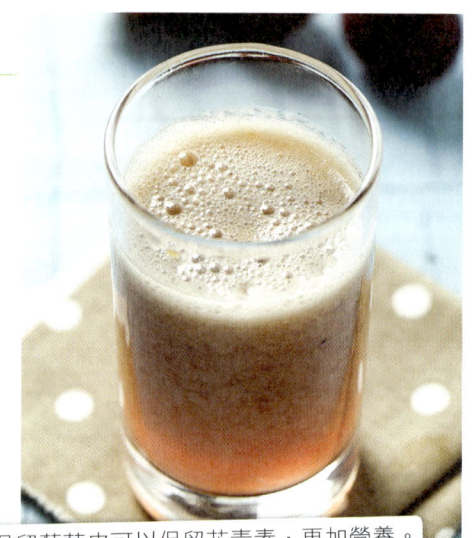

保留葡萄皮可以保留花青素，更加營養。

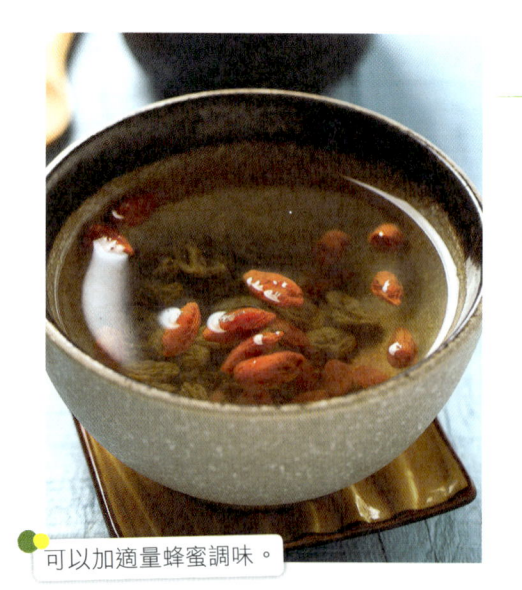

葡萄枸杞湯

材料｜葡萄乾50克，枸杞30克。
做法｜
① 葡萄乾、枸杞分別洗淨。
② 將準備好的材料放入砂鍋中，加適量清水，大火煮沸，轉小火煮30分鐘即可。

功效｜枸杞含天然多醣、維生素B群，葡萄含維生素C與鐵質，兩者搭配食用補肝血的功效更好。

可以加適量蜂蜜調味。

草莓

[預防肝癌發生]

養肝功效
草莓甘甜多汁，所含的活性物質具有較高的防癌抗癌作用，對於肝癌也有一定的預防功效。其中所含的胡蘿蔔素是合成維生素A的重要物質，有一定的養肝明目效果。

飲食宜忌
草莓表面不易洗淨，一定要用淡鹽水浸泡10分鐘，既可殺菌又較易清洗。

搭配宜忌
草莓＋菠菜
二者搭配著吃，不僅為肝臟提供了豐富的營養，還具有清涼解渴、養心安神的功效。

草莓麥片羹

材料｜燕麥片50克，草莓、蜂蜜各適量。

做法｜
① 砂鍋中加入適量清水，大火煮沸，放入燕麥片，煮5分鐘。
② 草莓洗淨，搗碎，放入燕麥片中，再加適量的蜂蜜調味即可食用。

功效｜燕麥能降低肝臟中的膽固醇，脂肪肝患者比較適宜；草莓能預防肝癌。二者相互搭配，適合脂肪肝、肝癌患者食用。

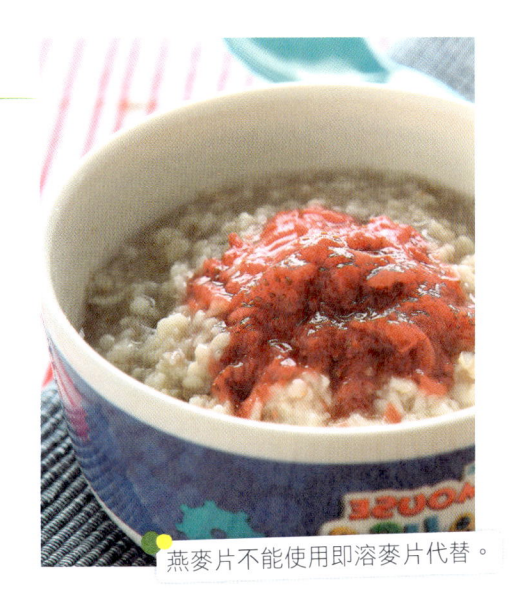

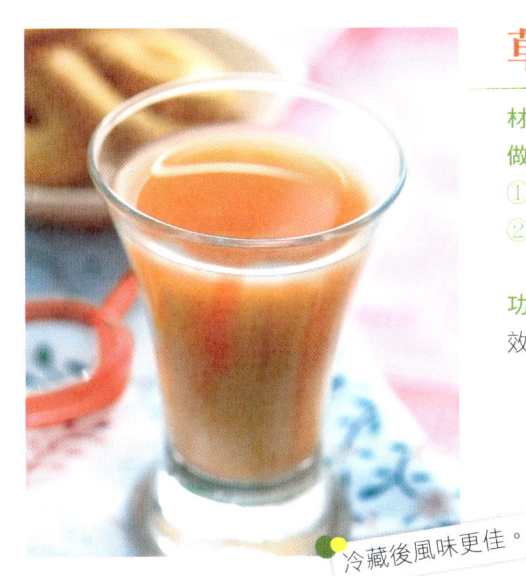

燕麥片不能使用即溶麥片代替。

草莓豆漿

材料｜草莓、白砂糖各適量，豆漿1小杯。

做法｜
① 草莓洗乾淨，搗碎。
② 將搗碎的草莓放入豆漿中，再加入適量的白砂糖調味即可。

功效｜草莓豆漿具有補氣健脾，增加食慾的功效，適用於高脂血症、脂肪肝等症狀。

冷藏後風味更佳。

烏梅

[預防酒精對肝的損傷]

養肝功效

烏梅能發揮一定的解酒護肝功效,所以飲酒後不妨吃幾顆。烏梅也適合肝病患者食用,這是因為其含多種有機酸,具有改善肝臟機能的作用,有助於促進肝病的好轉。烏梅還能促進胃腸蠕動,能增強人的食慾,也比較適合肝脾不和、食慾缺乏的人。

飲食宜忌

烏梅味酸,多吃有損牙齒健康。過多食用還會助火生痰,外感發熱、陰虛內熱者慎食。

搭配宜忌

烏梅＋紅棗
養心安神、健脾益氣,比較適合患有肝病且胃口不好的人。

烏梅茵陳蜜

材料 | 烏梅肉60克,茵陳30克,蜂蜜適量。
做法 |
① 烏梅、茵陳放入砂鍋中,加適量清水,大火煮沸,轉小火煮20分鐘取汁。
② 再加適量清水,小火煎20分鐘。
③ 將煎好的藥汁混合,等其變溫後,加適量的蜂蜜調味即可飲用。
功效 | 清熱利膽、緩急止痛,適合肝膽有濕熱的患者食用。肝膽內有濕熱的患者一般會出現內熱、噁心、小便黃、舌苔黃膩等症狀。

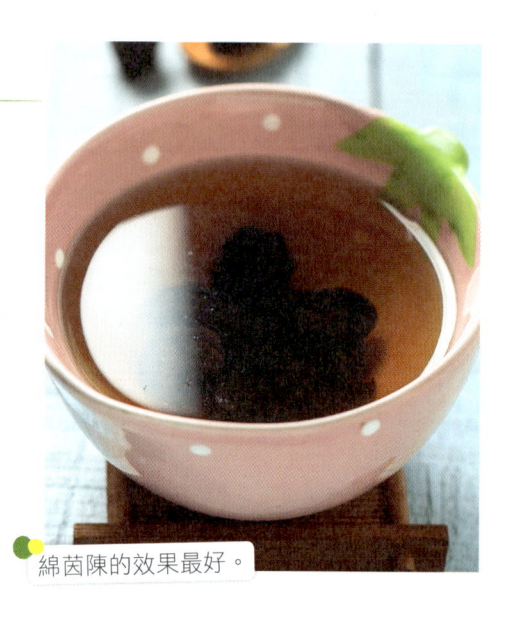

綿茵陳的效果最好。

烏梅桂花汁

材料 | 烏梅15粒,糖桂花、冰糖各適量。
做法 |
① 烏梅洗淨,切小塊,放入砂鍋中,加適量清水,大火煮沸,轉小火煮5分鐘停火。
② 將準備好的糖桂花、冰糖放入,等其全部溶化後晾涼即可食用。
功效 | 烏梅和桂花都有平肝健胃的效果,二者同食,對於肝脾不和導致的不思飲食,有良好的調理功效。

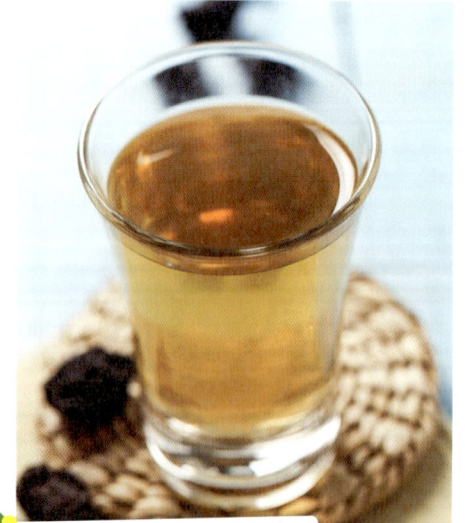

加入一點山楂同煮還能活血。

木瓜〔促進肝細胞的再生〕

養肝功效
木瓜富含維生素C，能夠幫助B肝患者清除氧自由基，促進肝細胞的再生，並促進肝炎好轉。此外，食用木瓜還能補充人體所必需的胺基酸，預防肝臟營養缺乏。

飲食宜忌
木瓜中的番木瓜鹼可能導致過敏，過敏體質者慎食。木瓜會引起子宮收縮導致腹痛，孕婦不宜。

搭配宜忌
木瓜＋蓮子
二者相互搭配，能疏肝健脾、養心安神，比較適合身體虛弱、失眠多夢的患者。

木瓜牛奶

材料｜木瓜200克，牛奶1杯，白砂糖適量。
做法｜
① 木瓜去皮、去籽，切塊。
② 將準備好的木瓜、牛奶放入榨汁機中，榨汁。
③ 榨好後放入適量的白砂糖調味即可食用。
功效｜二者搭配，含有豐富的蛋白質、維生素A、維生素C及礦物質，有助於修復肝損傷。

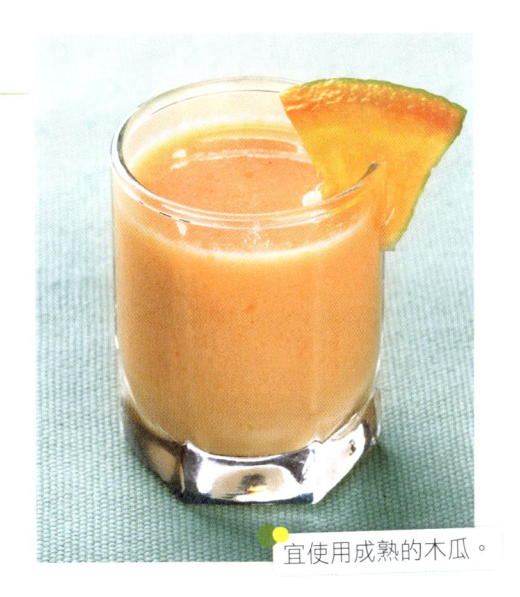

宜使用成熟的木瓜。

木瓜牛奶椰子汁

材料｜木瓜半個，蜂蜜1大匙，牛奶、椰子汁各適量。
做法｜
① 木瓜去皮、去籽，切塊。
② 將準備好的木瓜放入榨汁機中，榨汁。
③ 將榨好的木瓜汁和椰子汁混合，加入牛奶、蜂蜜調味即可飲用。
功效｜木瓜含有豐富的維生素C和胡蘿蔔素，可改善肝病所致的疲勞，對消化不良也頗有助益。

冷藏後風味更佳。

柑橘 [防治酒精性肝病]

養肝功效
經常飲酒的人，體內血清中的抗氧化能力降低，容易患上酒精性肝病。柑橘中含有豐富的類胡蘿蔔素和維生素，能提高抗氧化能力，對於酒精性肝病有一定的防治功效。

飲食宜忌
柑橘不宜空腹食用，因為柑橘中含有有機酸，對胃黏膜有刺激作用，不利於胃健康。

搭配宜忌
柑橘＋柳橙
柑橘中富含的維生素，可加強柳橙所含的維生素C對人體的作用，增強免疫力，促進肝病好轉，還能發揮預防感冒的作用。

西瓜草莓柑橘汁

材料 | 西瓜肉200克，草莓100克，柑橘一顆。
做法 |
① 西瓜、柑橘去皮，草莓洗淨。
② 放入榨汁機中一同榨汁，飲用。
功效 | 清肝火，疏肝氣，適合肝火旺和肝氣不疏者。

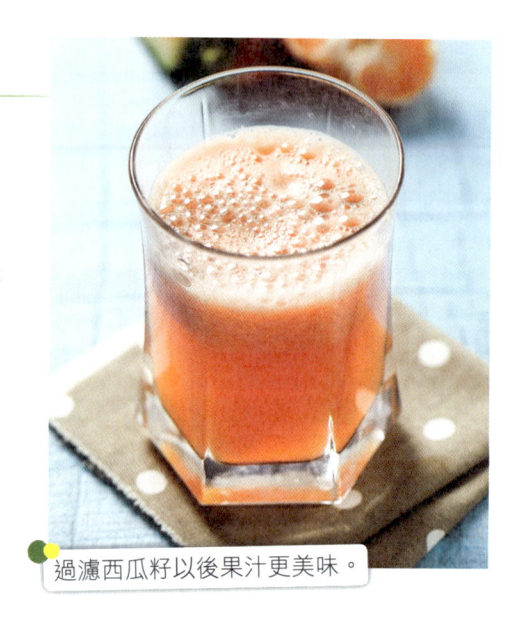

過濾西瓜籽以後果汁更美味。

柑橘蘋果冰糖水

材料 | 柑橘1顆，蘋果1顆，冰糖適量。
做法 |
① 柑橘去皮，切小丁。
② 蘋果去皮洗淨，切小丁。
③ 將準備好的材料放入砂鍋中，加適量清水，大火煮沸，轉小火煮10分鐘，加適量的冰糖調味即可。
功效 | 活血化瘀，養肝排毒。

蘋果皮洗淨也可以保留。

青蘋果

[有效祛除雀斑]

養肝功效

肝氣不舒暢，肝臟的解毒功能下降，容易使臉上出現雀斑、黑斑。青蘋果含有大量的維生素C，對於消除雀斑、黑斑有一定功效。另外，青蘋果還能增強肝臟解毒功能，具有良好的養肝美容功效。

飲食宜忌

胃酸過多以及脾胃虛寒者，則不宜多食青蘋果。

搭配宜忌

青蘋果＋哈密瓜
二者同時食用，可以為肝臟補充營養，提高肝臟的免疫能力，還能增強肝病患者的食慾。

青蘋果＋海鮮
蘋果不宜與乾海產一起吃，否則不易消化，易產生腹痛、噁心、嘔吐等不良症狀。

青蘋果粥

材料｜青蘋果1顆，白米100克，葡萄乾適量。

做法｜
① 青蘋果洗淨，切塊。
② 白米淘洗乾淨。
③ 將準備好的材料放到砂鍋中，加入適量清水，大火煮沸，轉小火煮到熟，放入葡萄乾即可食用。

功效｜白米和蘋果同用，能增強肝臟的免疫力，發揮較好的滋補強身功效。

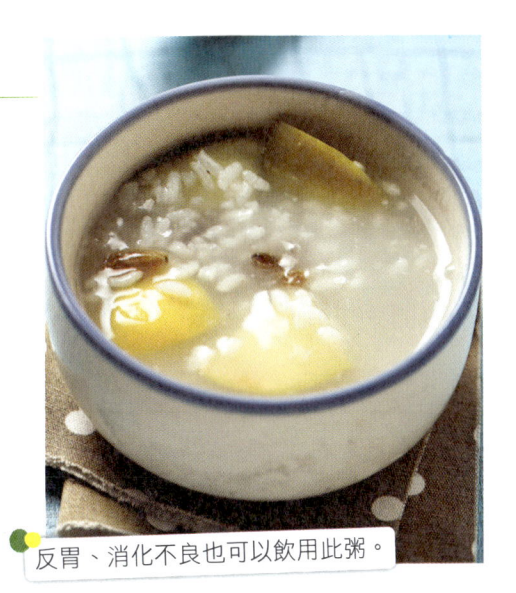

> 反胃、消化不良也可以飲用此粥。

蘋果橘子汁

材料｜蘋果1顆，橘子1顆，純淨水1杯，蜂蜜適量。

做法｜
① 蘋果洗淨，切塊。
② 橘子去皮及籽，剝成小塊。
③ 將蘋果、橘子和純淨水放入榨汁機中榨汁，加適量的蜂蜜飲用。

功效｜疏肝健脾、解毒養肝。

> 也可加適量冰塊做成冰沙。

西瓜 [清熱解毒]

養肝功效
西瓜中含有大量的水分，有一定的清熱解毒功效，有助於幫助肝臟排毒。《食物本草學》記載「西瓜治黃疸常常有特效」。肝功能不佳、面色發黃者，不妨適當吃點西瓜。

飲食宜忌
西瓜性寒涼，多食能積寒助濕，所以脾胃虛寒大便溏瀉的人應少吃。

搭配宜忌
西瓜＋檸檬
檸檬味酸，可以增強肝臟的排毒能力；西瓜清熱利水的功效比較強。二者同食，比較適合肝炎患者和脂肪肝患者。

西瓜蘋果汁

材料｜西瓜1／4顆，蘋果1顆。

做法｜
① 蘋果洗淨，去皮切塊。
② 西瓜取肉，切塊。
③ 一起放入榨汁機中榨汁即可。

功效｜可清熱降火、利水消腫，適合B型肝炎、肝腹水患者食用。

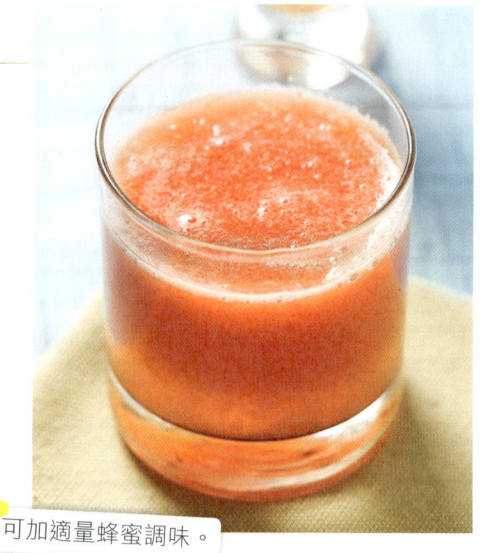

可加適量蜂蜜調味。

西瓜水蜜桃汁

材料｜西瓜半顆，水蜜桃1顆。

做法｜
① 西瓜用勺子挖出瓜瓤、去籽。
② 水蜜桃洗淨，去皮、去核後切成塊，和西瓜一起放入榨汁機中榨汁即可。

功效｜西瓜中除不含脂肪和膽固醇外，還含有人體所需的多種營養成分；水蜜桃富含蛋白質、脂肪、鈣等多種營養成分，能滿足肝臟的營養需求。

保留適量西瓜青皮可以幫助去火。

雪梨 [清熱解毒助消化]

養肝功效
雪梨有清熱解毒的功效，加上其含有鈣、磷、鐵等礦物質，能發揮一定的消炎止痛作用，所以適合肝炎、肝硬化的病人食用。肝火大的病人食用，還能清火，有效改善肝火旺導致的眩暈、目赤、頭痛等症。此外，還有助於促進食慾，幫助消化。

飲食宜忌
雪梨性偏寒助濕，多吃會傷脾胃。梨有利尿作用，頻尿的人要少吃。

搭配宜忌
銀耳＋雪梨
二者搭配，利咽生津、清熱解暑、滋陰潤燥等功效更佳。

甘蔗梨汁

材料｜甘蔗250克，雪梨1顆，冰糖少許。

做法｜
① 甘蔗去皮，洗淨榨汁。
② 雪梨洗淨去核，切塊，與甘蔗汁一起隔水蒸，加冰糖調味，熟後吃梨飲汁。

功效｜甘蔗有生津止渴功效，還能促進肝細胞的自我修復，比較適合B肝患者食用。與雪梨同食，口感更好，清熱的功效也會加倍。

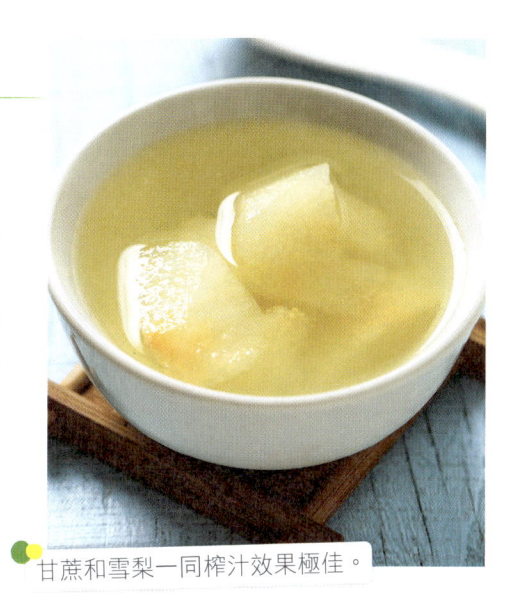

甘蔗和雪梨一同榨汁效果極佳。

冰糖雪梨

材料｜雪梨1顆，冰糖30克，川貝粉適量。

做法｜
① 雪梨洗淨削皮切兩半，去核。
② 將川貝粉、冰糖放入，用牙籤固定。
③ 將雪梨放入碗中，加冰糖和適量清水，隔水蒸半個小時即可。

功效｜清甜可口，能清熱化痰、潤肺止咳，適合高血壓、肝炎、肝硬化、咳嗽的患者食用。

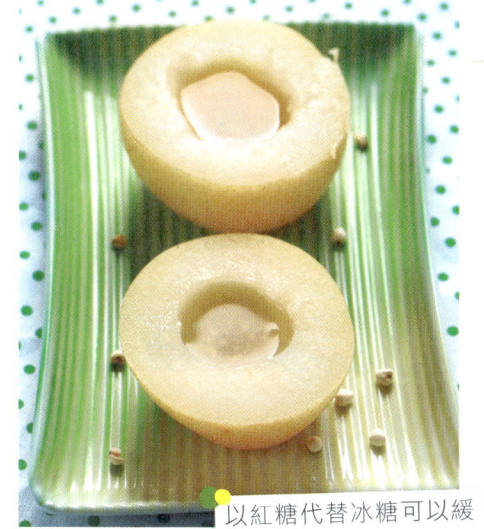

以紅糖代替冰糖可以緩解痛經等症狀。

奇異果

[清除脂肪又防癌]

養肝功效
奇異果富含維生素C，具有抗氧化作用，能幫助肝臟解毒排毒。奇異果還能降血脂，對脂肪肝有一定的防治作用。還含有能阻斷亞硝胺生成的活性物質，能預防肝癌發生。

飲食宜忌
奇異果性寒，不宜多吃，否則會導致脾胃受寒，引發腹瀉。

搭配宜忌
優酪乳＋奇異果
優酪乳富含益生菌，與營養豐富的奇異果同食，可有效改善肝功能異常導致的食慾缺乏，還有助於促進腸道健康，防止便祕。

芒果奇異果芹菜汁

材料｜芒果半顆，奇異果1顆，芹菜1根，檸檬汁、蜂蜜各少許。

做法｜
① 芒果洗淨，去皮、去核；奇異果洗淨，去皮，均切成2公分大小的小塊。
② 芹菜洗淨，留葉切碎。加1杯水榨汁，倒入檸檬汁和蜂蜜調味。

功效｜芒果能降低膽固醇，減輕肝臟負擔；芹菜能補血養肝，清肝火；奇異果能幫助肝臟解毒。

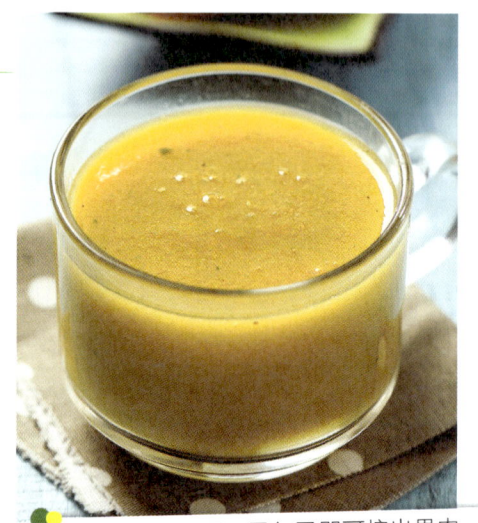

> 奇異果切去兩頭，用勺子即可挖出果肉。

奇異果粥

材料｜奇異果200克，白米100克，白砂糖適量。

做法｜
① 將奇異果去皮切塊。
② 白米洗淨入鍋，加水煮粥，八分熟時加入奇異果塊，煮熟後再加適量的白砂糖調味後即可食用。

功效｜清熱生津，利尿通淋，和胃降逆。用於治療肝硬化。

> 此粥不宜與牛奶同食。

檸檬
[預防脂肪肝]

養肝功效
脂肪肝有機會發展成肝硬化和肝癌，因此不可輕忽。預防脂肪肝不妨利用檸檬。檸檬中含有維生素P、類胡蘿蔔素，有助於抑制脂肪肝，促進肝功能恢復正常。

飲食宜忌
檸檬過酸，空腹食用或喝太多會損傷胃黏膜。中醫認為春天應該多吃甘味食物，少吃酸味食物，以達到疏肝健脾的功效，所以春天的時候也要少喝檸檬飲料。

搭配宜忌
檸檬＋芝麻
檸檬富含維生素C，芝麻含有鐵元素，同食具有很好的補血養肝、養顏的功效。

檸檬蜂蜜水

材料 ｜ 檸檬2片，蜂蜜1小勺。

做法 ｜
① 檸檬去皮，切小塊。
② 將檸檬放入水杯中，倒入適量滾水，沖泡至水變溫後，放入適量的蜂蜜調味即可。

功效 ｜ 蜂蜜能刺激肝組織再生，發揮修復損傷的作用。檸檬味酸，中醫認為酸味為肝味，能滋肝陰、養肝血。二者同用，適合脂肪肝、肝炎患者食用，對於改善肝功能有一定的幫助。

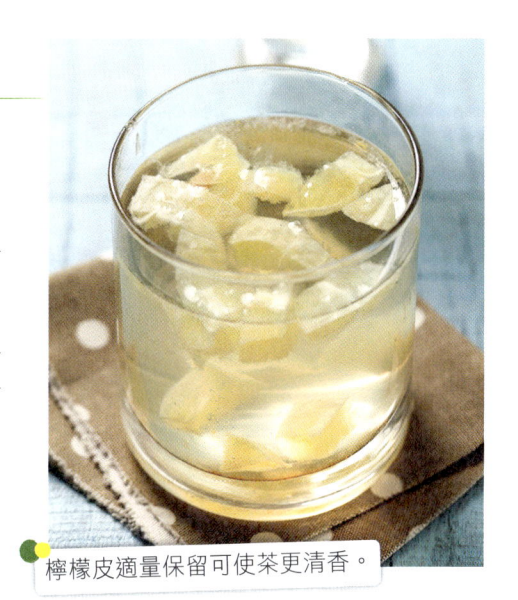

檸檬皮適量保留可使茶更清香。

草莓檸檬汁

材料 ｜ 草莓15顆，梨1顆，檸檬汁少許。

做法 ｜
① 草莓洗淨、去蒂，切成小塊；梨洗淨，去皮、去核，切成2公分大小的塊狀。
② 先在榨汁機中放入1杯水，再將草莓和梨塊放入，榨汁後以檸檬汁調味。

功效 ｜ 草莓、梨都有一定的降肝火功效，檸檬能滋肝陰、養肝血，三者同時使用，適合肝火偏旺、肝陰不足者，諸如目赤、火熱、頭痛患者。

加點冰糖甜蜜又美味。

核桃

[促進膽固醇代謝]

養肝功效
核桃中含有鋅、錳、鉻等人體不可缺少的微量元素，這些元素可促進膽固醇代謝，對脂肪肝有一定的預防功效。核桃還能增強人體的免疫能力，抗衰老，適當食用能益壽延年。

飲食宜忌
核桃甘、溫，一次不可食用過多，以防導致噁心。

搭配宜忌
核桃＋柑橘
柑橘含維生素C，與核桃同食，可促進人體吸收核桃中的鐵，使臉色紅潤，預防貧血，增強體力。

核桃熘芹菜

材料｜芹菜200克，核桃仁50克，植物油、鹽各適量。

做法｜
① 芹菜去葉，洗淨切小段，滾水略焯。
② 核桃仁去皮，熱水浸泡1小時，晾乾。
③ 鍋置於爐火上，鍋熱後倒入植物油，油熱後加入核桃仁，煸炒至黃色，再放入芹菜段，煸炒2分鐘，加鹽調味即可。

功效｜芹菜具有降壓、通便的功效，與核桃仁搭配，適合高血壓、便祕、高脂血症患者。

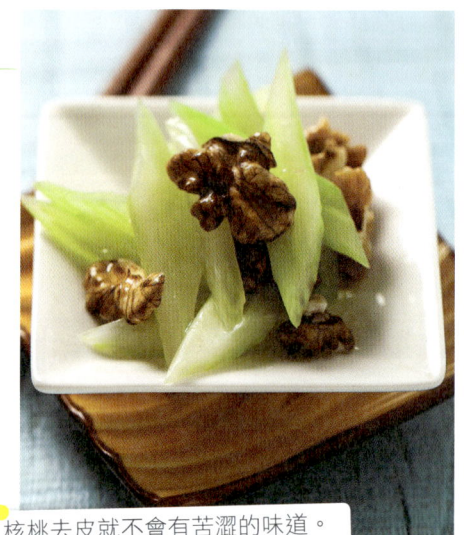

核桃去皮就不會有苦澀的味道。

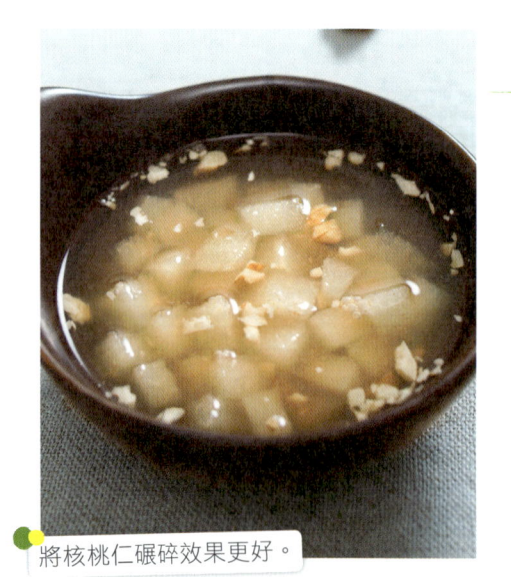

核桃梨湯

材料｜核桃仁50克，梨1顆，冰糖適量。

做法｜
① 梨洗淨，切塊。
② 核桃仁洗淨。
③ 將準備好的材料一同放入砂鍋中，加適量清水，大火煮沸，轉小火煮40分鐘即可。

功效｜核桃與有清熱解毒、生津潤肺功效的梨搭配食用，對治療百日咳有顯著改善效用。

將核桃仁碾碎效果更好。

醋

【減輕肝臟代謝脂肪負擔】

養肝功效
醋能促進消化液分泌，增強肝病患者的食慾。醋中所含的胺基酸，不但能分解體內脂肪，還可促進醣類、蛋白質等新陳代謝順利進行，發揮良好的減肥效果，適合脂肪肝患者。

飲食宜忌
醋不可過食，因為醋對胃有刺激作用，因此每次食用醋以10～15毫升為宜。

搭配宜忌
醋＋青菜
燒菜時如果在蔬菜下鍋後就加一點醋，能減少蔬菜中維生素C的損失，促進鈣、磷、鐵等礦物成分的溶解，能為肝臟提供更好的營養。

糖醋蘿蔔

材料｜白蘿蔔半個，白砂糖、醋各適量。

做法｜
① 白蘿蔔洗淨，去皮，切絲。
② 將準備好的白蘿蔔放入小盆中，加入適量的白砂糖、醋，拌勻，放20分鐘裝盤即可食用。

功效｜白蘿蔔能順氣消脹，醋能增強人的食慾，二者搭配可改善肝病導致的腹脹、食慾缺乏等症狀。

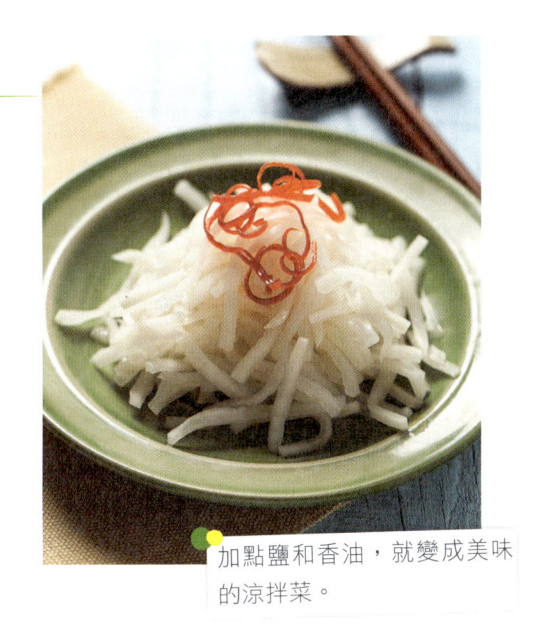

加點鹽和香油，就變成美味的涼拌菜。

糖醋鯽魚

材料｜鯽魚1條，蔥花、薑末、白砂糖、白醋、番茄醬、植物油、料酒、生抽、鹽各適量。

做法｜
① 鯽魚處理乾淨並劃幾刀。
② 鍋放置在火上，倒入植物油，將鯽魚小火煎至兩面金黃。
③ 放入適量清水及上述調味料，小火煮至收汁即可。

功效｜酸甜爽口，能增強食慾，也能為肝臟提供蛋白質，有助於促進肝細胞的再生。

煎魚時以中火為佳，使魚不焦不碎。

蜂蜜

【增強肝臟抗病毒能力】

養肝功效
蜂蜜中的葡萄糖和果糖，能為肝臟代謝活動提供充足能量，還能增強肝臟的解毒功能，促進肝組織再生，增強肝臟的抗病毒能力。

飲食宜忌
嬰兒不宜食用。蜂蜜易受肉毒桿菌污染，嬰兒抵抗力弱，食用易出現便祕、疲倦、食慾減退等症狀。

搭配宜忌
蜂蜜＋牛奶
蜂蜜和牛奶同用，滋陰的功效更好，比較適合肝火旺咽喉乾燥、目赤、失眠等患者食用。

蜂蜜鮮藕汁

材料｜藕小半個，蜂蜜適量。

做法｜
① 蓮藕去皮，洗淨，切片。
② 將準備好的藕片放到榨汁機中榨汁。
③ 用紗布過濾，將過濾好的藕汁放入杯子中，加適量的蜂蜜就可以直接飲用。

功效｜生藕的主要功效是滋陰去火，與蜂蜜同食可以有效降肝火，發揮去燥作用。

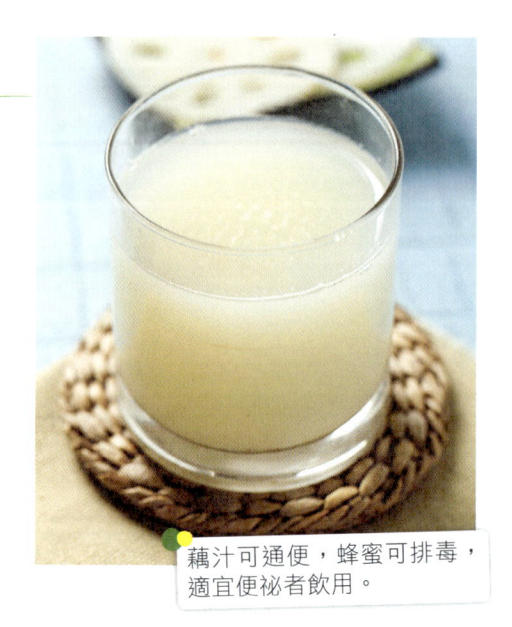

> 藕汁可通便，蜂蜜可排毒，適宜便祕者飲用。

鮮百合蜂蜜

材料｜鮮百合20克，蜂蜜適量。

做法｜
① 百合洗淨，放入碗中，放在蒸餾裡蒸熟。
② 待溫時加蜂蜜拌勻即可。

功效｜蜂蜜和百合同食，清心安神的功效更好，適合肝火旺睡眠不佳者。

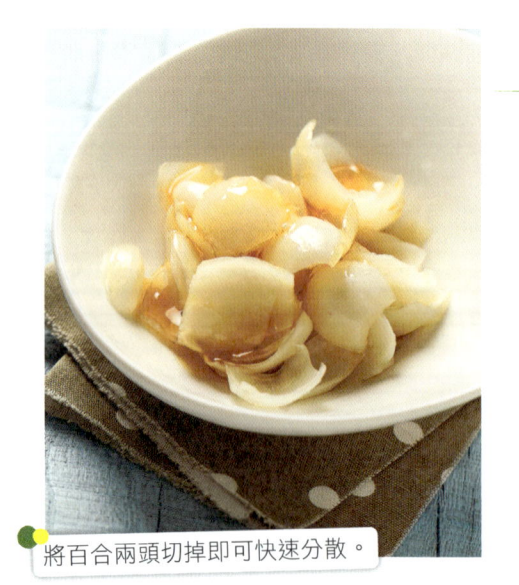

> 將百合兩頭切掉即可快速分散。

優酪乳
[增強食慾又防癌]

養肝功效
B型肝炎患者往往缺乏食慾，優酪乳中含有大量乳酸，能促進胃液分泌、提高食慾、促消化。優酪乳乳酸菌能減少某些致癌物質的產生，有防癌作用。

飲食宜忌
優酪乳不宜空腹飲用，否則胃酸會降低益生菌的活性。益生菌有助於維持腸道正常的功能，還能增強人體的免疫力，發揮一定的預防癌症的功效。

搭配宜忌
優酪乳＋草莓
味道酸甜，能發揮補血養肝、滋陰去燥的功效，適合肝陰、肝血不足的人。

優酪乳奇異果汁

材料｜奇異果1顆，優酪乳1杯。
做法｜
① 奇異果去皮，切塊，放入榨汁機中榨汁。
② 將榨好的奇異果汁與優酪乳混合，即可食用。
功效｜優酪乳富含益生菌，與營養豐富的奇異果同食，可促進毒素排除，能增強肝臟的解毒能力。

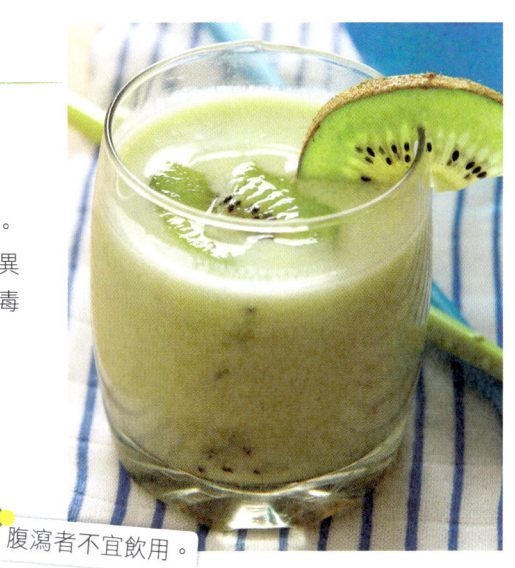

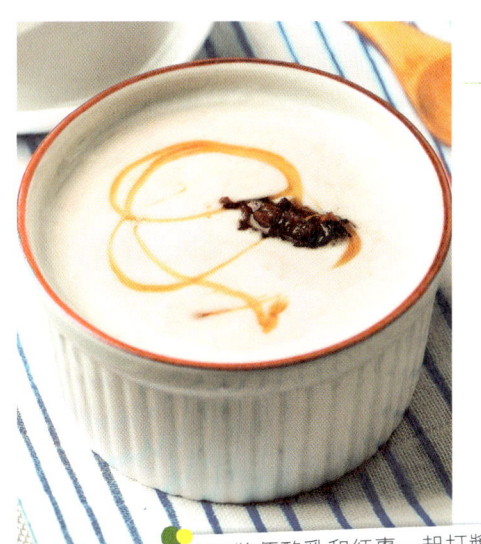

腹瀉者不宜飲用。

紅棗優酪乳

材料｜優酪乳1杯，紅棗6枚。
做法｜
① 紅棗洗淨，用清水泡1個小時。泡好後去核，切小塊。
② 將準備好的紅棗放到優酪乳中，即可食用。
功效｜二者同時食用，能滋肝陰、補肝血，增強肝臟自身的抵抗病毒能力，還能發揮較好的美容養顏功效。

也可將優酪乳和紅棗一起打漿。

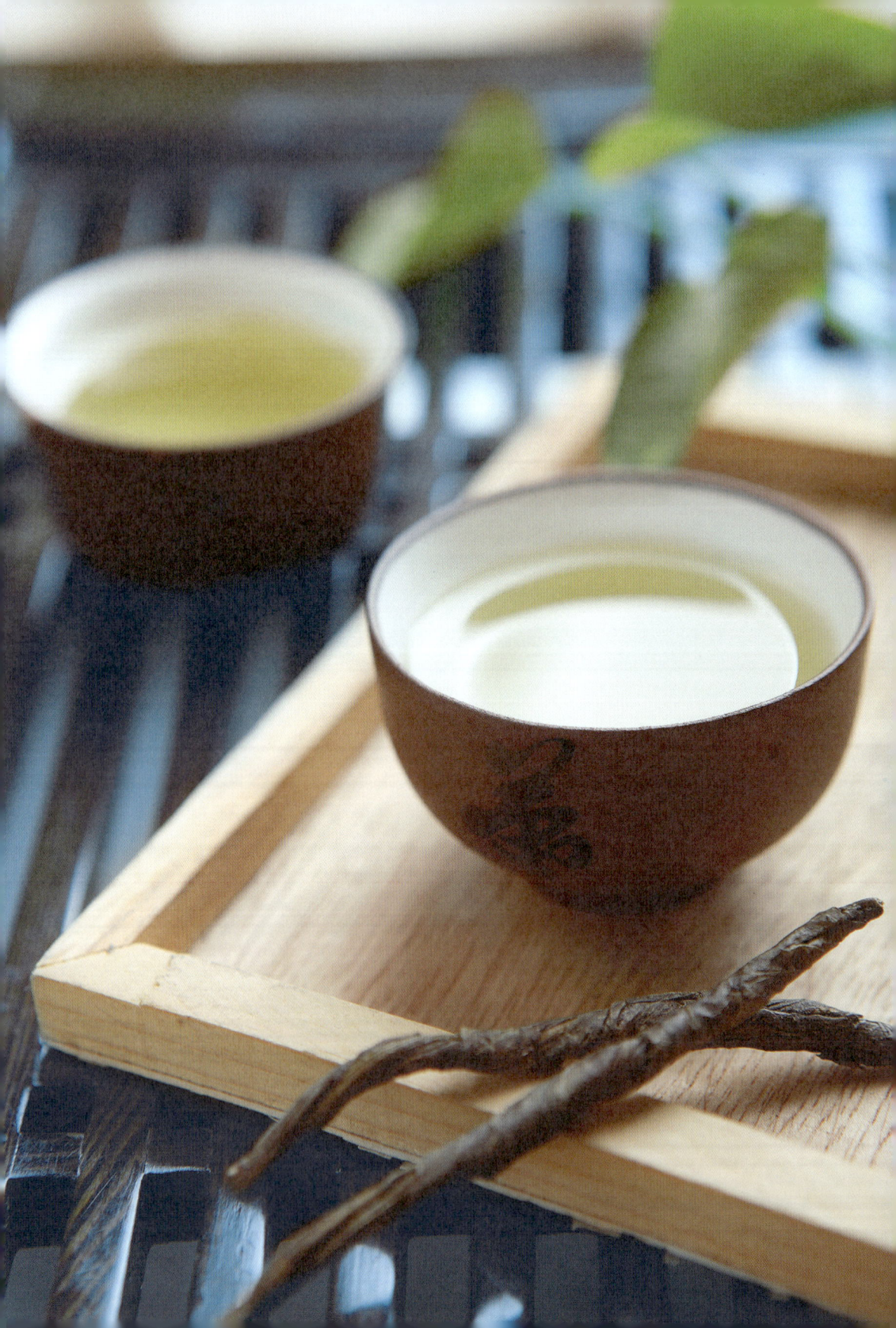

第三章

養肝喝藥茶

許多人會關注有沒有比較簡單的養肝方法，用中藥泡茶就有這樣的優勢。只需要根據肝臟的實際情況，選擇適合的中藥，用滾水沖泡飲用，或者煎水飲用即可。雖然方法簡單，但是養肝的功效卻加倍。

玫瑰花
[疏肝解鬱好氣色]

養肝功效
玫瑰花香氣濃郁，能夠理肝血、解肝鬱，使體內的鬱氣得以抒發，讓人精神愉悅。氣血和順有助於調整失衡的內分泌，能有效改善面部暗瘡。

飲食宜忌
玫瑰花有活血功效，月經期間不宜用其食療，以防導致經血增多。

搭配宜忌
玫瑰花＋枸杞
玫瑰花能疏肝氣，枸杞能養肝血，二者同食，對肝臟能發揮較好的調理功效。

玫瑰花龍井茶

材料｜龍井茶葉3克，乾玫瑰花6克。
做法｜二者一起放入水杯中，用滾水沖泡即可飲用。
功效｜能清肝解毒、理氣解鬱，適合肝氣不疏的心情抑鬱、胸部憋悶者。

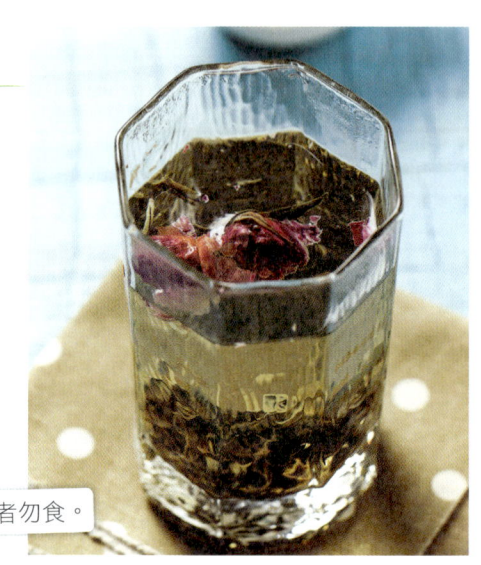

> 陰虛有火者勿食。

玫瑰花菊花茶

材料｜乾玫瑰花、菊花各6克。
做法｜二者一起放入水杯中，用滾水沖泡後即可飲用。
功效｜疏肝氣、降肝火，適合失眠、惱怒、脾氣暴躁、胸脘鬱悶不舒暢等患者飲用。

> 菊花以白菊花的藥用效果最好。

女貞子
[滋陰清熱強肝腎]

養肝功效
女貞子具有滋陰清熱的功效，有助於去肝火，並有益腎臟的作用，能發揮一定的滋補強壯功效。高血壓、神經衰弱、風熱赤眼等患者皆比較適合。

飲食宜忌
女貞子性寒，胃虛寒腹瀉及陽虛者忌服。

搭配宜忌
女貞子＋山楂
二者同食有滋陰補腎、活血化瘀的功效，可有效改善晦暗面色。

女貞子枸杞茶

材料｜女貞子10克，枸杞15克。
做法｜將2種中藥放入水杯中，用適量滾水沖泡，飲用。
功效｜滋陰、益血、強肝腎。

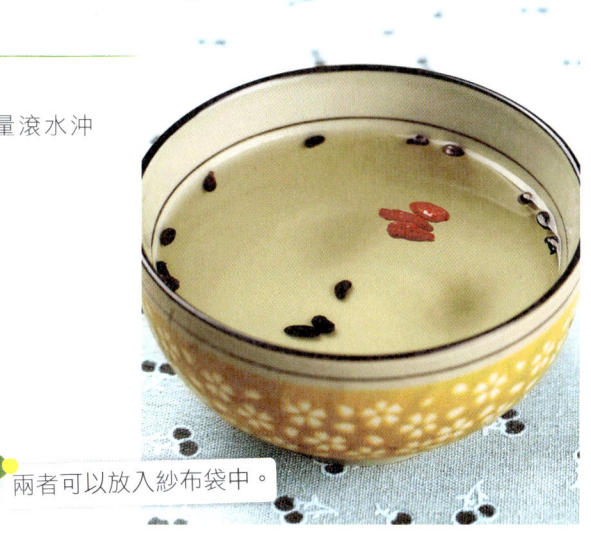

> 兩者可以放入紗布袋中。

女貞子紅棗茶

材料｜女貞子10克，紅棗3枚。
做法｜
① 女貞子洗淨。
② 紅棗洗淨，去核，撕小塊。
③ 放入水杯中，用適量滾水沖泡飲用。
功效｜滋肝陰、養肝血，可促進受損肝細胞的再生。

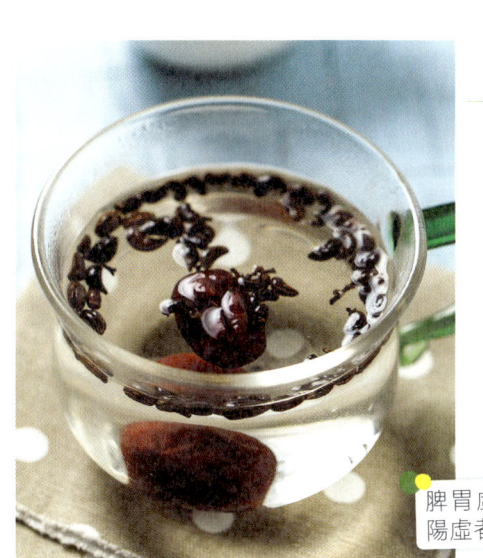

> 脾胃虛寒腹瀉及陽虛者忌服。

旱蓮草

[滋陰降火]

養肝功效
旱蓮草有涼血降肝火的功效，還能滋肝腎之陰，改善肝火旺盛導致的尿血、便血等症狀，也能改善肝腎陰虛所導致的腰痛、頭暈等症狀。

飲食宜忌
旱蓮草性涼，脾胃虛寒的人不宜飲用。

搭配宜忌
旱蓮草＋車前草
旱蓮草能涼血降火，車前草能清利濕熱，二者同食，適合黃疸型肝炎患者。

旱蓮草女貞子茶

材料 | 女貞子、旱蓮草各6克，百合3克，紅棗2枚。

做法 |
① 紅棗洗淨，去核，撕小塊。
② 女貞子、旱蓮草、百合洗淨，放入茶壺中。
③ 將準備好的材料一起放入茶壺中，沖泡後即可飲用。

功效 | 滋肝陰、降肝火、解肝毒、安心神。

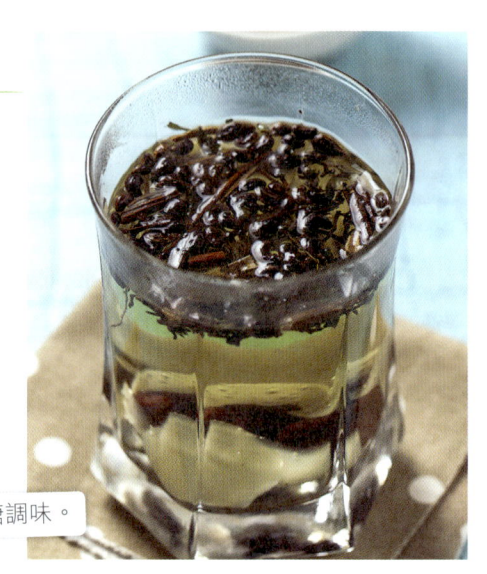

可加適量冰糖調味。

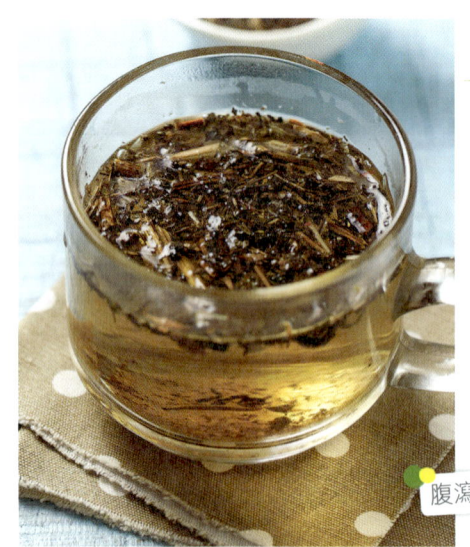

旱蓮草白茅根茶

材料 | 旱蓮草、白茅根各10克，冰糖適量。
做法 | 將準備好的材料一起放入茶壺中，沖泡後即可飲用。
功效 | 滋陰清熱、涼血止血，適合肝火偏旺、鼻子容易出血的患者飲用。

腹瀉者忌用。

合歡花 [疏肝寧神]

養肝功效
合歡花的主要功效為疏肝寧神，可以改善肝氣不疏所導致的憂鬱、易怒、虛煩不安、健忘失眠等症狀。

飲食宜忌
合歡花有收縮子宮的作用，對妊娠子宮尤其敏感，有催產作用，故孕婦慎用。

搭配宜忌
合歡花＋陳皮
合歡花能疏散滯氣，增強肝主疏洩的功能；陳皮能理氣健脾、燥濕化痰。二者同時食用，可增強食慾，改善肝脾不和所導致的食慾缺乏及噯氣。

合歡花白芍茶

材料｜合歡花5克，白芍3克。
做法｜二者一起放入水杯中，用滾水沖泡即可飲用，沖飲至味淡為止。
功效｜疏肝理氣、活血化瘀，可以改善肝氣不疏導致的頭痛、情緒不悅。

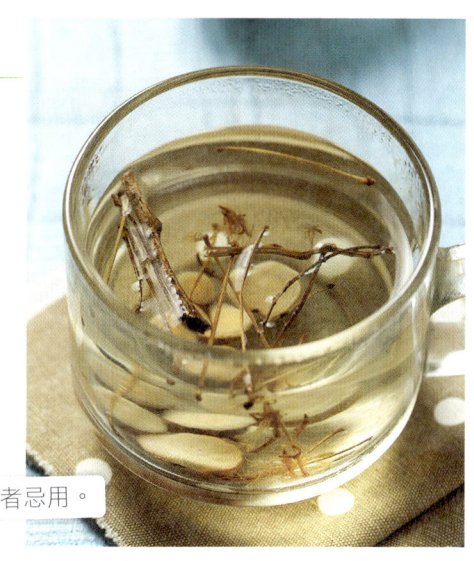

脾氣寒而痞滿難化者忌用。

合歡梅花茶

材料｜合歡花、梅花各5克，綠茶10克。
做法｜一起放入水杯中，用滾水沖泡即可飲用。沖飲至味淡為止。
功效｜疏肝解鬱、健脾和胃，有助於安神助眠，對於增強肝病患者的食慾也有一定幫助。，

消化不良、脾胃虛弱者，可將綠茶換成紅茶。

梅花

[疏肝理氣食慾好]

養肝功效
梅花的主要功效就是疏肝止痛、理氣解鬱、激發食慾，能改善肝氣不疏所導致的胸肋疼痛、脘腹脹痛、食慾缺乏等症狀。

飲食宜忌
梅花主要有紅、白兩種，藥用以白梅花為主。白梅花泡茶不宜泡太久，以防降低疏肝的功效。另外，梅花性寒，陽虛體質者慎用。

搭配宜忌
梅花＋紅花
梅花能夠疏肝理氣，紅花能夠活血化瘀，二者同食可有效改善肝氣不疏、氣滯血瘀所導致的臉色晦暗、月經不調等症狀，能發揮一定的美容養顏效果。

梅花佛手茶

材料｜佛手3克，梅花6克。
做法｜二者一起放入水杯中，用滾水沖泡即可飲用。
功效｜梅花和佛手都有疏肝解鬱的效果，二者同用，功效增倍。

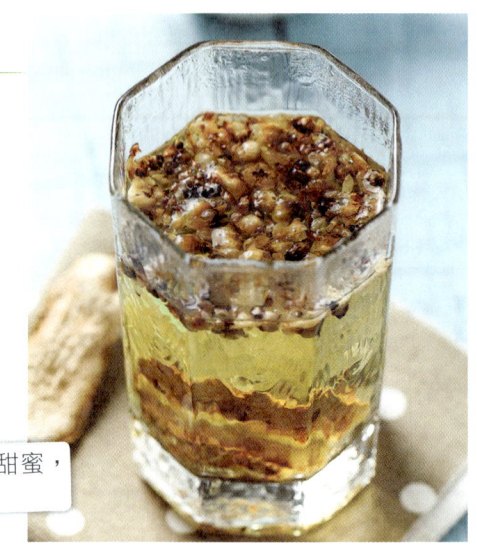

加點蜂蜜芳香甜蜜，愉悅心情。

梅花芍藥茶

材料｜梅花6克，芍藥花2克。
做法｜二者一起放入水杯中，用滾水沖泡即可飲用。
功效｜養血柔肝、散鬱祛瘀，可以改善肝氣不抒所導致的面部黃褐斑、皮膚粗糙衰老，令容顏潤澤。

血虛有寒，孕婦及月經過多者慎用。

百合　[防治肝硬化]

養肝功效
百合中含有秋水仙素,能抗肝纖維化和肝硬化,比較適合肝硬化患者用其食療。百合性寒,也具有安神降火的功效,心火、肝火偏旺的人用其食療有助於促進睡眠。

飲食宜忌
百合性寒,凡風寒咳嗽、大便溏瀉、脾胃虛弱、寒濕久滯者不宜,以防加重不適症狀。

搭配宜忌
百合＋菊花
二者同用,可潤肺止咳、清心安神、養肝去火。

百合花茶

材料 | 百合花6克,金盞花3朵,蜂蜜適量。
做法 |
① 二者一起放入壺中,用滾水沖泡,浸泡3～5分鐘,即可飲用。
② 飲用時也可以加適量的蜂蜜調味。
功效 | 降火安心,有益消化,促進血液循環。肝病患者若是心情不適、睡眠不佳、消化不良都可以飲用。

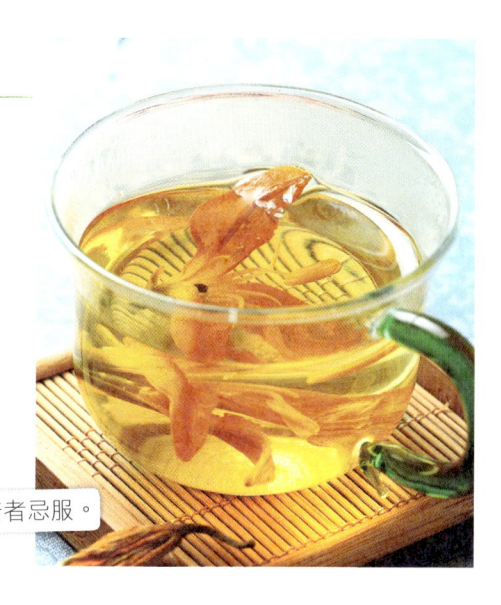

風寒咳嗽及中寒便溏者忌服。

蜂蜜百合花茶

材料 | 乾百合2朵,蜂蜜適量。
做法 | 將乾百合以沸水沖泡10分鐘,飲用時加入蜂蜜即可。
功效 | 滋肝陰、降肝火、排肝毒,對改善肝功能有益。

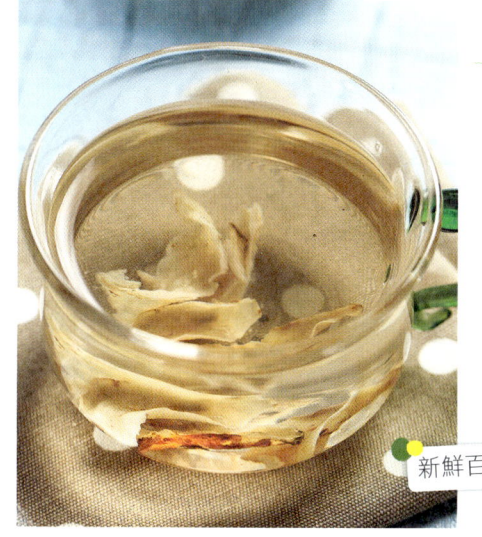

新鮮百合效果更好。

佛手

[正痛止嘔]

養肝功效
肝氣不疏的話，不舒暢的肝氣會侵犯脾胃，導致脾胃不和，由此出現食慾缺乏、易嘔、心情不舒等症狀。這樣的患者就可以用佛手進行食療。佛手有疏肝理氣、健脾和胃的功效，比較適合肝脾不和的人以其食療。

飲食宜忌
佛手性溫，陰虛內熱者服用要遵醫囑。

搭配宜忌
佛手＋菠菜
佛手能疏肝理氣、健脾和胃，菠菜能補血養肝，兩者同食可以補肝養血，有效降肝火、除毒素。

佛手玫瑰茶

材料｜佛手10克，玫瑰花5克。
做法｜佛手和玫瑰花放入茶杯中，加適量滾水，沖泡飲用。
功效｜疏肝理氣，可改善肝鬱氣滯導致的胸脅脹痛、飲食減少等症狀。

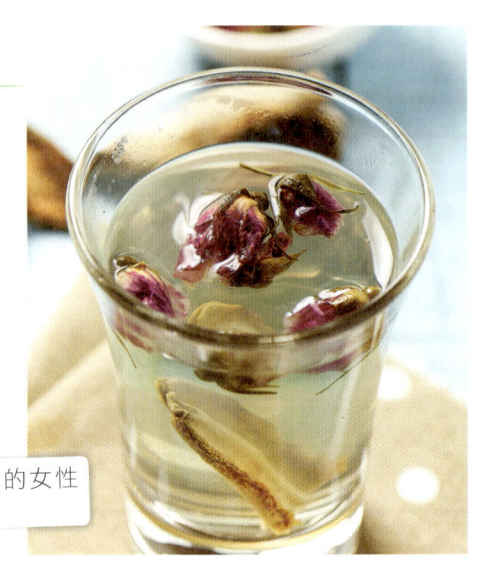

● 生理期量大的女性不宜飲用。

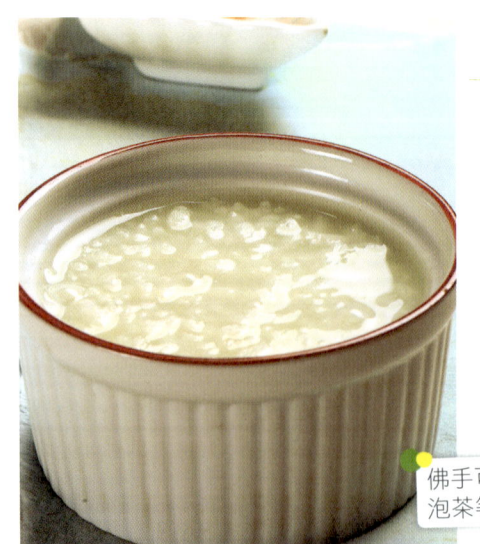

佛手粥

材料｜佛手15克，白米100克，冰糖適量。
做法｜
① 佛手洗淨。
② 白米淘洗乾淨。
③ 用準備好的原料一起煮粥，煮熟時放入適量的冰糖調味即可。
功效｜疏肝健脾、理氣止痛。可以改善肝脾不和所導致的食慾缺乏、消化不良、脅脹、痰咳、嘔吐等症狀。

● 佛手可以涼拌、炒食、泡茶等，有益肝胃。

枸杞

[抑制脂肪沉積]

養肝功效
枸杞含甜茶鹼,能防止過多的脂肪在肝臟內貯存,比較適合肥胖患者、脂肪肝患者食用。其還能促進肝細胞再生,也適合慢性肝病患者,可改善肝功能,使肝臟恢復健康。

飲食宜忌
枸杞性溫熱,所以患有高血壓、性情太過急躁的人,以及感冒發燒期間不宜食用。

搭配宜忌
枸杞＋葡萄
榨葡萄汁的時候,可以放點枸杞進去。枸杞含天然多醣、維生素B群,葡萄含維生素C與鐵質,兩者搭配食用補肝血的效果更好。

紅棗枸杞茶

材料｜紅棗2枚,枸杞10粒,冰糖適量。
做法｜
① 紅棗洗淨,去核撕小塊。
② 枸杞洗淨。
③ 將準備好的材料一起放入水杯中,浸泡3分鐘,加入冰糖調味即可飲用。

功效｜紅棗含多種醣類,能為肝臟提供營養和能量,促進肝細胞再生。中醫認為紅棗有補肝血的功效。與營養豐富、功效相似的枸杞同食,有助於改善肝臟功能,促進肝臟疾病的好轉。

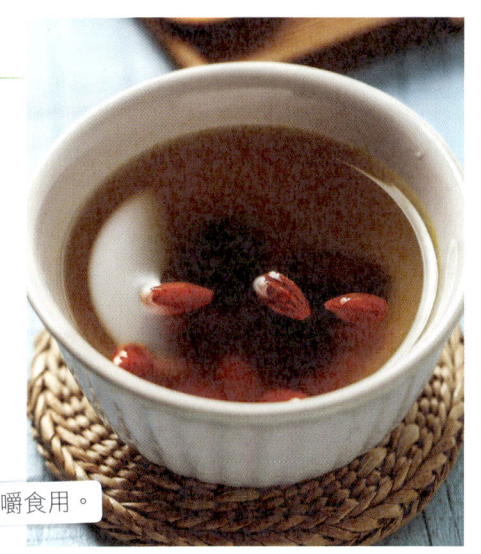

> 枸杞泡完可以咀嚼食用。

枸杞菊花茶

材料｜枸杞10粒,菊花5朵,冰糖適量。
做法｜枸杞和菊花放入水杯中,用適量滾水沖泡,加適量的冰糖調味即可飲用。
功效｜降肝火、補肝血。

> 用蜂蜜代替冰糖,護肝效果更強。

龍膽草［除肝膽濕熱］

養肝功效
肝膽濕熱，有很多典型的症狀，比如口臭、舌苔黃膩等。對於女性來說，白帶還容易發黃，這是肝膽濕熱下注所導致。要除去肝膽濕熱，就可以用龍膽草。龍膽草能清瀉肝膽有餘之火，疏通下焦濕熱，可以有效改善肝膽濕熱導致的不適症狀。

飲食宜忌
龍膽草大苦、大寒，並且味道極苦，脾胃虛弱、無濕熱實火者不宜。

搭配宜忌
龍膽草＋甘草
龍膽草味道極苦，甘草味甘，二者同食可適當降低其苦寒之性，還能調和口味。

龍膽澤瀉飲
材料｜龍膽草、甘草、澤瀉各5克，白砂糖少許。
做法｜將準備好的材料放入砂鍋中，加適量清水。大火煮沸，轉小火煎20分鐘，加入白砂糖調味。代茶飲用。
功效｜清熱利濕、疏肝化痰，適用於脂肪肝。

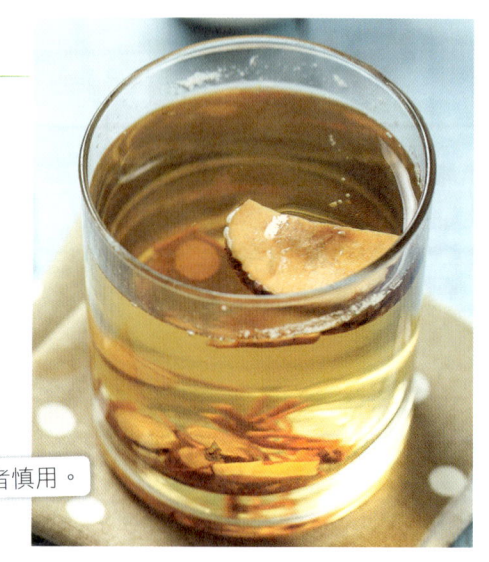

> 澤瀉利尿，頻尿者慎用。

龍膽草茶
材料｜龍膽草6克，白砂糖適量。
做法｜將龍膽草放入砂鍋中，加適量清水。大火煮沸，轉小火煎20分鐘，加入白砂糖調味。代茶飲用。
功效｜清熱燥濕，瀉肝膽實火，降轉氨。

> 可適量加點甘草，既護胃還能調節口感。

苦參

[治療濕熱黃疸]

養肝功效
肝膽內有濕熱，肝臟功能受損，均可導致黃疸。黃疸患者若是有濕熱的症狀，就可用苦參來調理。苦參有清熱利濕的功效，不僅能治療濕熱導致的黃疸，對於濕熱導致的濕疹、皮膚搔癢等也有一定效用。

飲食宜忌
苦參屬於苦寒類藥物，不宜多用，也不宜久用，脾胃虛弱的人也不宜食用，以防導致身體更加虛弱，陽氣大損。

搭配宜忌
苦參＋車前子
苦參能清熱利濕，車前子有利尿功效，二者同食有助於將體內的濕熱邪氣排出體外，可以加強清熱利濕的功效。

苦參車前子茶
材料｜苦參5克，車前子10克。
做法｜將準備好的材料放入砂鍋中，加適量清水。大火煮沸，轉小火煎20分鐘。代茶飲用。
功效｜能治療下焦濕熱的小便不利。

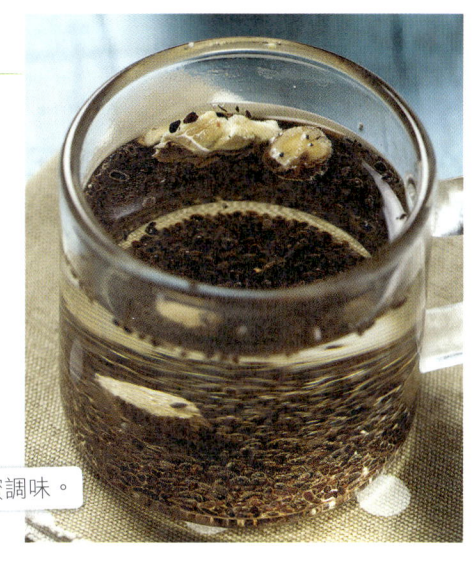

可適量加點蜂蜜調味。

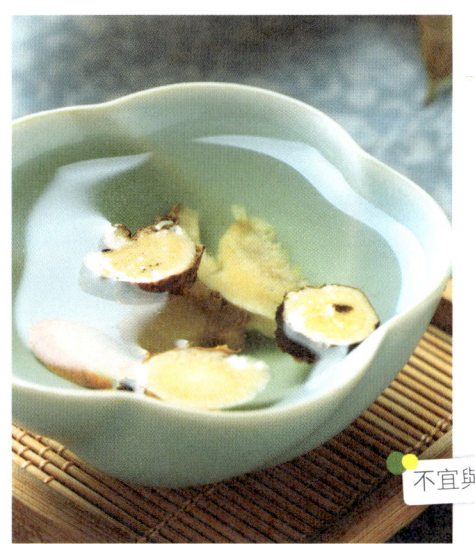

苦參茶
材料｜苦參8克，甘草5克，白砂糖少許。
做法｜將準備好的材料放入砂鍋中，加適量清水。大火煮沸，轉小火煎20分鐘，加白砂糖調味。代茶飲用。
功效｜清利濕熱、養肝護膽，適合黃疸型肝炎患者。

不宜與藜蘆同用。

茵陳

[退黃降脂]

養肝功效
茵陳含有豐富的鋅、錳等身體必需的微量元素,有促進肝細胞再生、保肝降酶的作用。茵陳能夠清利濕熱,也有利膽退黃的功效。脂肪肝、黃疸型肝炎患者均可用其調理。

飲食宜忌
茵陳性寒,可與溫中祛寒之品同用。

搭配宜忌
茵陳＋荷葉
茵陳和荷葉都有清熱利濕的作用,二者同食可有效改善肝膽濕熱所導致的面色發黃、小便發黃,以及肝硬化腹水所導致的水腫。

茵陳金銀花茶

材料 | 金銀花8克,茵陳10克。
做法 |
① 金銀花、茵陳用清水浸泡半小時。
② 將材料一起放入砂鍋中,加適量清水。大火煮沸,轉小火煎20分鐘。代茶飲用。
功效 | 清熱利濕、退黃疸、護肝膽。

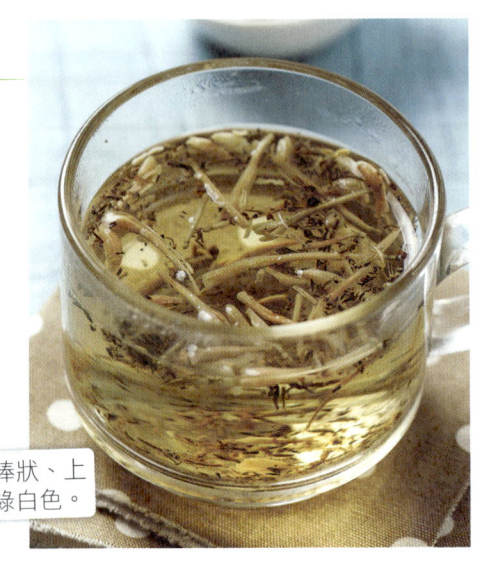

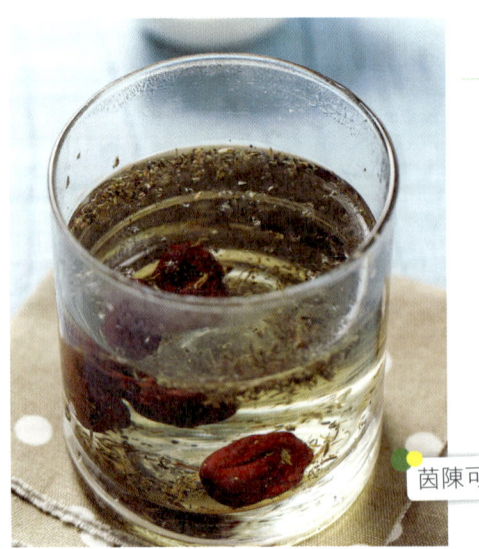

> 好的金銀花呈棒狀、上粗下細、表面綠白色。

茵陳紅棗湯

材料 | 茵陳15克,紅棗5枚。
做法 |
① 紅棗洗淨,撕小塊。
② 將材料一起放入砂鍋中,加適量清水。大火煮沸,轉小火煎20分鐘。代茶飲用。
功效 | 可清熱利濕、退黃疸、補氣血。

> 茵陳可以放入紗布袋中。

槐花

[涼血止血]

養肝功效
槐花有清熱涼血的功效，可以改善肝火旺所導致的頭痛、目赤、眩暈等症。將血液中的熱氣除掉以後，有助於止血，可以預防肝火旺導致的鼻出血。

飲食宜忌
槐花比較甜，糖尿病患者最好不要多吃。

搭配宜忌
槐花＋白茅根
二者同食，涼血止血、清熱解毒的功效更強。

槐花側柏葉茶

材料｜槐花6克，側柏葉9克。
做法｜將材料一起放入茶杯中，沖泡5分鐘即可飲用。
功效｜二者都有平肝熱的功效，同食降肝火的功效更好。

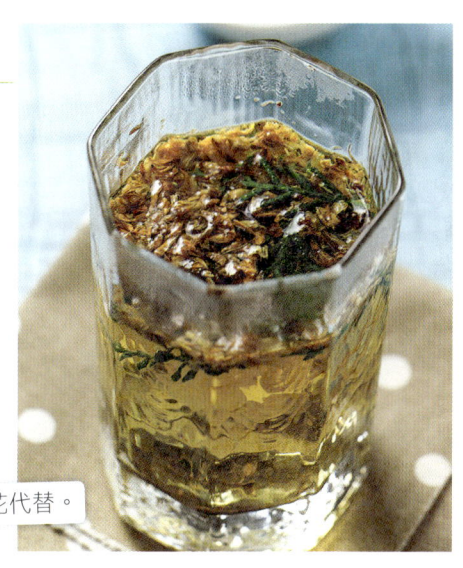

● 不可用紅色的槐花代替。

槐花菊花茶

材料｜槐花6克，菊花3朵。
做法｜將材料一起放入茶杯中，沖泡5分鐘即可飲用。
功效｜涼血平肝，適合肝火旺的人。

● 菊花以白菊花涼血清肝效果最好。

決明子 [明目降脂]

養肝功效
決明子長於清肝熱、明目，對於肝火旺導致的目眩、目赤腫痛有改善作用。決明子還能降脂，也適合脂肪肝患者服用。腸燥便祕者也適用，因為決明子能潤腸通便。

飲食宜忌
決明子有潤腸通便的功效，容易腹瀉的人不宜食用，以防加重腹瀉。

搭配宜忌
決明子＋山楂
二者同用，降脂降壓的功效更好。山楂酸澀，還能制約決明子容易致瀉的不良反應。

決明子鉤藤茶

材料｜決明子5克，鉤藤6克。
做法｜將決明子和鉤藤放入砂鍋中，加適量清水，大火煮沸，轉小火煮20分鐘。代茶飲用。
功效｜二者都有平肝熱的功效，同用降肝火的功效更好。可改善肝陽上亢所導致的高血壓、頭暈目眩、神經衰弱等症狀。

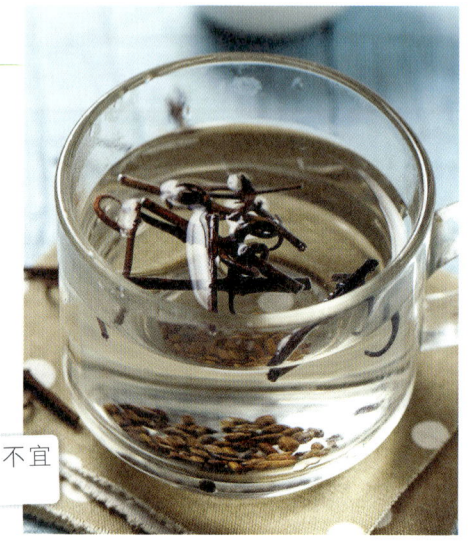

> 決明子性涼，不宜長時間飲用。

決明子菊花茶

材料｜綠茶5克，菊花3克，決明子8克。
做法｜將準備好的材料放到茶杯中，用滾水沖泡5分鐘即可飲用。
功效｜涼血平肝，適合肝火旺的人。

> 脾胃虛寒者，可將綠茶換成紅茶。

[活血舒筋] 雞血藤

養肝功效
中醫認為筋需要肝血的滋養，若是肝血不足的話，則容易出現筋骨痠痛、腰膝疼痛。出現這樣的問題就可以用雞血藤來調理，這是因為雞血藤具有活血舒筋的功效。

飲食宜忌
雞血藤性溫，陰虛火旺的人不宜。

搭配宜忌
雞血藤＋懷牛膝
二者都有舒筋活血的功效，同用有助於加強功效。

雞血藤玫瑰花茶

材料｜雞血藤10克，玫瑰花3克。
做法｜將材料一起放到茶杯中，用滾水沖泡5分鐘後即可飲用。
功效｜舒筋、活血，可改善腰膝痠痛、麻木癱瘓、月經不調。

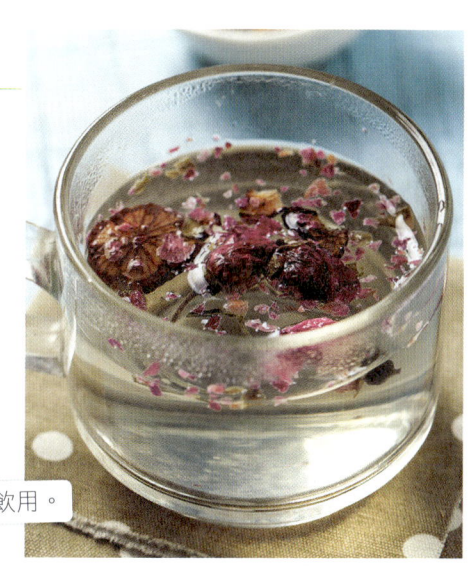

> 月經量大的女性不宜飲用。

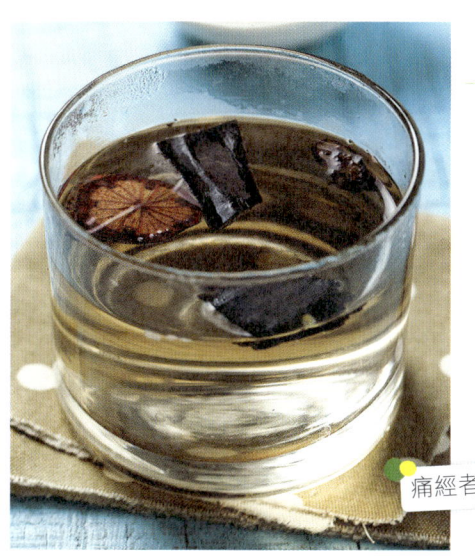

雞血藤杜仲茶

材料｜雞血藤5克，杜仲8克。
做法｜將材料一起放入茶杯中，用滾水沖泡10分鐘即可飲用。
功效｜能養氣血、活經絡、壯筋骨。

> 痛經者也適合飲用這款茶。

丹參 [抗炎降脂]

養肝功效
丹參有祛瘀止痛、活血通經、清心除煩的功效，還能發揮抗炎、降低膽固醇的作用，適合肝炎、脂肪肝患者。也可用於肝氣不疏、氣滯血瘀所導致的肝脾腫大、痛經、閉經。

飲食宜忌
丹參活血功效比較強，服用抗凝藥物的病人不宜使用，可能導致出血。

搭配宜忌
丹參＋茵陳
丹參能活血化瘀，茵陳能退黃疸，二者同用，可改善肝內邪氣積聚所導致的面色晦暗、蝴蝶斑等症狀。

丹參茵陳茶

材料｜丹參10克，茵陳30克。
做法｜將準備好的材料放到砂鍋中，加適量清水，大火煮沸，轉小火煎20分鐘。代茶飲用。
功效｜清熱利濕、活血祛瘀，適合慢性肝炎患者。

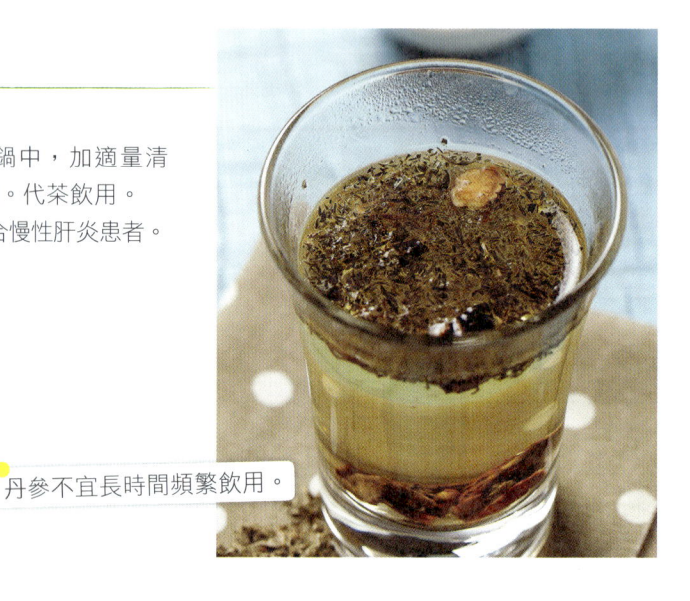

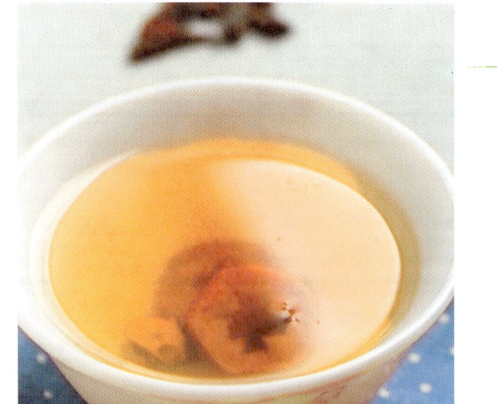

丹參不宜長時間頻繁飲用。

丹參山楂飲

材料｜丹參10克，山楂15克。
做法｜
① 山楂洗淨和丹參一起磨成粗末，均分，裝入綿紙袋中，用其泡茶。
② 加蓋悶15分鐘即可。代茶飲用。
功效｜此飲具有活血化瘀、護肝降脂的功效。適用於脂肪肝患者。

使用鮮山楂時量加倍。

紅花

[活血調經]

養肝功效
肝氣不疏、氣滯血瘀容易導致衝任氣血循行受阻，影響到氣血下注於子宮，於是女性就會出現月經量少、痛經、月經血塊多，甚至還會導致閉經。紅花的主要功效為活血通經，散瘀止痛，適合女性疏肝調經之用。

飲食宜忌
紅花的活血功效比較強，可刺激子宮收縮，孕婦不宜食用，否則容易導致流產。月經過多的人不宜食用，以防經血更多。

搭配宜忌
紅花＋當歸
紅花和當歸同用，既有助於活血化瘀，還能補血強肝，有補血和活血的雙重功效。

鬱金紅花茶

材料 | 鬱金5克，紅花2克，白砂糖適量。
做法 |
① 鬱金磨成粉末與紅花同放入砂鍋中。
② 加適量清水，大火煮沸，轉小火煎20分鐘，加適量的白砂糖調味。代茶飲用。
功效 | 活血化瘀、疏肝調經，適合月經血塊多、閉經、痛經等患者飲用。

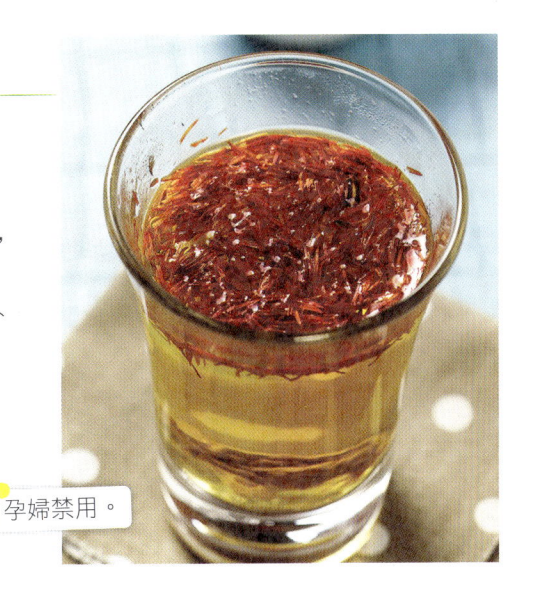

孕婦禁用。

紅花陳皮茶

材料 | 乾紅花2克，鮮山楂5顆，陳皮6克。
做法 |
① 山楂洗淨，去核；陳皮洗淨。
② 將準備好的材料放入砂鍋中。加入適量清水，大火煮沸，轉小火煎20分鐘。代茶飲用。
功效 | 此茶具有消食導滯、祛瘀降脂的功效，適用於氣滯血瘀型脂肪肝。

可加適量冰糖調味。

[除熱止血] 小薊

養肝功效
小薊除肝經風熱、涼血止血的功效比較強。若是因為肝經火熱比較重，火氣上攻，導致流鼻血的話，就可以用小薊來進行調理。若是外傷出血的話，也可以將小薊研碎敷貼，能發揮止血的效果。小薊比較嫩的時候，是較好的一味野菜，可以用來涼拌或者是清炒，味道也比較好。

飲食宜忌
脾胃虛寒而無瘀滯者忌服。

搭配宜忌
小薊＋仙鶴草
二者都有止血功效，並且還都能涼血，一起食用功效會更好。

小薊茶

材料｜新鮮的小薊1把。
做法｜將小薊洗淨，切段，放入砂鍋中，加適量清水，大火煮沸，轉小火煎20分鐘。代茶飲用。
功效｜疏散肝經風熱、涼血止血。

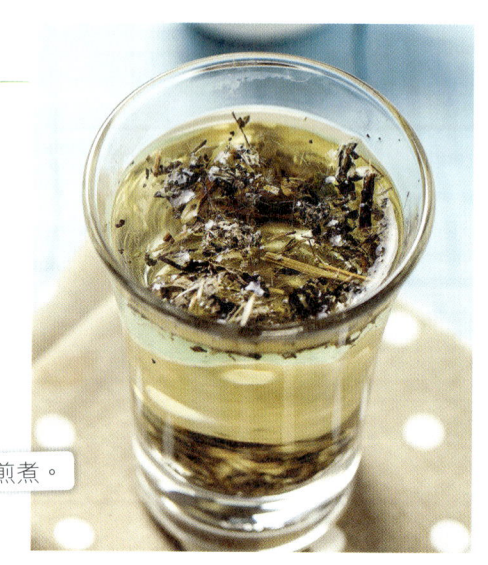

> 不能使用鐵鍋煎煮。

小薊仙鶴草茶

材料｜小薊6克，仙鶴草9克，紅糖適量。
做法｜
① 小薊、仙鶴草分別洗淨。
② 將二者一起放入砂鍋，加適量清水，大火煮沸，小火煎15分鐘。代茶飲用。
功效｜涼血止血、疏散肝經風熱。

> 此茶加入紅糖有利於溫胃養血。

當歸
[養肝明目]

養肝功效
中醫認為，眼睛需要肝血的濡養，若是肝血不足，易出現頭目昏眩、兩眼視物模糊、夜盲、不能久視、兩目經常疼痛等症狀。肝血不足，可以從養血調肝著手來進行調理。當歸是常見的補血養肝中藥，不僅能補血，還具有一定的活血功效，且能調理月經等。

飲食宜忌
當歸有一定的活血功效，平時月經過多或月經淋漓不盡者不宜，以防加重症狀。

搭配宜忌
當歸＋黃
當歸能補肝血，黃芪能健脾氣，二者同用有氣血雙補的功效，可以改善氣血不足所導致的面色萎黃、精神不振等症狀。

當歸鬱金楂橘飲

材料｜當歸、鬱金各12克，山楂、橘餅各25克。

做法｜
① 所有材料一起放入砂鍋中，加適量清水。
② 大火煮沸，轉小火煎20分鐘。

功效｜補血活血、清熱利濕，適合脂肪肝患者。

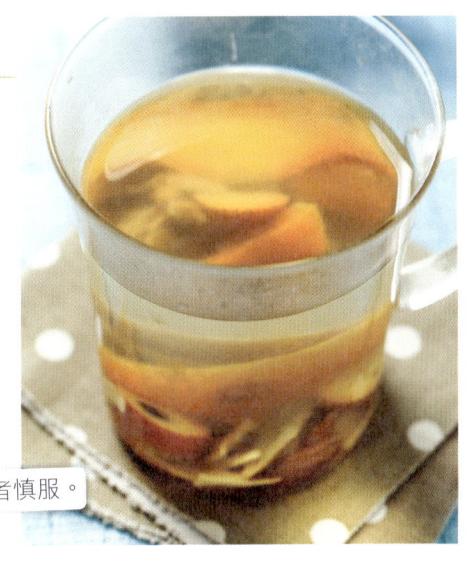

● 濕阻中滿及大便溏瀉者慎服。

當歸枸杞茶

材料｜當歸3克，枸杞9克，紅棗6枚。

做法｜
① 紅棗洗淨去核。
② 枸杞洗淨。
③ 將準備好的材料放入砂鍋中，加適量清水。大火煮沸，轉小火煎20分鐘。代茶飲用。

功效｜養肝明目、美容養顏。

● 可以加入適量紅糖調味。

仙鶴草

[止血消渴]

養肝功效
仙鶴草是一味止血良藥，能清除血中熱氣，達到止血的功效。肝火偏旺的人往往容易流鼻血，這樣的人就可以用仙鶴草來進行調理。另外，吐血也可以用仙鶴草止血。

飲食宜忌
不宜大劑量使用，否則可能導致噁心、嘔吐等症狀。

搭配宜忌
仙鶴草＋槐花
二者均有止血涼血的功效，同用的話功效倍增。

仙鶴草茶

材料 | 仙鶴草15克，紅棗8枚。

做法 |
① 紅棗洗淨去核，撕小塊。
② 仙鶴草洗淨。
③ 將準備好的材料放入砂鍋中，大火煮沸，轉小火煎20分鐘。代茶飲用。

功效 | 扶正補虛、收斂止血。

> 可以加入適量蜂蜜調味。

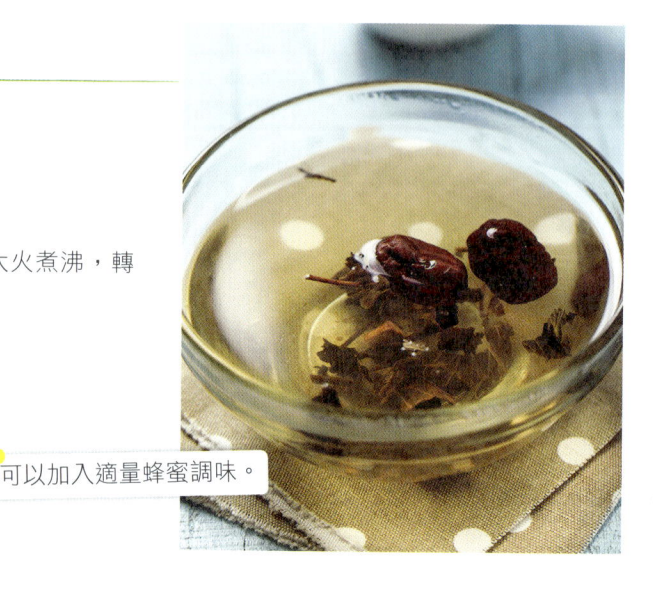

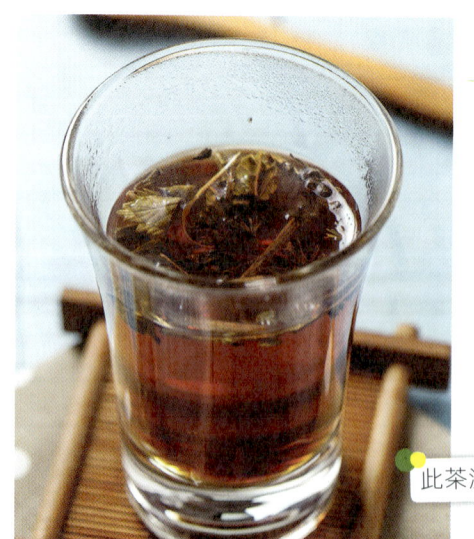

仙鶴草紅糖茶

材料 | 仙鶴草15克，紅糖適量。

做法 | 仙鶴草用適量滾水沖泡，加適量的紅糖調味。

功效 | 清降肝火、補血養肝。

> 此茶溫飲暖心暖胃。

連翹【改善肝損傷】

養肝功效
連翹具有清熱解毒、抗菌、消炎等功效，能改善肝損傷，降低血清谷丙轉氨酶，促進肝功能恢復正常。

飲食宜忌
連翹用量不宜多，否則會導致腹瀉。另外，也不適合久煎，以防有效成分揮發。

搭配宜忌
連翹＋菠菜
連翹能排毒，菠菜具有潤燥通便的功效，這兩種食材相互搭配，代謝體內毒素的作用更好。

連翹茶

材料 | 連翹20克，綠茶3克。
做法 | 將連翹和綠茶一起放入水杯中，用滾水沖泡。代茶飲用。
功效 | 解毒散結、保肝護肝。

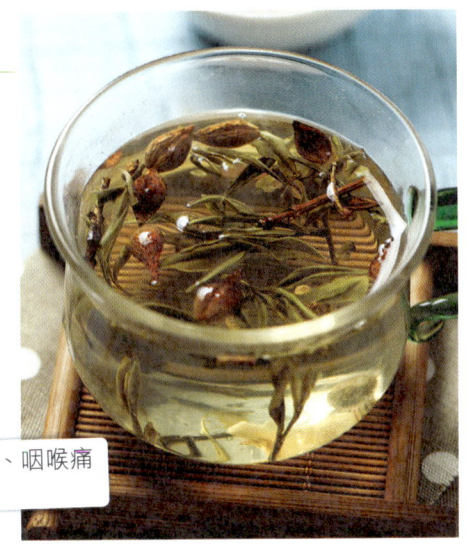

> 對治療高血壓、痢疾、咽喉痛等效果也較好。

連翹金銀花茶

材料 | 連翹10克，金銀花5克。
做法 | 將連翹和金銀花一起放入水杯中，用滾水沖泡。代茶飲用。
功效 | 清熱解毒、疏散風熱。

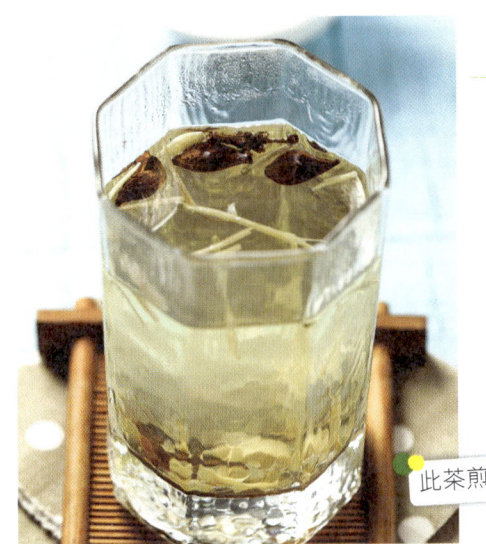

> 此茶煎煮一下效果更好。

黃芩

[除濕熱，瀉火]

養肝功效
黃芩性寒，能除濕熱，瀉火。黃芩可以改善肝膽濕熱、肝膽火旺導致的高血壓、目赤、頭痛、身熱等症狀。

飲食宜忌
脾胃虛寒，食少便溏者禁服。

搭配宜忌
黃芩＋茵陳
二者都有清熱利濕、退黃的功效，同用的話對防治黃疸型肝炎的效果更好。

黃芩紅棗茶

材料 | 黃芩15克，紅棗10枚。

做法 |
① 黃芩和紅棗用清水浸泡半小時。
② 紅棗洗淨去核，撕小塊。
③ 與黃芩一起放入砂鍋中，加適量清水，大火煮沸，轉小火煎20分鐘即可飲用。

功效 | 抗菌消炎、清熱利濕，適合肝炎患者。

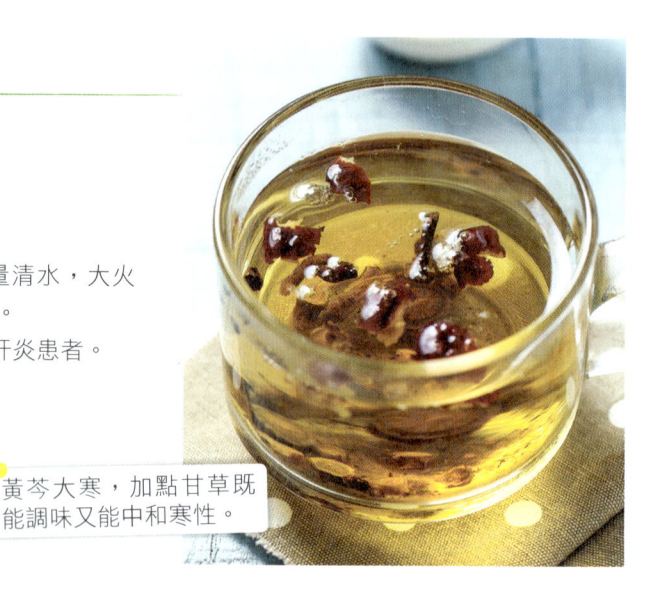

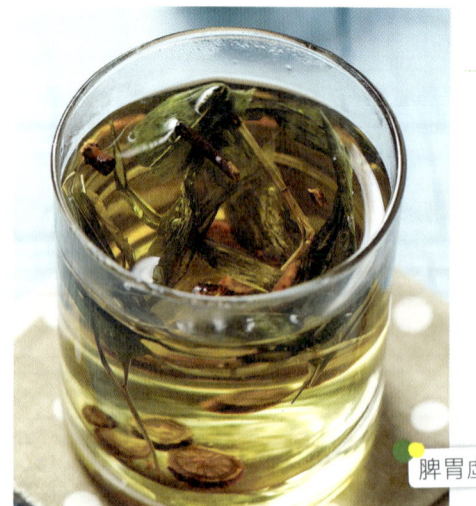

> 黃芩大寒，加點甘草既能調味又能中和寒性。

黃芩淡竹葉茶

材料 | 黃芩15克，淡竹葉10克。

做法 | 將所有材料一同放入砂鍋中，加適量清水，大火煮沸，轉小火煎20分鐘即可飲用。

功效 | 淡竹葉和黃芩都有清熱利濕的功效，同食的話效果倍增。

> 脾胃虛寒者慎用。

靈芝

[保肝解毒]

養肝功效
靈芝可保護肝臟，減輕肝損傷。其能促進肝臟對藥物、毒物的代謝，對中毒性肝炎有改善效用。慢性肝炎患者用靈芝進行食療，可以改善頭暈、乏力、噁心、肝區不適等症狀。

飲食宜忌
靈芝具有抑制血小板凝結的功效，會延緩血液的凝固時間，所以大出血患者不宜食用。

搭配宜忌
靈芝＋紅棗
二者都有消炎保肝的功效，比較適合 B 型肝炎患者用其食療。

靈芝紅棗茶

材料 ｜ 靈芝10克，紅棗5枚。

做法 ｜
① 靈芝和紅棗用清水浸泡半小時。
② 紅棗洗淨去核，撕小塊。
③ 將紅棗與靈芝一起放入砂鍋中，加適量清水，大火煮沸，轉小火煎20分鐘即可飲用。

功效 ｜ 抗菌消炎，適合肝炎患者。

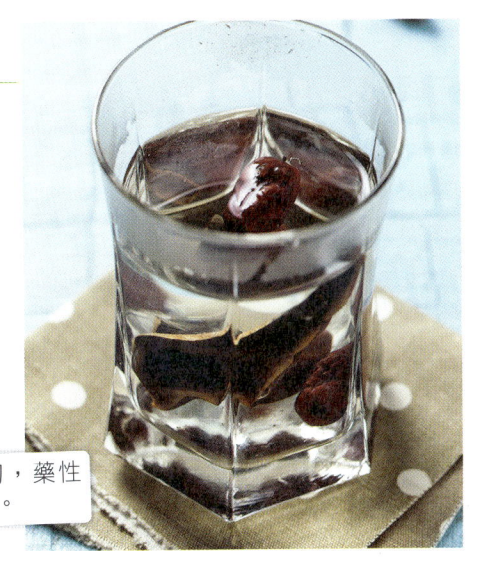

> 靈芝順紋理切，藥性釋放效果較好。

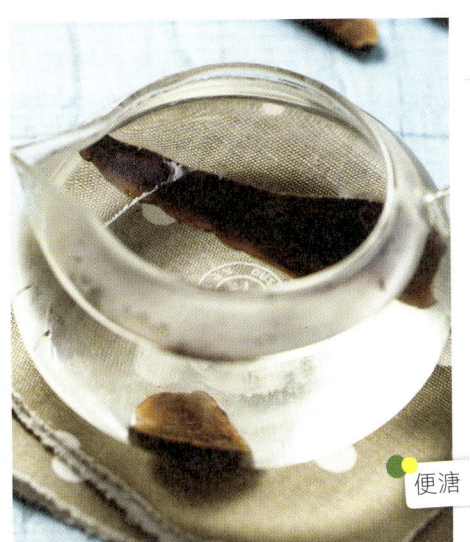

靈芝茶

材料 ｜ 靈芝15克。

做法 ｜
① 靈芝用清水浸泡半小時。
② 將靈芝放入砂鍋中，加適量清水，大火煮沸，轉小火煎20分鐘即可飲用。

功效 ｜ 增強肝臟的免疫能力，抗疲勞。

> 便溏、腹瀉等症狀也可飲用此茶。

牛膝

[活血化瘀不痛經]

養肝功效
不少女性月經有血塊，並且還有痛經，這與肝氣不疏、氣滯血瘀有很大關係，可用牛膝泡茶來改善。中醫認為牛膝具有逐瘀通經的功效，對於痛經、月經不調、閉經等都能發揮改善作用。

飲食宜忌
中氣不足的人不宜。

搭配宜忌
牛膝＋菟絲子
腎虛、肝氣不疏都會導致氣滯血瘀，由此導致腰膝痠痛，這種情況下就可以將牛膝和菟絲子同用，能活血化瘀、滋補肝腎。

牛膝茶

材料｜牛膝5克，花茶3克。
做法｜將準備好的材料放到水杯中，用滾水沖泡飲用即可。
功效｜活血化瘀、通絡止痛。

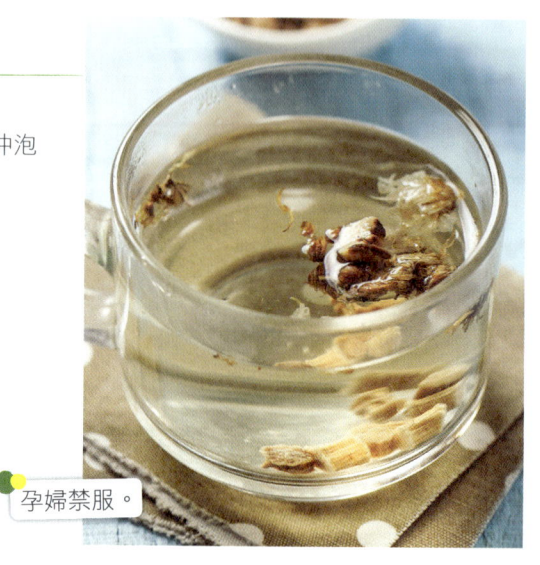

孕婦禁服。

牛膝雞血藤茶

材料｜牛膝5克，雞血藤3克。
做法｜準備好的材料放到水杯中，用滾水沖泡飲用即可。
功效｜清熱祛濕、活血舒筋。

月經量大的女性不宜飲用。

五味子

[具有多種養肝功效]

養肝功效

五味子富含木脂素，能保護肝細胞膜、抗脂質過氧化、促進肝糖生成，促進受損肝細胞的修復，有助於預防肝臟癌變。五味子還能促進膽汁分泌，解酒解毒，保肝護肝。

飲食宜忌

五味子能促進胃酸分泌，還具有一定的降壓作用，所以胃酸多、血壓低的人不宜食用。

搭配宜忌

五味子＋茵陳
二者都有清熱利濕、退黃的功效，一起使用的話防治黃疸型肝炎的效果更佳。

五味子茶

材料｜五味子5克，冰糖適量。
做法｜將準備好的材料放到水杯中，用滾水沖泡飲用即可。
功效｜補肝血、滋肝陰。

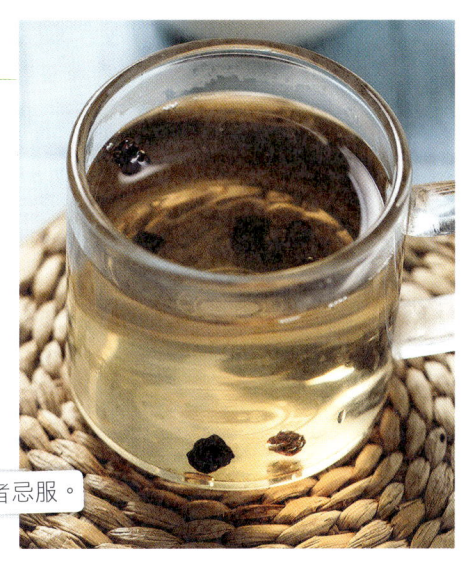

外有表邪，內有實熱者忌服。

五味子枸杞茶

材料｜五味子5克，枸杞3克，冰糖適量。
做法｜將準備好的材料放到水杯中，用滾水沖泡，加入冰糖調味即可。
功效｜滋補肝腎、強壯身心、安神助眠。

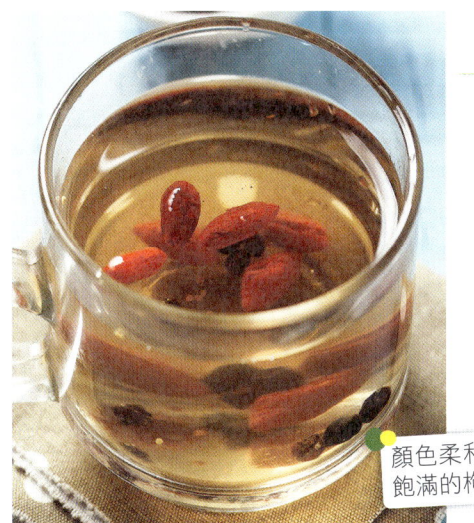

顏色柔和，有光澤，肉質飽滿的枸杞品質好。

菊花

[解毒消炎清肝明目]

養肝功效
菊花是一味常用中藥，平時眼屎多、眼睛紅赤、嗓子乾痛的話，都可用菊花泡水喝。這是因為菊花能降肝火，發揮養肝明目的效果。另外，菊花也有消除炎症之效，比較適合肝炎患者用其食療。

飲食宜忌
菊花性涼，因此平素怕冷、手腳發涼、脾胃虛弱等虛寒體質者不宜。

搭配宜忌
菊花＋枸杞
清熱降火，補血養肝，適合肝血不足、肝火旺的人。

菊花茶

材料｜白菊花5克，冰糖適量。
做法｜將菊花放到水杯中，用適量的滾水沖泡，加適量的冰糖調味即可飲用。
功效｜清肝火、明眼目。

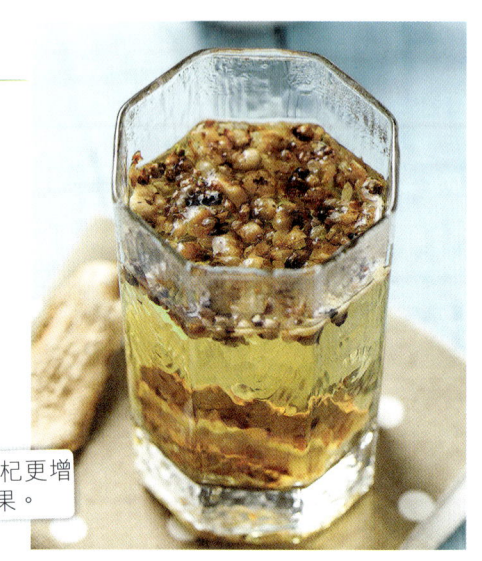

> 菊花茶加點枸杞更增補養肝腎的效果。

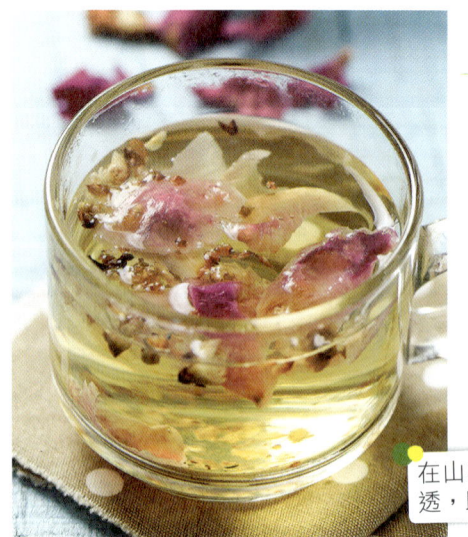

菊花山楂茶

材料｜菊花5克，山楂2顆，冰糖適量。
做法｜
① 山楂洗淨，去核，放入水杯中。
② 菊花也放入水杯中，用適量的滾水沖泡，加冰糖調味即可飲用。
功效｜降火消脂、促進消化，適合肝火旺的人或者脂肪肝患者用其食療。

> 在山楂一頭用筷子穿透，即可將核去除。

天麻

【平肝潛陽，防頭痛】

養肝功效
中醫認為，天麻有平肝潛陽的功效，能較好預防肝陽上亢導致的頭痛、眩暈等症狀。用天麻來平肝潛陽應注意，天麻不宜久煎，因為天麻的主要成分為天麻素，遇熱極易揮發。

飲食宜忌
天麻不適宜大劑量使用，否則容易導致頭暈、胸悶氣促、噁心嘔吐、心跳及呼吸加快、皮膚搔癢等不適症狀。

搭配宜忌
天麻＋菊花
天麻能平肝潛陽、息風止痙、通經活絡；菊花能疏風散熱、平肝明目、解毒散腫。二者一起使用，對於肝陽上亢導致的眩暈、偏頭痛效果更好。

天麻茶

材料｜天麻6克，綠茶3克，蜂蜜適量。
做法｜
① 將天麻放入砂鍋中，加適量清水，大火煮沸，轉小火煮15分鐘。去渣取汁。
② 將綠茶放到水杯中，用天麻藥汁進行沖泡，待其變溫後，加入適量的蜂蜜調味飲用。
功效｜平肝潛陽、疏風止痛。

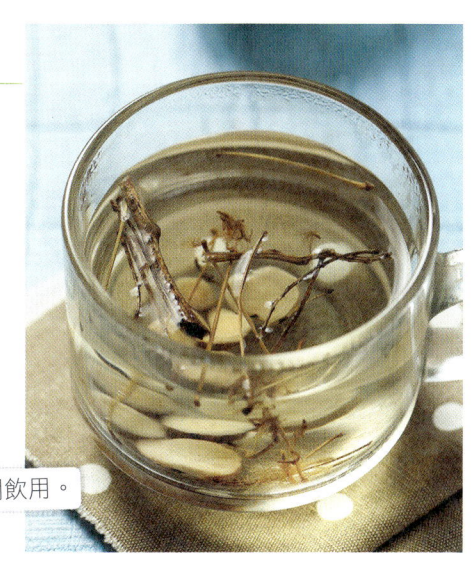

> 此茶不宜長時間飲用。

天麻菊花茶

材料｜天麻5克，菊花3朵。
做法｜將準備好的材料放到水杯中，用滾水沖泡飲用即可。
功效｜平肝潛陽、降火止痛。

> 天麻煎煮一下效果更好。

115

桑寄生

[補肝腎，強筋骨]

養肝功效

桑寄生有補肝腎、強筋骨、祛風濕的功效。若是肝腎虛弱，則筋骨失養，容易出現腰膝疼痛、下肢無力等，桑寄生可以改善這些不適症狀。

飲食宜忌

桑寄生有一定的降壓功效，低血壓的人要慎用。

搭配宜忌

桑寄生＋杜仲
二者都有補肝腎、強筋骨的功效，一起食用可以更好地解決腰膝酸軟、疼痛的問題。

桑寄生茶

材料｜桑寄生10克，紅茶3克。
做法｜將準備好的材料放到水杯中，用滾水沖泡飲用即可。
功效｜益肝腎、強筋骨、除風濕。

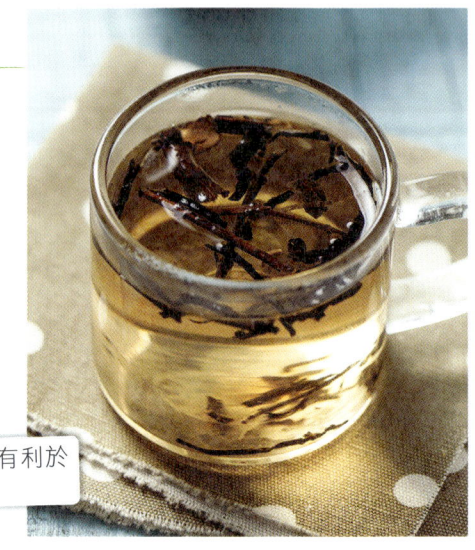

> 加入適量紅糖有利於暖身補血。

桑寄生杜仲茶

材料｜杜仲、桑寄生各10克。
做法｜將杜仲、桑寄生共研為粗末，放到水杯中，用滾水沖泡飲用即可。
功效｜補肝腎、降血壓、可改善肝腎虛弱導致的耳鳴眩暈、腰膝酸軟等症狀。

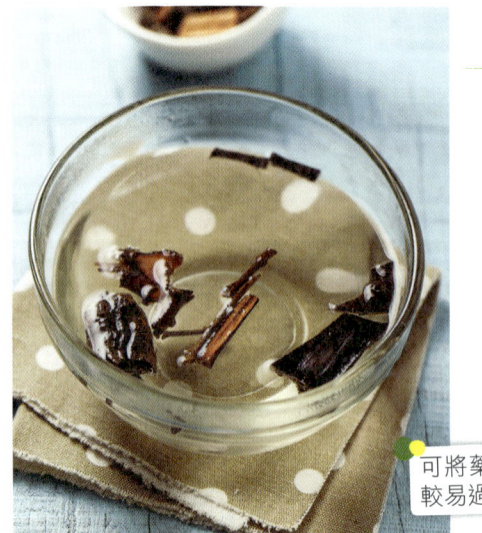

> 可將藥末放入茶包中，較易過濾藥渣。

[活血化瘀] 牡丹花

養肝功效
牡丹花具有養血、養肝、散鬱祛瘀的功效，可以改善肝氣不疏所導致的黃褐斑。因為其能養血、肝，所以女性飲用還能使容顏紅潤、精神飽滿。

飲食宜忌
牡丹花有活血功效，月經過多的人不宜食用。

搭配宜忌
牡丹皮＋玫瑰花
二者都有活血化瘀的作用，一起用的話效果更好。

牡丹玫瑰花茶

材料｜牡丹花1朵，玫瑰花3朵，冰糖適量。
做法｜將牡丹花、玫瑰花放到水杯中，用滾水沖泡，加適量的冰糖調味即可飲用。
功效｜散瘀血、通經止痛。

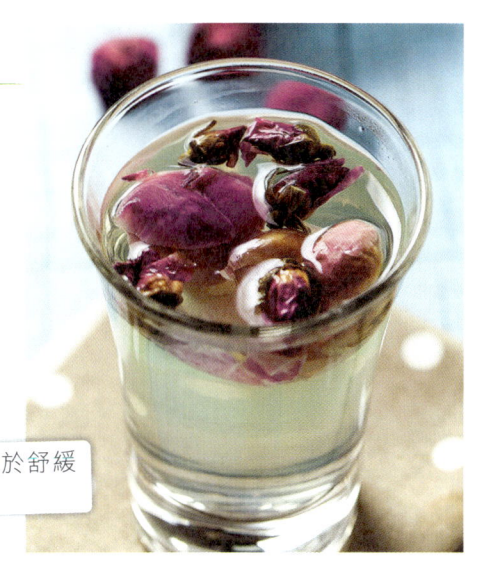

> 玫瑰的芳香有利於舒緩焦慮的情緒。

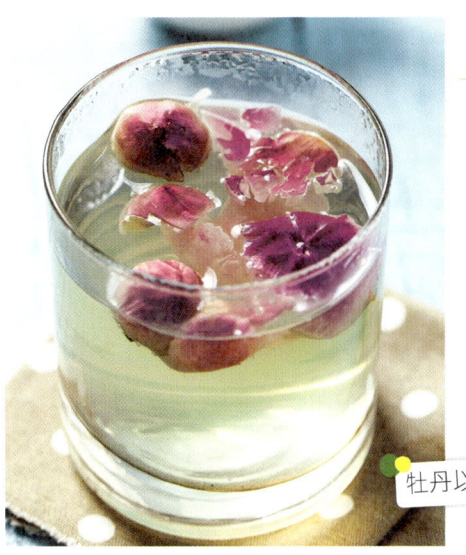

牡丹花茶

材料｜牡丹花3朵，冰糖適量。
做法｜將準備好的材料放到水杯中，用滾水沖泡飲用即可。
功效｜調理氣機、疏理肝經。

> 牡丹以野生單瓣者入藥為佳。

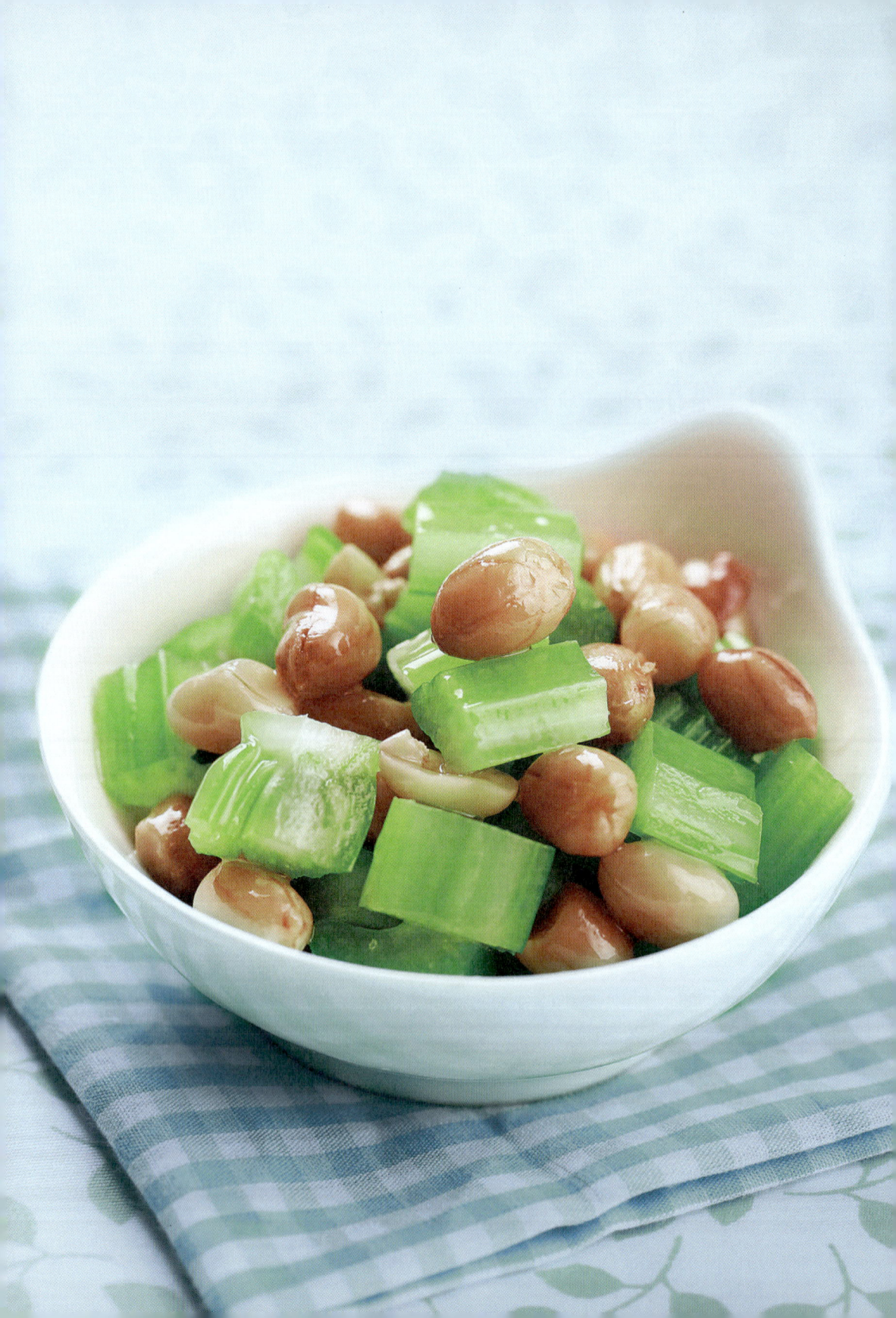

第四章

經絡穴位養肝法

　　儘管養肝的方式有很多種,但是經絡穴位的調養方法是絕對少不了。透過刺激經絡和穴位,能夠激發肝臟的自我修復功能,增強肝臟的活力,不僅能改善肝臟亞健康導致的各種不適症,還能防治各種肝病。

常刺激肝經
[肝臟生理功能好]

❶ 拍打肝經，保護肝臟

經絡與臟腑相聯繫，對經絡進行刺激能夠疏通氣血，保護臟腑的生理功能，肝臟功能較弱的人，不妨經常對肝經進行刺激。對肝經進行刺激最好的方法之一就是應用拍打法。

拍打肝經 空掌拍打肝經循行部位，有節奏地進行拍打，每次拍打到有酸脹麻的感覺就可以了。可以重點對腿部的肝經拍打，有時間就對其進行刺激。

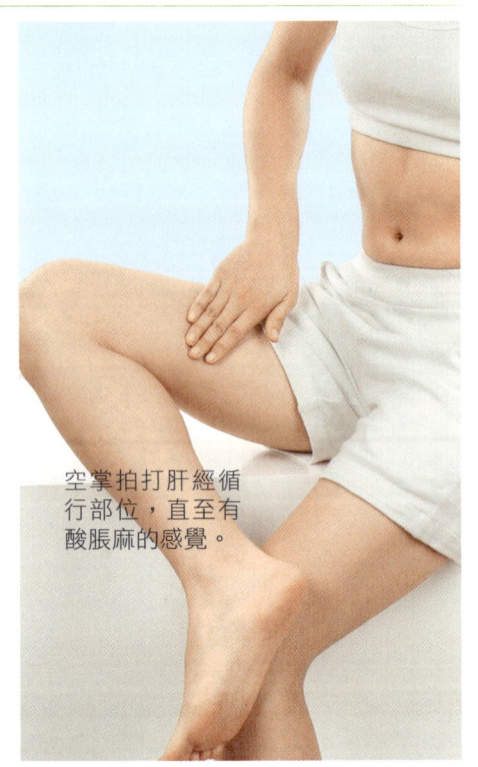

空掌拍打肝經循行部位，直至有酸脹麻的感覺。

❷ 經常刮一下兩肋，能疏肝氣

肝經主要分布在人體的兩肋，要是肝氣不舒暢，肝血不足，兩肋往往會脹滿或者是疼痛。疏肝氣，促進血液循環，不妨經常刮一下兩肋。

刮兩肋 用刮痧板對兩肋進行刮拭，可由上而下刮，用力不宜過重，每次刮到微微發熱就可以了。

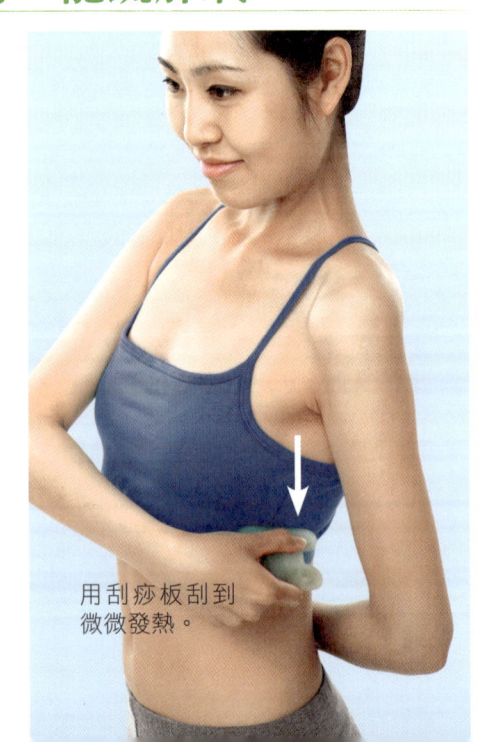

用刮痧板刮到微微發熱。

❸ 按壓太衝穴，清肝火

有的人經常生氣，這與肝氣不疏有關。中醫認為怒氣為肝臟所主，只要是肝氣不舒暢，人就容易發怒。這種情況下就可以對太衝穴進行刺激。中醫認為，太衝穴有平降肝火的功效，可以消除肝火，使肝臟安和。

按摩方法　用拇指的指腹對太衝穴進行反覆按揉，每次按揉3分鐘即可。

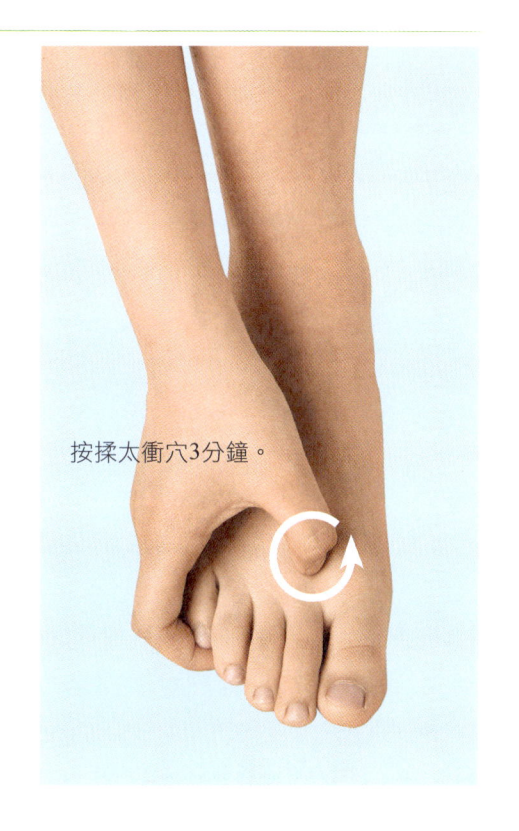

按揉太衝穴3分鐘。

❹ 刮拭行間穴，疏肝氣

行間穴也是肝經上的穴位，能發揮疏肝氣、降肝火的作用。若是肝氣不疏出現了胸脅滿痛、呃逆等症狀，或者是肝火過旺出現了頭痛、目眩、目赤腫痛等症狀，就可以對此穴進行刺激。可用水牛角製成的刮痧板進行刮拭。

刮拭方法　用刮痧板的一邊由上而下刮，也可以用刮痧板的一角對穴位進行按揉。

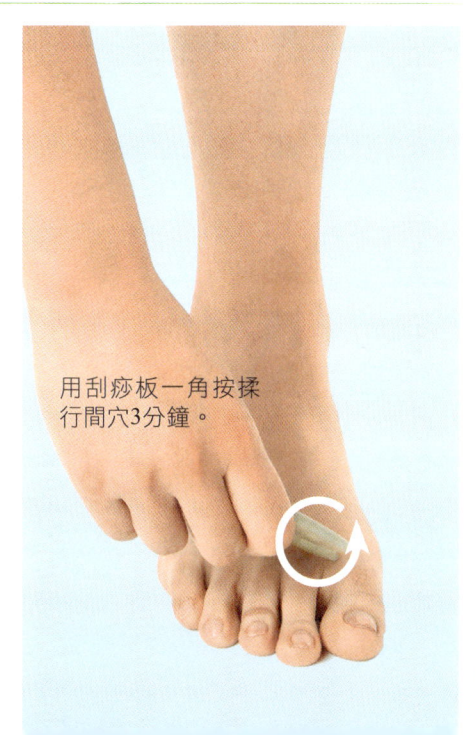

用刮痧板一角按揉行間穴3分鐘。

❺ 期門穴疏肝健脾

期門穴也是肝經上的穴位，主要功效為健脾疏肝、理氣活血。肝氣不疏，易導致脾胃不和，而出現腹脹、胃痛、胃口不佳等一系列消化系統的問題。因為期門穴能疏肝健脾，針對因肝脾不適所出現的病症，就可以經常對期門穴進行刺激而改善。可用的方法有按揉及刮痧。

刮拭方法 用刮痧板的一邊沿肋骨方向刮，每次可刮3分鐘。每天可刮2次。

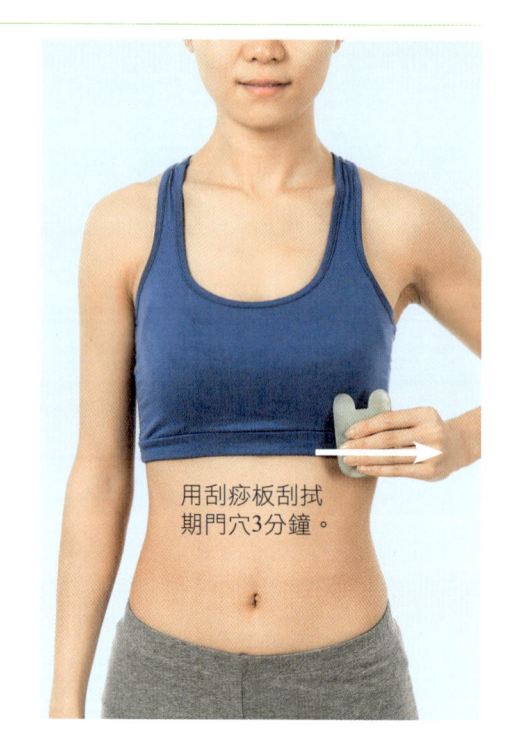

用刮痧板刮拭期門穴3分鐘。

❻ 章門穴疏肝健脾，清利濕熱

肝臟功能不好的人，尤其要注意對脾胃的調養，這是因為脾胃是氣血化生之源，脾胃好了，才能為身體提供更多的營養，有助於促進肝功能好轉。肝臟有問題而脾胃不好的人很多，諸如腹脹、噯氣、食慾缺乏都是典型的症狀。出現這樣的問題與肝氣侵犯脾胃有關，也與脾胃濕熱有關。若是肝氣不疏，患者同時有濕熱困脾的症狀，就可以利用章門穴進行舒緩。

章門穴是肝經上的穴位，對這個穴位進行刺激，不僅能疏肝健脾，同時還能清熱利濕，有效改善體內環境，促進肝臟健康。

刮拭方法 用刮痧板的一角，對穴位進行反覆按揉，每次按揉3分鐘。

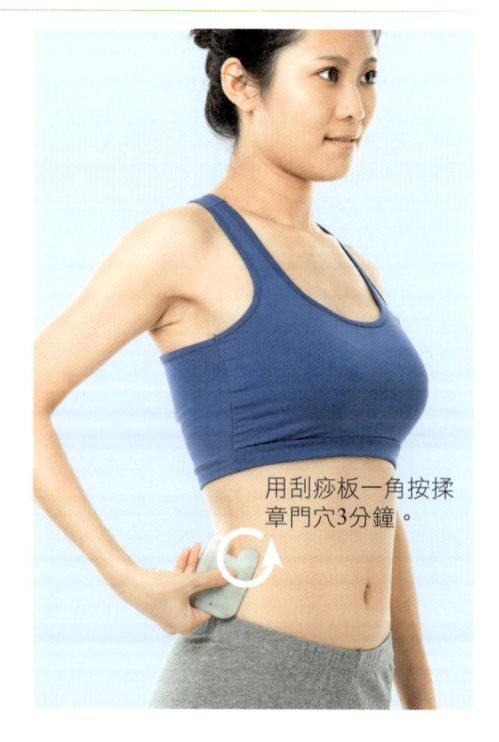

用刮痧板一角按揉章門穴3分鐘。

❼ 改善目赤腫痛，找大敦穴、行間穴

中醫認為肝火偏旺的話，過旺的肝火會沿著肝經上行於目，導致眼睛出現不舒服的症狀，其中最典型的症狀為目赤腫痛。這樣的人可以在肝經上的大敦穴、行間穴等穴位進行按壓，或者用尖狀物刺激，如針刺或用牙籤刺激等。

大敦穴有疏調肝腎、息風寧神之效，在這個穴位上拔罐，有助於除掉肝經中的火氣，不但能改善肝火旺導致的目赤腫痛，對頭痛也能發揮一定的調理功效。

行間穴是調理肝腎，清熱息風，降肝火的一個要穴，只需要以閃火法在穴位所在處用火罐吸拔即可，每次可刺激5～10分鐘。

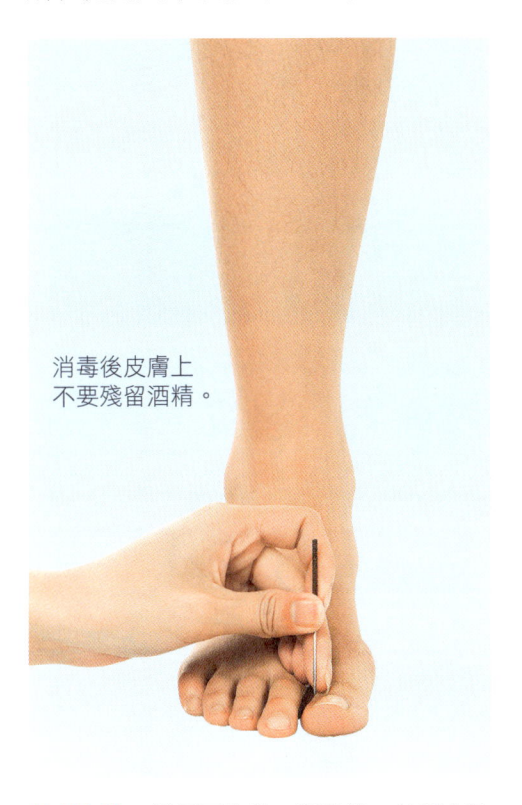

消毒後皮膚上不要殘留酒精。

擠出血後不要直接用酒精接觸針口。

針刺方法 採用三棱針，消毒後，針刺大敦穴，擠出1滴血即可。

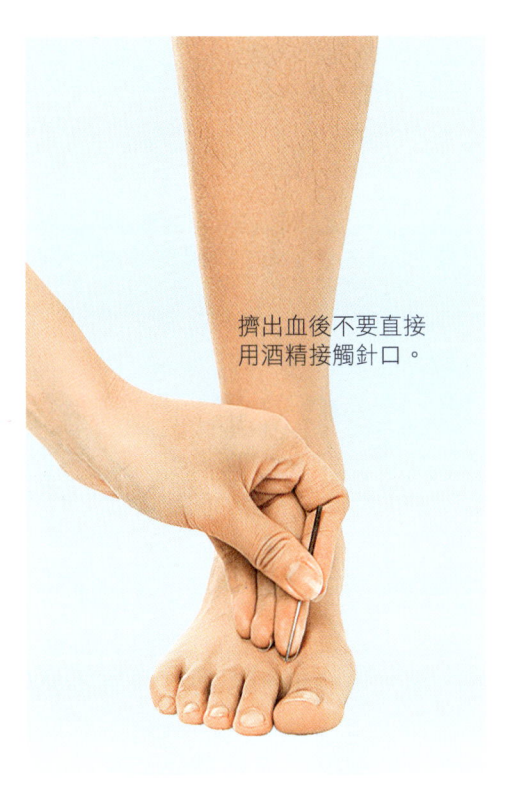

針刺方法 用牙籤刺激5～10分鐘，每日1～2次。之後採用三棱針，消毒後，針刺行間穴，擠出1滴血即可。

膀胱經

[背部常拔罐祛肝火]

❶ 肝俞穴拔罐，祛火明目

肝俞穴是膀胱經上的穴位，這個穴位有疏肝利膽、降火、止痙、退熱、益肝明目等功效，可以改善肝火上衝所導致的眼睛不適，諸如目赤目眩、夜間視物不清等症狀。若是眼睛問題與肝火旺有關係，就可以在肝俞穴上拔罐，以清瀉肝火，達到養肝明目的功效。

拔罐方法 將火罐吸拔在肝俞穴所在處，每次可留罐10～30分鐘。（拔罐應直接對準皮膚，此圖僅為示意。）

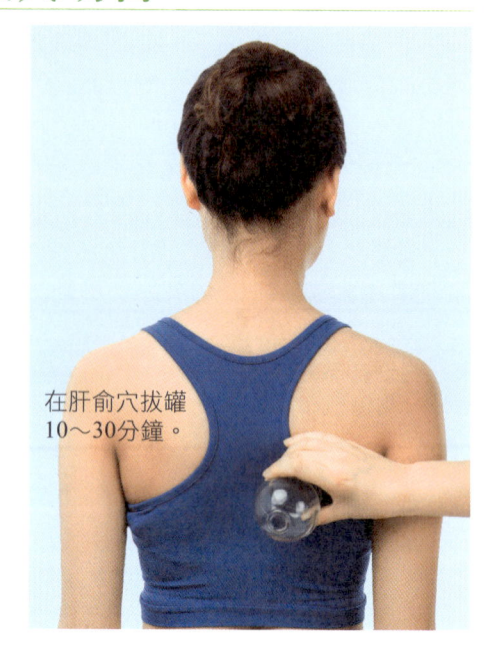

在肝俞穴拔罐10～30分鐘。

❷ 肝膽相照，連著膽俞穴一起拔

肝經有濕熱的話，也會損及膽，因為膽汁要正常發揮作用，必須依靠肝的正常疏洩功能。肝的疏洩功能不暢，內生濕熱，影響膽汁的正常功能，則症狀表現為舌苔黃、面色黃，嚴重的情況下還會導致全身發黃。另外，肝膽濕熱、濕熱下注則會使人感覺到口苦。

解決這些苦惱比較好的方法之一就是在膽俞穴上拔罐，以清洩膽腑濕熱，和肝俞穴同用能疏肝利膽，對於肝炎、膽囊炎、黃疸、口苦、肋痛、潮熱等都能發揮一定的改善效果。

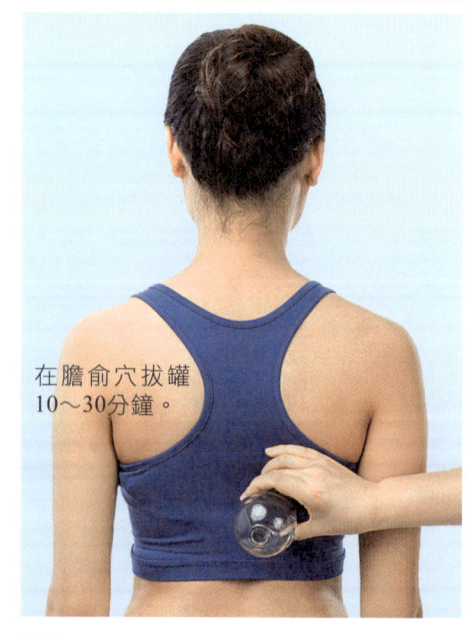

在膽俞穴拔罐10～30分鐘。

拔罐方法 將火罐吸拔在膽俞穴所在處，每次可留罐10～30分鐘。（拔罐應直接對準皮膚，此圖僅為示意。）

❸ 肝脾不和，就找脾俞穴、胃俞穴

脾俞穴是脾臟之氣輸注於背部的腧穴，是改善脾臟疾病的關鍵穴位。若是肝脾不和、脾胃不佳，消化吸收不好，刺激脾俞穴就能調理脾胃健康，確保氣血的順利運行。脾俞穴處於肚臍水平線與脊柱相交椎體處，往上推3個椎體，其上緣旁開約2橫指處。胃俞穴具有疏肝和胃的功效，也能消除胃中的火熱邪氣，可以改善腹脹、嘔吐、噁心等症狀，也可以用其改善胃潰瘍、胃炎、胃痙攣等症狀。

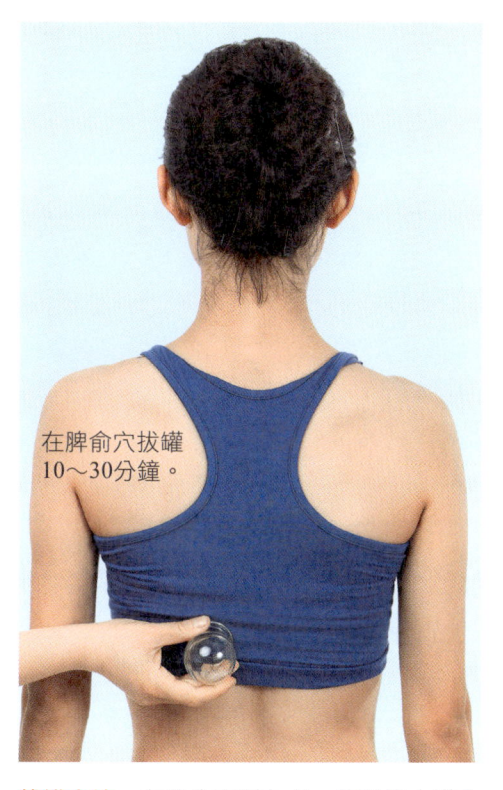

在脾俞穴拔罐10～30分鐘。

在胃俞穴拔罐10～30分鐘。

拔罐方法　在脾俞穴所在處，使用拔火罐中的留罐法，每次可拔10～30分鐘。（拔罐應直接對準皮膚，此圖僅為示意。）

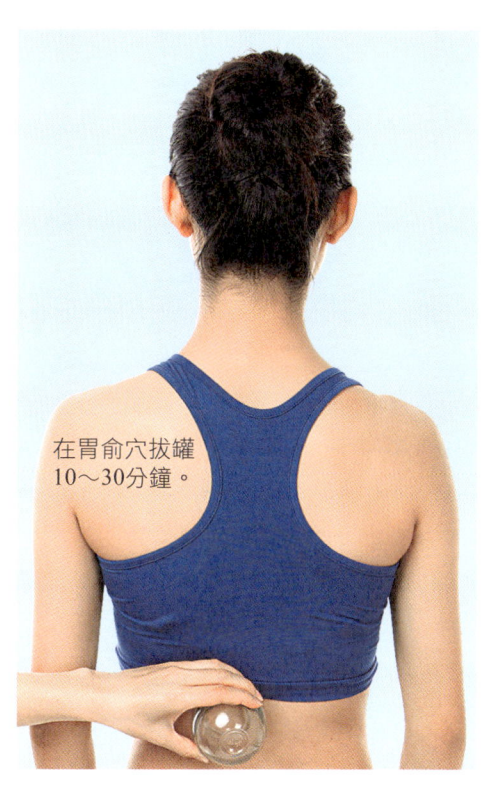

拔罐方法　將火罐吸留在胃俞穴所在處，每次可留罐10～30分鐘。（拔罐應直接對準皮膚，此圖僅為示意。）

肝膽反射區

【一起按摩手耳足】

人體的各個器官在體表都有自己相對應的部位，中醫稱之為反射區。對這些反射區進行相應刺激，則有助於祛病除邪，增強臟腑器官的生理功能，繼而調整身體氣血絮亂的狀況，有效增強身體的免疫能力，預防疾病的發生。

肝不好的人，就可以經常對手足的肝膽反射區進行刺激，有助於改善肝膽功能，預防肝膽疾病的發生。

❶ 按壓雙手的肝、膽反射區

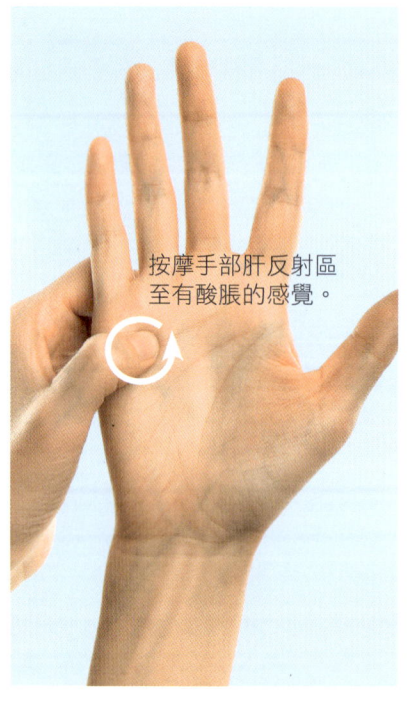

按摩手部肝反射區至有酸脹的感覺。

按摩手部膽反射區至有酸脹的感覺。

按摩方法 用左手拇指與食指捏住右手手掌部的肝反射區，按摩時力道儘量加重，但注意不要擦傷皮膚，以被按摩者能感覺到按摩部位有酸脹感為宜。

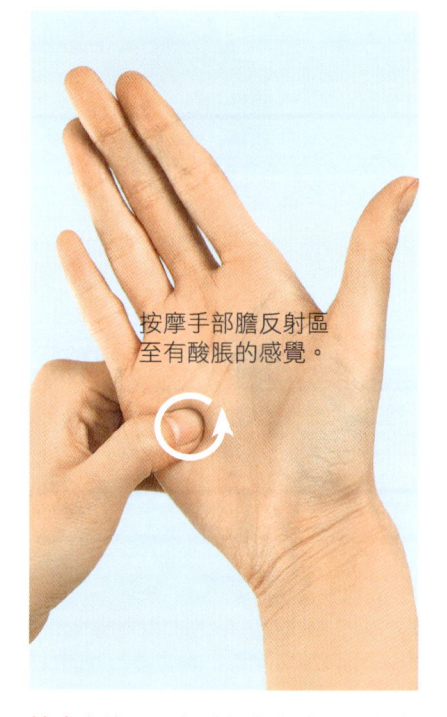

按摩方法 用左手拇指與食指捏住右手手掌部的膽反射區，按摩時力道儘量加重，但注意不要擦傷皮膚，以被按摩者能感覺到按摩部位有酸脹感為宜。

❷ 刮按雙足的肝、膽反射區

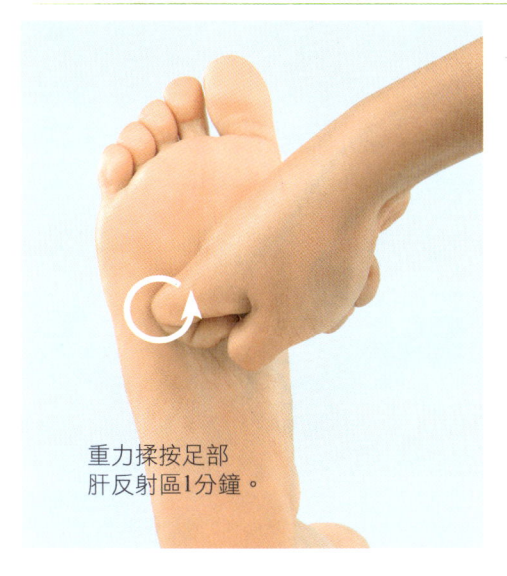

重力揉按足部
肝反射區1分鐘。

揉按足部
膽反射區1分鐘。

按摩方法 用食指關節重力揉按足部肝反射區1分鐘，也可用細木棍刺激。

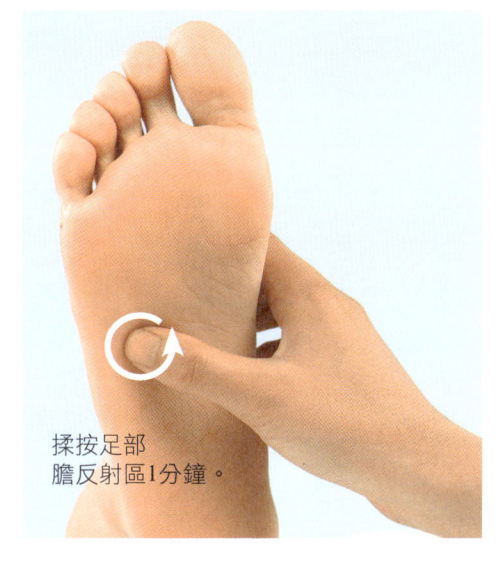

按摩方法 用拇指指腹揉按足部膽反射區1分鐘，也可用細木棍刺激。

❸ 按摩雙耳的肝膽區

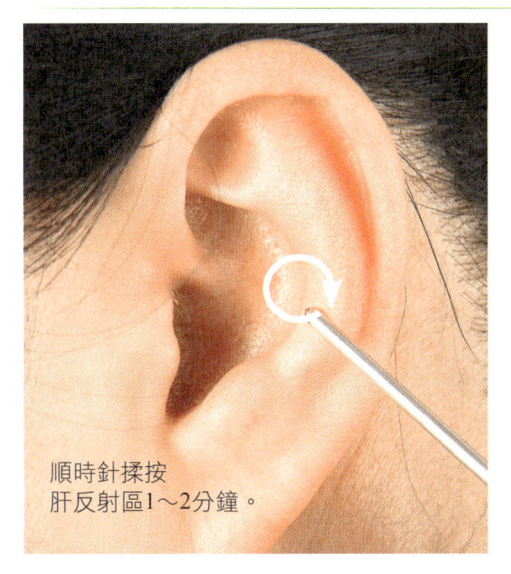

順時針揉按
肝反射區1～2分鐘。

順時針揉按
膽反射區1～2分鐘。

按摩方法 用食指或者按摩棒對準雙耳肝反射區，以順時針方向揉按，每次1～2分鐘。每日1次。

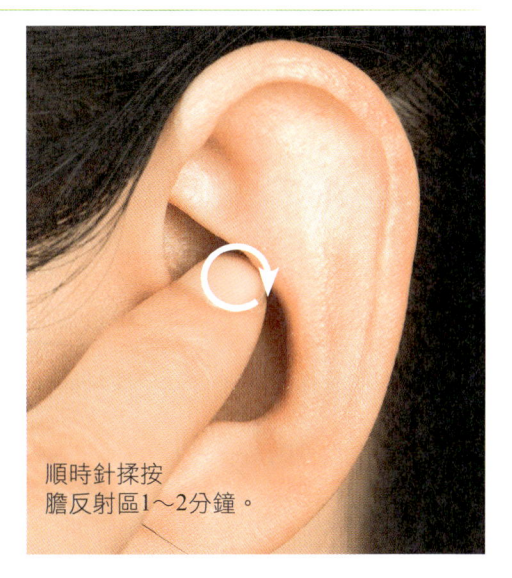

按摩方法 用食指或者按摩棒對準雙耳膽反射區，以順時針方向揉按，每次1～2分鐘。每日1次。

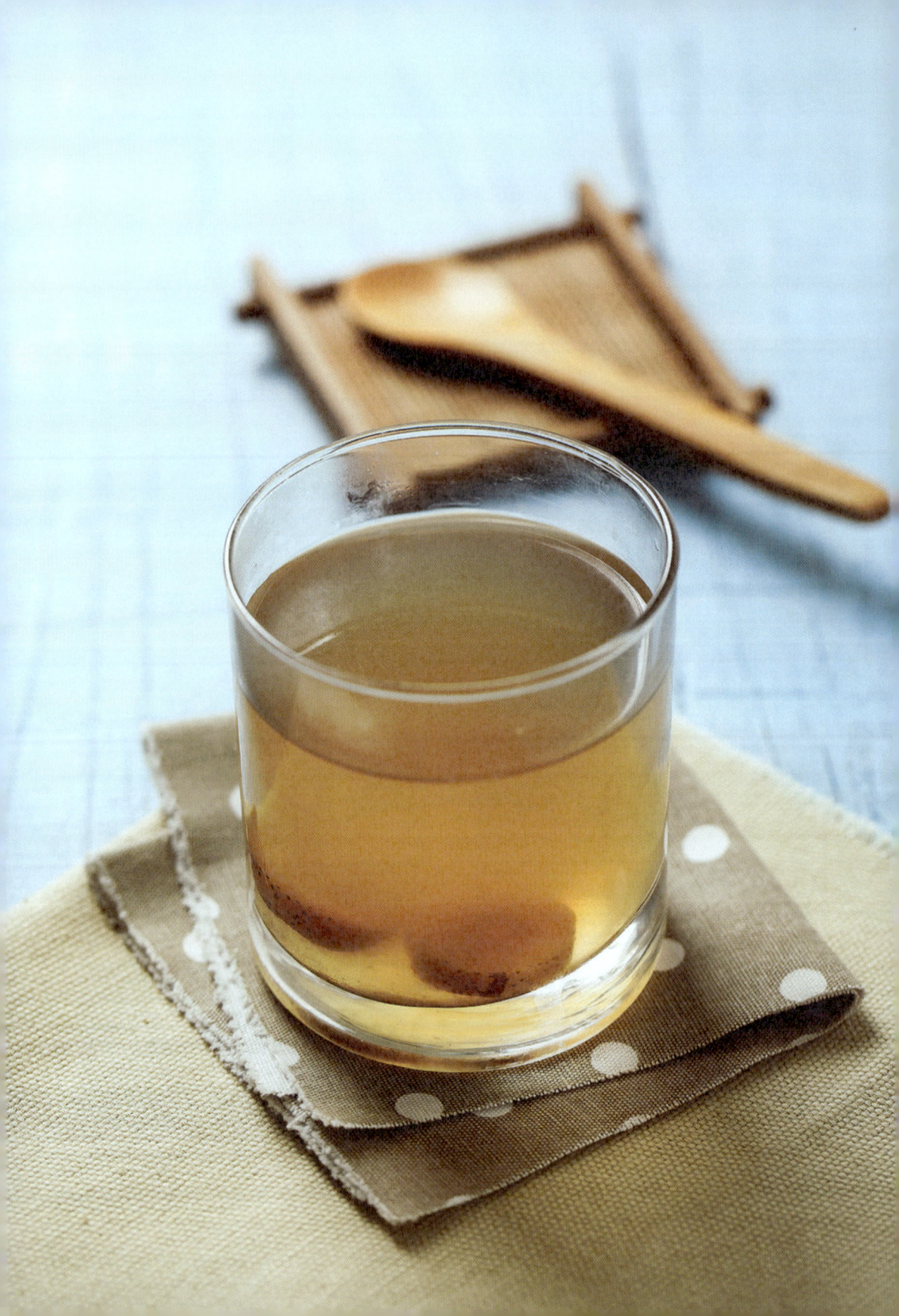

第五章

驅走肝臟亞健康

　　在體檢中肝臟並沒有問題，但是卻出現了眼睛乾澀、情緒不疏、頭痛等一系列不適症狀，這些症狀就是肝臟亞健康所導致。所謂的肝臟亞健康指的是肝臟還沒有達到在一般檢查及影像檢查可確診的病變程度，但是其自身的陰陽氣血已經出現絮亂，這種情況下我們就應該進行對症調養，這樣不僅能緩解各種身心不適的症狀，還能預防肝病的發生。

[需養肝血] 視物模糊

視物模糊是指看東西模糊不清。青少年多見於近視，中老年多為白內障。中醫認為「肝主目」，視物模糊多見於肝腎陰虛，久耗而傷陰，陰津耗損、氣血虧虛不能上榮於目，導致目失濡養而出現前述症狀。所以，治病的時候，要保障肝臟血及舒暢全身氣血。

❶ 枸杞泡水，滋腎、潤肺、明目

枸杞是家喻戶曉、藥食兩宜的中藥材，有滋補肝腎、明目、潤肺的功效。古代醫學家很早就發現了它的藥用價值，從漢代起就應用於臨床，並當作延年益壽的佳品，應用至今歷久不衰。《本草綱目》稱它「滋腎、潤肺、明目」。

用枸杞泡水或煲湯時，當中的營養物質較不能完全釋放出來，因此直接咀嚼枸杞是個不錯的選擇。

> 外邪實熱，脾虛有濕及泄瀉者忌服。

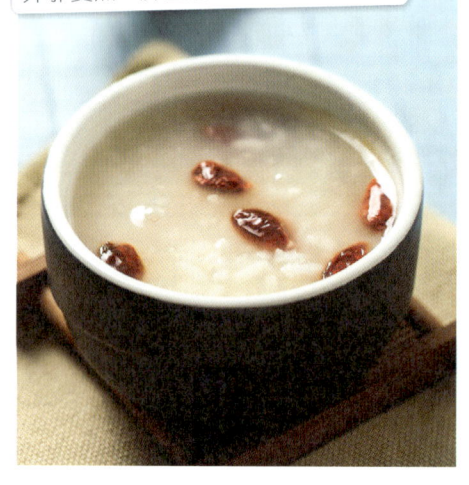

枸杞白米粥

材料｜枸杞30克，白米50克，紅糖、蜂蜜各適量。

做法｜將枸杞煮熟取汁，去渣，用汁加白米煮粥，食用時加紅糖、蜂蜜。

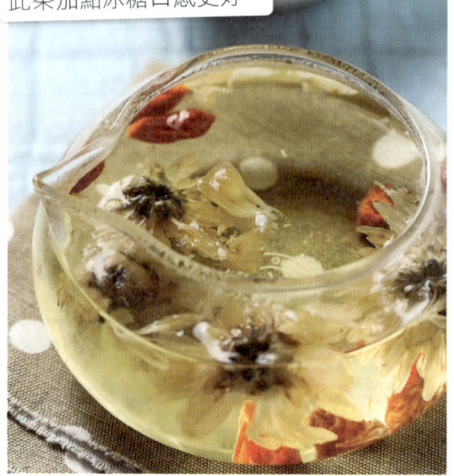

> 此茶加點冰糖口感更好。

菊花枸杞茶

材料｜杭白菊、枸杞各10克。

做法｜將杭白菊、枸杞加入大茶壺內，加熱水泡茶，代水飲。

❷ 多吃豬肝菠菜粥，保護眼睛

豬肝含有豐富的鐵、磷，是造血不可缺少的材料。中醫認為，豬肝具有補肝明目、養血的功效；菠菜具有補血止血、利五臟、通血脈、止渴潤腸、滋陰平肝、助消化等功效，也是養肝血的理想食物。因此，豬肝菠菜粥具有較好的養血功效，還可減輕頭暈目眩、改善月經失調等症狀。

需要注意的是，豬肝是豬體內最大的毒物轉接站與解毒器官，在烹調前，應將豬肝用鹽水反覆浸泡，以除去存留的有毒物質。

同樣的道理，其他的動物肝臟，比如羊肝、雞肝、鴨肝等，也可以減輕視物模糊症狀。

豬肝菠菜粥

材料｜豬肝200克，菠菜100克，白米50克，鹽適量。

做法｜
① 白米淘洗乾淨，加適量水以大火煮沸，煮沸後轉小火煮至米粒熟軟。
② 豬肝洗淨，切成薄片；菠菜去根和莖，留葉，洗淨，切成小段。
③ 將豬肝片加入粥中煮熟，下菠菜煮沸，加鹽調味即成。

● 豬肝切片後可以先氽一下水。

❸ 肝火旺引起視物模糊，吃苦瓜

苦瓜含有蛋白質、脂肪、各種胺基酸、苦瓜甙、維生素A等人體不可缺少的營養物質。中醫認為，苦瓜性味苦寒，有清暑祛熱、明目解毒、緩解勞乏、開胃進食、清肝排毒、清腸通便、美容減肥的功效。

苦瓜一般以炒食為主，也可以煮食、蒸食、燜食、燒湯、涼拌。苦瓜和豬肝搭配，清肝明目的功效最強。但低血糖患者、兒童和孕婦不宜長期大量食用苦瓜。

苦瓜炒豬肝

材料｜苦瓜125克，豬肝250克，醬油、香油、植物油、薑絲、鹽、黃酒、蒜各適量。

做法｜
① 苦瓜洗淨，切塊，加鹽醃製5分鐘去苦味；豬肝洗淨，切薄片，加黃酒、鹽醃製10分鐘，入滾水氽後瀝乾；蒜切末，待用。
② 炒鍋放油燒熱，下蒜末爆香，倒苦瓜塊翻炒，放醬油、黃酒略烹，倒入豬肝翻炒，淋香油，撒薑絲即成。

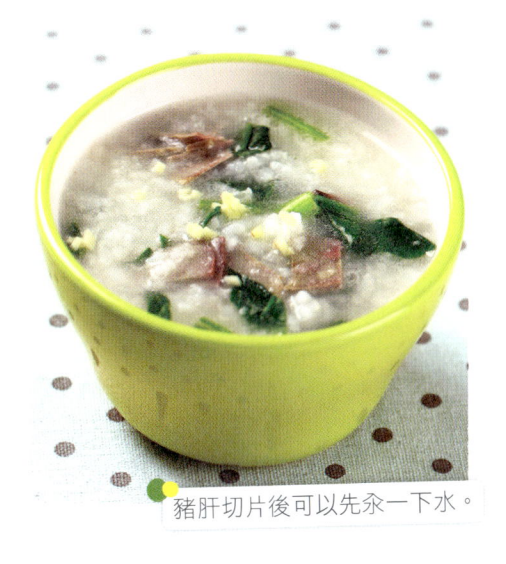

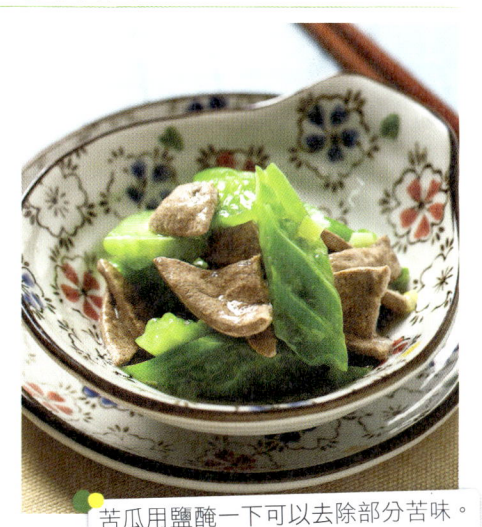

● 苦瓜用鹽醃一下可以去除部分苦味。

❹ 按摩眼周穴位

按揉睛明穴。

點按承泣穴。

點按四白穴。

點按絲竹空穴。

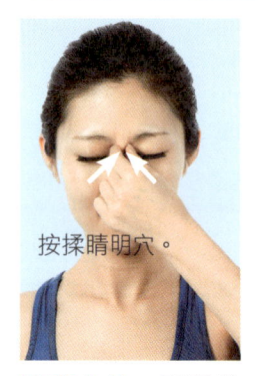

按摩方法 兩眼微閉，拇指和食指指尖分別點在兩側的睛明穴上，向內上方點，眼睛會產生比較強烈的酸脹感，堅持1～2分鐘，手指應一點一放進行。

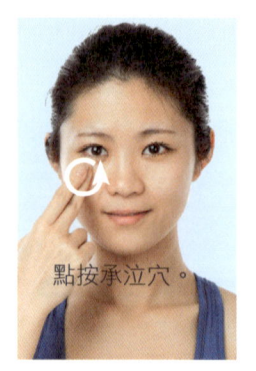

按摩方法 點按承泣穴，也可以把食指屈曲用指間關節來點揉，同樣能產生較強的酸脹感，這都是點穴時正常的感覺。

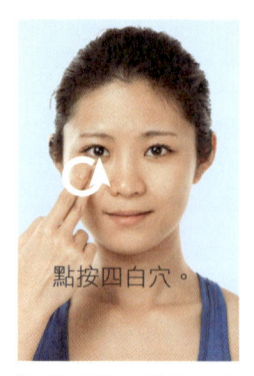

按摩方法 點按四白穴，按摩時要把力量加到能夠使局部產生酸脹的感覺，然後在力量不減輕的情況下，開始環形按揉。

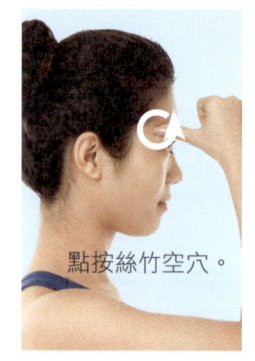

按摩方法 點按絲竹空穴，按摩時要把力量加到能夠使局部產生酸脹的感覺，然後在力量不減輕的情況下開始環形按揉。

❺ 按摩背部肝俞穴

　　肝俞穴有清瀉肝火、疏肝利膽、益肝明目的作用。按摩時以局部按壓有酸脹微痛感為準，用力不可過大，手法要輕柔緩和。每次持續10秒左右再放開，然後再按，時間以5分鐘為宜，每天一兩次，例如起床時或者睡覺前。

按摩方法 請親友協助拇指按住肝俞穴，每次持續10秒左右再放開，然後再按，時間以5分鐘為宜，每天一兩次。

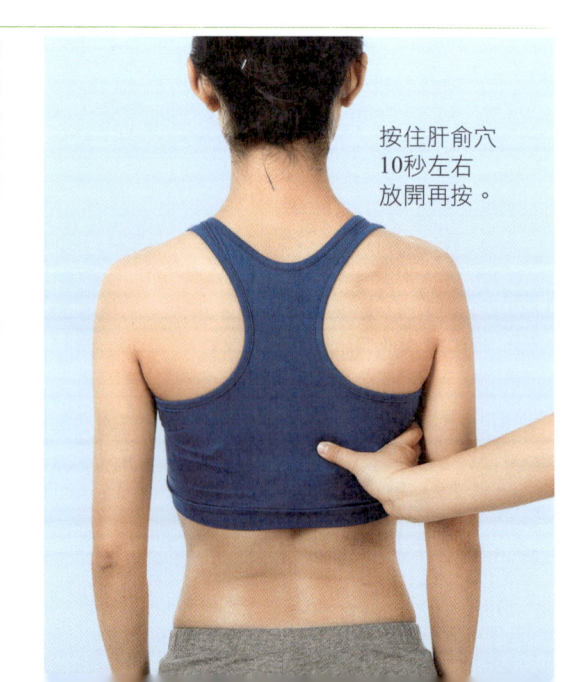

按住肝俞穴10秒左右放開再按。

❻ 按揉手部眼、肝反射區

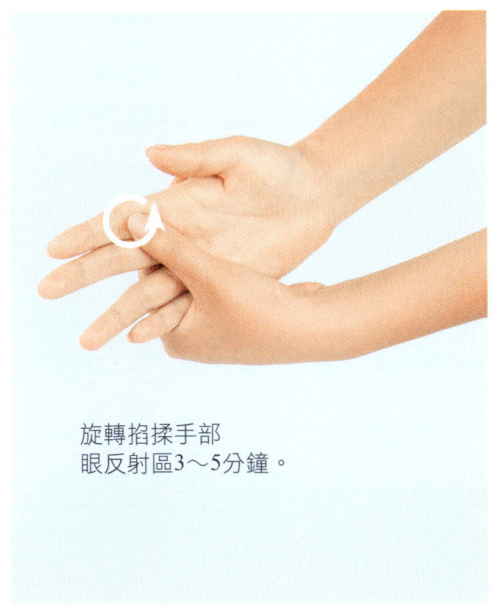

旋轉掐揉手部
眼反射區3～5分鐘。

重力推按手部
肝反射區3～5分鐘。

按摩方法 用拇指和食指來迴旋轉、掐揉手部眼反射區3～5分鐘，力道應儘量加重。按摩手部的眼反射區有明目潤睛、養血安神的作用，能緩解眼調節器官痙攣引起的不適症狀，對緩解眼部疲勞有良好作用。

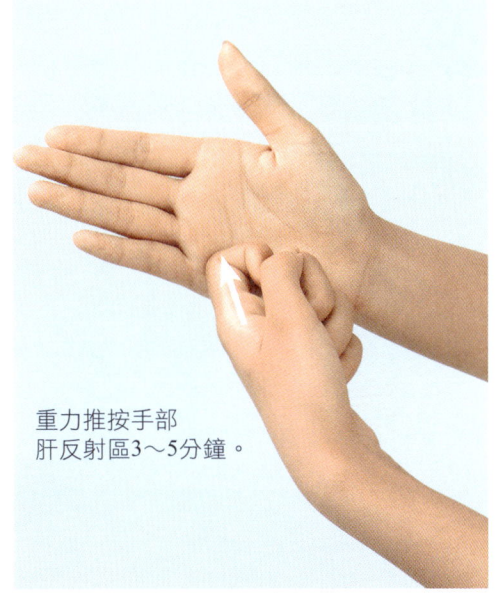

按摩方法 用食指關節重力推按手部肝反射區3～5分鐘。按摩時力道儘量加重，但注意不要擦傷皮膚，以能感覺到按摩部位的酸脹為度。按摩肝反射區有疏肝理氣的作用，可有效緩解眼部疲勞。

❼ 深夜1～3點一定要熟睡

《素問・五臟生成論》：「故人臥血歸於肝。目受血而能視，足受血而能步，掌受血而能握，指受血而能攝。」意思是說，人躺下休息時血歸於肝臟，眼睛得到血的滋養就能看到東西，腳得到血的滋養就能行走，手掌得到血的滋養就能把握，手指得到血的滋養就能抓取。

丑時是人體肝經循行的時間，所以要特別強調的是，丑時一定要睡眠，而且必須要「在這段時間內睡著」。所以一定要儘量在11點前就寢，此時肝膽都需要養護。退而求其次，如果在前一天晚上睡眠不好，就一定要在第二天找時間適當休息，這樣才養護肝臟。

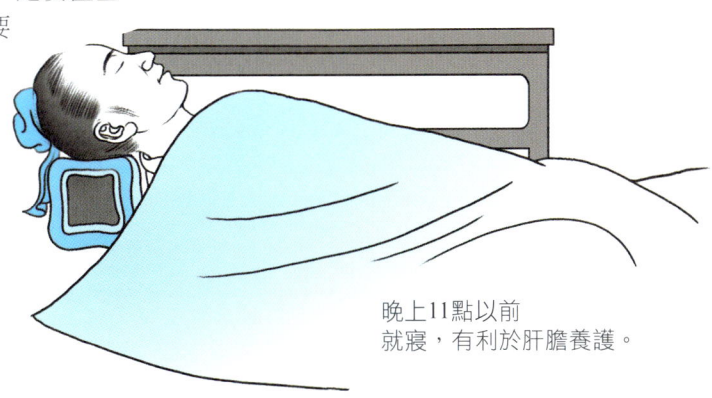

晚上11點以前就寢，有利於肝膽養護。

133

情志抑鬱　[疏肝理氣]

情志抑鬱往往與肝氣不疏有一定關係。中醫認為，肝主一身氣機的疏洩，若是肝氣不疏，則情志就會不暢通，由此導致心情抑鬱。另外，肝氣不疏還會導致上火，所以抑鬱症者往往火氣也比較大。情志抑鬱的主要症狀表現為悶悶不樂，不願說話，自覺思想遲鈍，易激動，好流淚，善太息，甚至悲觀失望。該症候群相當於中醫學的「鬱證」、「臟躁」等範疇。

❶ 每隔兩天吃1次橘核粥或飲橘核茶

橘核也就是橘的種子，有疏肝理氣的作用。對此，中醫古籍《本草匯言》中說橘核「疏肝，散逆氣」，這個逆氣也就是不舒暢的氣。透過疏肝，達到理氣活血的功效，使精神愉悅起來。

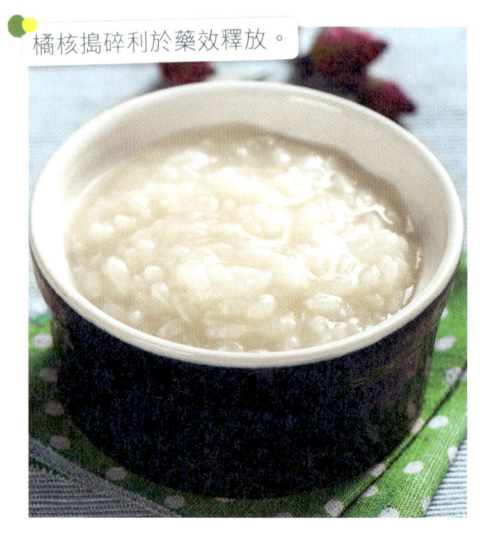

> 橘核搗碎利於藥效釋放。

橘核粥

材料｜橘核10克，玫瑰花6克，白米50克。

做法｜將橘核和玫瑰花洗淨，加水煎汁去渣，加入淘洗乾淨的白米，再適當加水，以常法煮粥，每日服2次，溫熱服食。

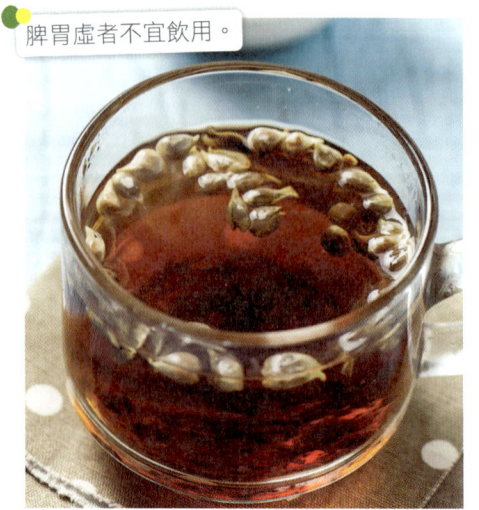

> 脾胃虛者不宜飲用。

橘核茶

材料｜橘核10克，紅糖適量。

做法｜橘核搗爛，放入茶杯內，衝入滾水，加蓋悶泡15分鐘，放入適量的紅糖調味，代茶飲用。

❷ 吃佛手玫瑰花粥，散滯氣

佛手為植物佛手的果實，中醫認為佛手具有疏肝的效用。疏肝能散滯氣，促進氣血的暢通運行，從而使情緒舒暢。疏肝的同時有助於健脾。健脾能促進氣血化生，加強滋養的功效，有助於增強體質，預防肝臟病變。

玫瑰花也具有疏肝功效，中醫古籍《食物本草》中有這樣的記載：「益肝膽，闢邪惡之氣，食之芳香甘美，令人神爽。」總之玫瑰花不僅能補血養肝，還能行血理氣，適合肝狀況不佳者使用食療。

佛手玫瑰花粥

材料｜玫瑰花、佛手各5克，白米100克。

做法｜

① 白米淘洗乾淨。
② 佛手、玫瑰花一同放入砂鍋中，加適量清水，大火煮沸，轉小火煎20分鐘。
③ 白米煮粥，待快要煮熟時將藥汁倒入，再次煮沸，即可食用。

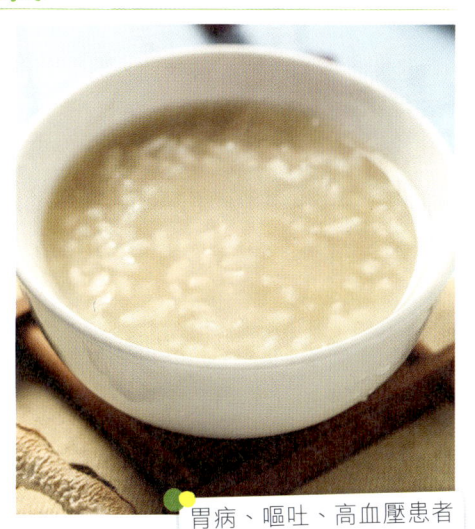

胃病、嘔吐、高血壓患者也適宜食用。

❸ 生地丹皮粥，降火解鬱

中醫認為，經常情緒不舒暢，或者是患有某種肝病，自我心理調節能力弱的話就容易導致肝氣鬱結，氣不能正常升降出入。氣的循行受到影響，鬱結的時間長了，就會轉化為肝火。肝氣不疏、肝火偏旺的人也會出現情緒不舒的症狀。若還兼有心煩易怒、失眠等症狀，則可以食用生地丹皮粥。生地和丹皮都具有清熱涼血、益陰生津之功效，有助於降火解鬱。

生地牡丹皮粥

材料｜生地、牡丹皮各10克，玫瑰花5克，白米100克。

做法｜

① 生地、牡丹皮放入砂鍋中，加適量清水，大火煮沸，轉小火煎20分鐘，取藥汁。
② 白米淘洗乾淨，煮粥。
③ 等快要煮熟時，將藥汁倒入，再次煮沸，即可食用。

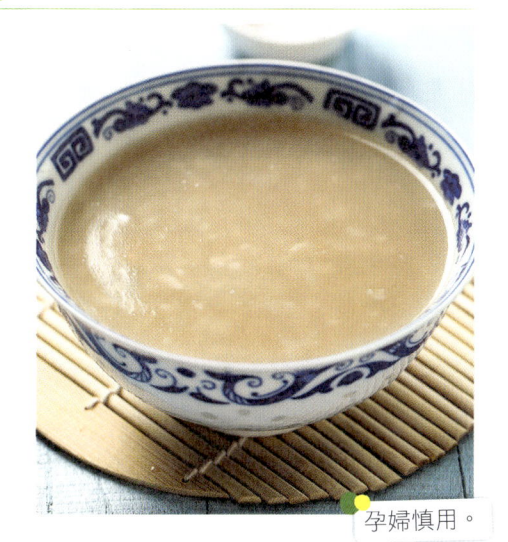

孕婦慎用。

❹ 用中藥佛手研碎敷貼湧泉穴

肝火旺的人情緒不疏，到了夜晚肝火降不下去，還會擾亂心神，使人難以入睡。睡眠不好的人，身體抵抗能力下降，也不利血液潛藏以養肝，同時也加重心情的煩躁感。睡眠不好、心情不疏的人可以用佛手敷貼湧泉穴，能發揮疏肝理氣、降火養肝、滋陰強肝等功效。

敷貼方法 睡前將佛手和青皮各15克，研碎，用醋調勻，放在湧泉穴上，用紗布包好，第二天起床去掉即可。

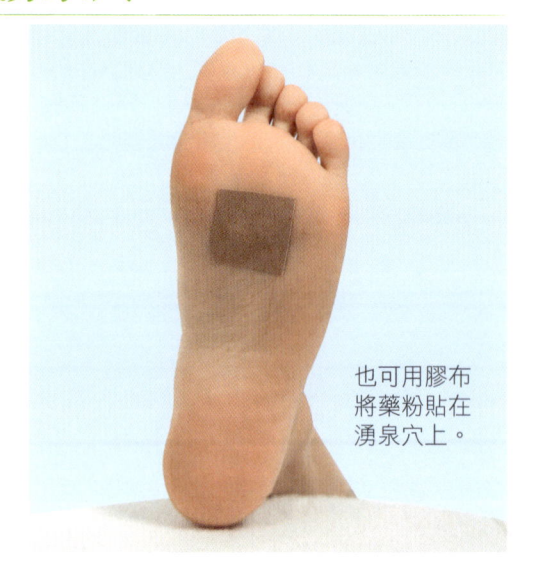

也可用膠布將藥粉貼在湧泉穴上。

❺ 按摩百會穴、太陽穴安神定志

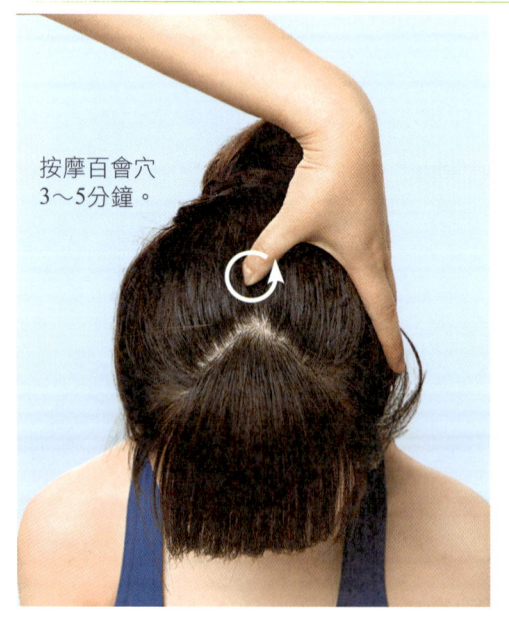

按摩百會穴3～5分鐘。

按摩太陽穴3～5分鐘。

按摩方法 拇指按摩百會穴3～5分鐘，每天一兩次。

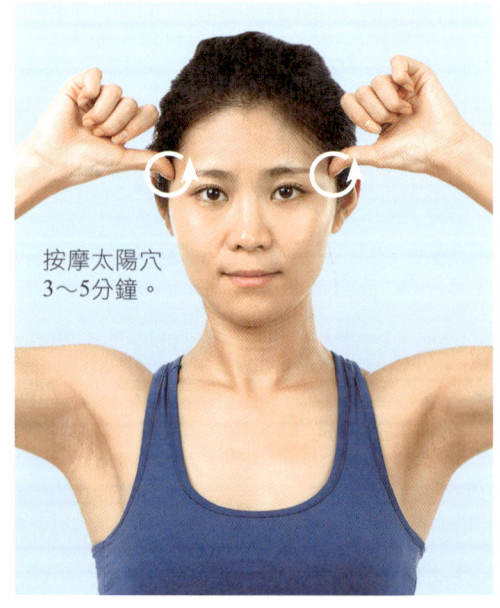

按摩方法 拇指按摩太陽穴3～5分鐘，每天一兩次。

❻ 刮心俞穴、肝俞穴

　　使用刮痧板由上而下刮心俞穴、肝俞穴，每次可刮3～5分鐘，有助於安心神、疏肝理氣，對於失眠、健忘、情緒不舒都有一定的改善作用，也有助於促進肝病好轉，增強肝臟的生理功能。刮痧的時間不宜過長，否則會耗損正氣，也不要強求出痧。刮痧後可以喝一杯熱水，補充消耗的津液。

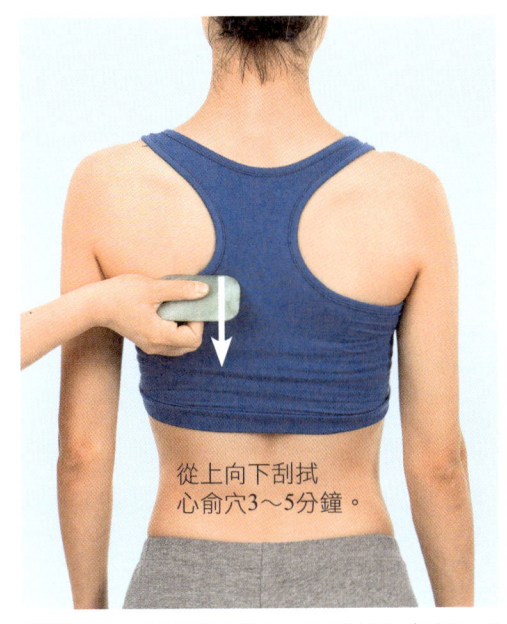

從上向下刮拭心俞穴3～5分鐘。

從上向下刮拭肝俞穴3～5分鐘。

刮痧方法　用面刮法從上向下刮拭心俞穴3～5分鐘。

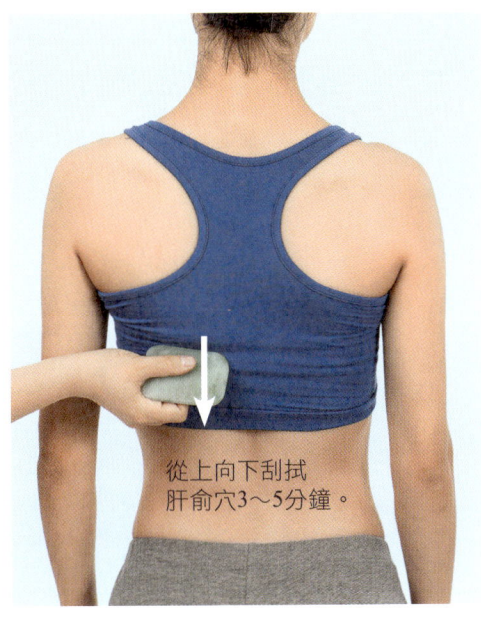

刮痧方法　用面刮法從上向下刮拭肝俞穴3～5分鐘。

❼ 藥枕有一定的寧心安神功效

　　心情不舒的人也可以將具有疏肝理氣功效的藥物裝入枕頭枕著，能改善心情，還能促進睡眠。藥枕用布宜選用鬆軟、透氣性好的棉布。

玫瑰花枕　將玫瑰花和月季花曬乾，用其做成枕頭即可。肝火旺也可以加些菊花，能更清肝寧神。

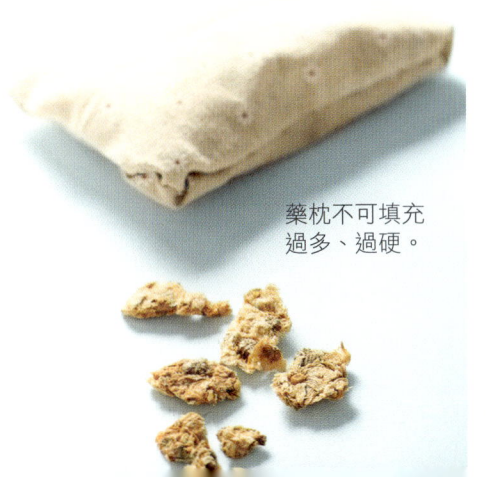

藥枕不可填充過多、過硬。

容易發怒

[清降肝火]

中醫認為，「怒」這種不良情志是由肝所主，若是肝氣不疏，肝火偏旺，人就容易動怒。肝火偏旺有兩種，一種是實實在在的火，也就是中醫裡面所說的實火，患者一般會出現急躁易怒、頭暈脹痛、面紅目赤、口苦口乾、大便祕結、小便短黃等症狀。虛火的話與肝陰、肝血不足有一定關係，可以透過滋陰的方法來降火。

❶ 綠豆煮湯、熬粥

綠豆是一種比較常見的食材，中醫認為綠豆主入肝經，其性寒，主要功效為清熱解毒。綠豆不僅僅能除肝經濕熱，還能幫助肝臟排毒。濕、熱、毒一除，肝臟輕鬆，心情自然也好。

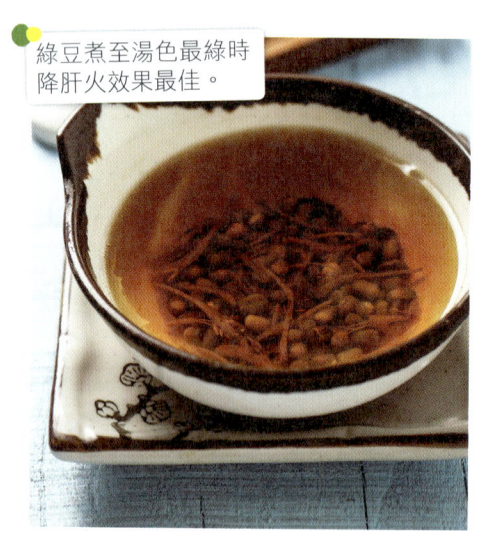

綠豆煮至湯色最綠時降肝火效果最佳。

綠豆金銀花湯

材料｜金銀花15克，綠豆60克，紅糖適量。
做法｜先將金銀花煎水，去渣，入綠豆煮至熟爛，再加入紅糖即可。

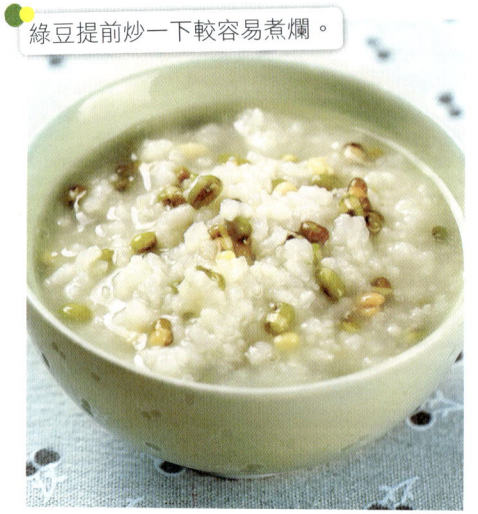

綠豆提前炒一下較容易煮爛。

綠豆粥

材料｜綠豆50克，白米100克。
做法｜將綠豆淘洗乾淨，提前浸泡1個小時。白米淘洗乾淨。二者一起煮粥，煮熟即可食用。

❷ 用菊花粥來降火解毒

　　菊花味甘苦，性微寒，能夠散風清熱，還具有一定的解毒殺菌功效。肝火偏旺容易發怒的人，可以每天吃一碗菊花粥，能讓怒氣消下去。用菊花進行食療，還能改善肝火偏旺所導致的口乾、目澀、身熱等症狀。同時菊花還能發揮一定的防輻射效果。上班族、熬夜族，容易眼睛腫脹，可以用菊花茶塗抹於眼睛的四周，能夠發揮消除水腫的作用。

菊花粥

材料 | 菊花10克，白米100克。

做法 | 先將菊花洗淨，加適量清水煎煮30分鐘，去渣取汁，加入淘洗乾淨的白米及適量清水，小火慢熬成粥即可食用，也可以加適量的冰糖調味。可常食。

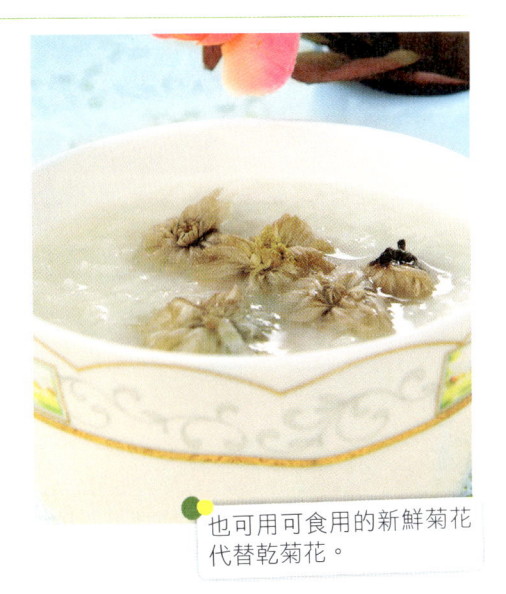

● 也可用可食用的新鮮菊花代替乾菊花。

❸ 飲食上吃點苦菊

　　苦菊味苦，能發揮清熱降火、殺菌消炎之效，所以黃疸型肝炎患者適合食用。苦菊維生素C、胡蘿蔔素的含量比較高，有助於增強肝臟的免疫能力，促進肝病好轉。苦菊涼拌或者清炒均可，均能發揮較好的養肝護肝作用。口苦、易怒、焦慮、燥熱、便祕的肝火旺者均可食用。

　　苦菊雖然能降肝火，但是其性寒，並且還有一定的通便功效，所以脾胃虛寒容易腹瀉的人不宜食用。

涼拌苦菊

材料 | 苦菊500克，蒜末、香油、鹽各適量。

做法 | 苦菊洗淨，用滾水焯一下。蒜末、香油、鹽放到小碟中。撒到苦菊上，拌勻即可食用。

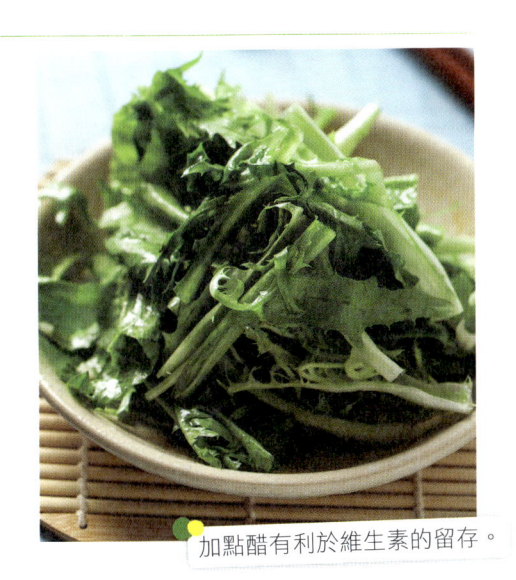

● 加點醋有利於維生素的留存。

❹ 按摩足上的太衝穴、湧泉穴

　　足上的太衝穴是肝經上的穴位，這個穴位的主要功效是降肝火，不管是虛火還是實火，都可以對這個穴位進行刺激，以達到養肝強肝的效果。肝經火旺，動不動就火大的人按揉太衝穴的同時，湧泉穴也是不能忽略的，對湧泉穴同時進行刺激能滋腎養肝，腎陰足則肝陰不易虛，這樣肝中也就無火氣。

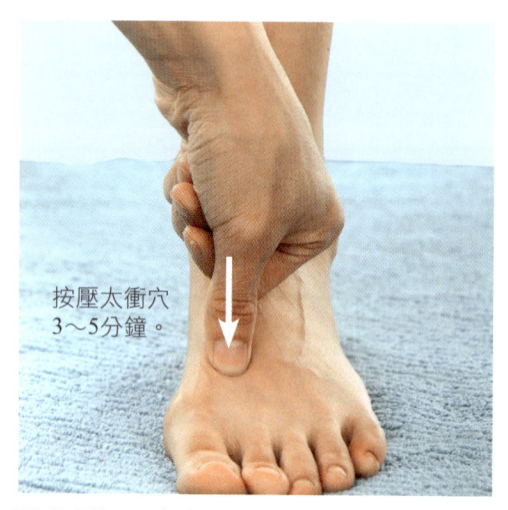

按壓太衝穴3～5分鐘。

按壓湧泉穴3～5分鐘。

按摩方法　用拇指按壓太衝穴3～5分鐘。

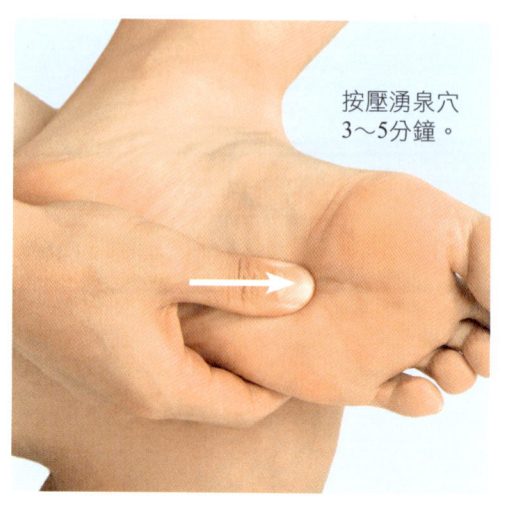

按摩方法　用拇指按壓湧泉穴3～5分鐘。

❺ 推按手足上的肝膽反射區

　　經常推按手足上的肝膽反射區，也能發揮降火、養護肝臟的功效，不但有助於情緒舒暢，也有助於增強肝臟功能，促進肝病的好轉。只需要用拇指的指腹從下往上推即可，每次可推3～5分鐘。

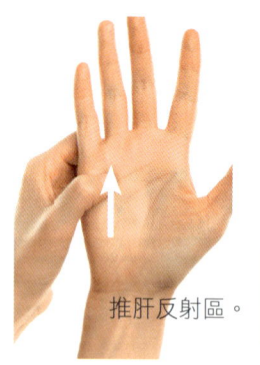

推肝反射區。

推膽反射區。

推肝反射區。

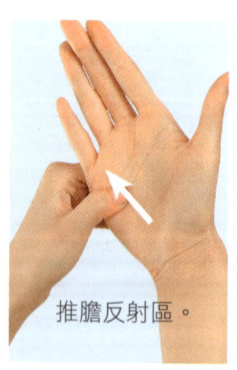

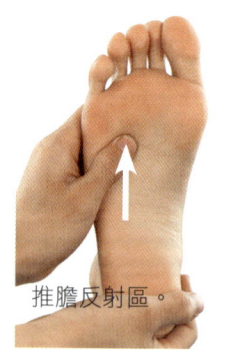

推膽反射區。

按摩方法　用拇指的指腹從下往上推肝反射區3～5分鐘。

按摩方法　用拇指的指腹從下往上推膽反射區3～5分鐘。

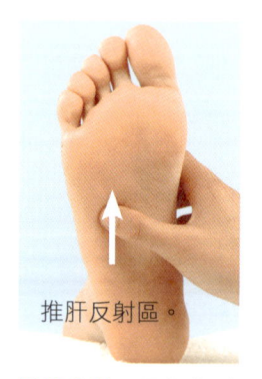

按摩方法　用拇指的指腹從下往上推肝反射區3～5分鐘。

按摩方法　用拇指的指腹從下往上推膽反射區3～5分鐘。

❻ 按揉頭上的穴位

　　易發怒的人容易出現頭痛、頭暈、胸悶、失眠等情況，這時就可以對頭上的太陽穴、印堂穴、百會穴等穴位進行按壓。對這些穴位進行按壓能發揮清心除煩、健腦醒神、安神定志的作用，可有效改善肝火旺、怒氣上逆導致的多種不適症狀。

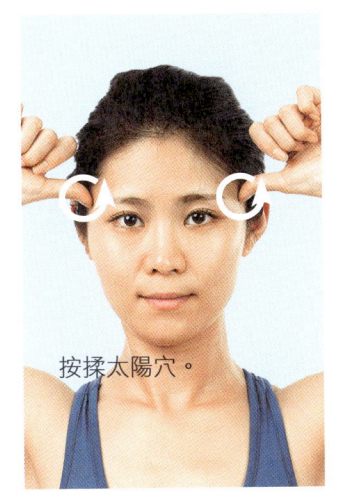

按揉太陽穴。

按揉百會穴。

按揉印堂穴。

按摩方法　用拇指按揉太陽穴3～5分鐘。

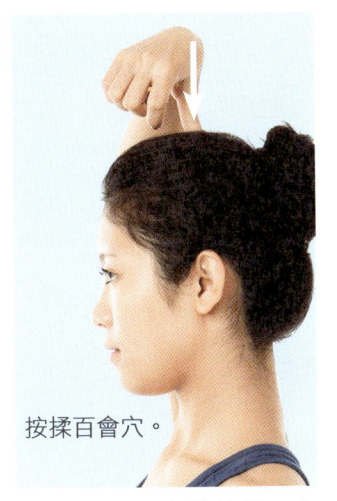

按摩方法　用拇指按揉百會穴3～5分鐘。

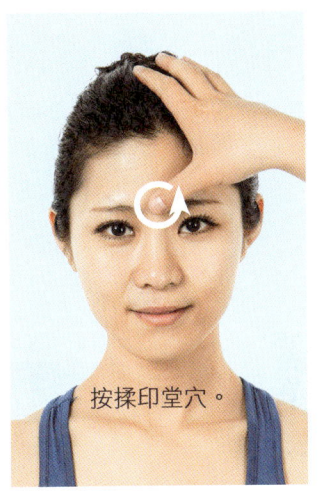

按摩方法　用拇指按揉印堂穴3～5分鐘。

❼ 在背部膀胱經走罐

　　膀胱經貫通整個人體，根據「經絡所過，主治所及」的原理，可以推斷出膀胱經能治療從頭到腳的多種疾病，諸如頭面部、腰背部、足部等均可。膀胱經上還有很多背俞穴，其中包括肝俞穴、膽俞穴等，這些背俞穴是臟腑病理的反應點，調節相應臟腑的效用很好。肝火重，容易發火的人，將火罐點燃，沿著膀胱經走罐，可以降火排毒、健腦醒神、安神定志。

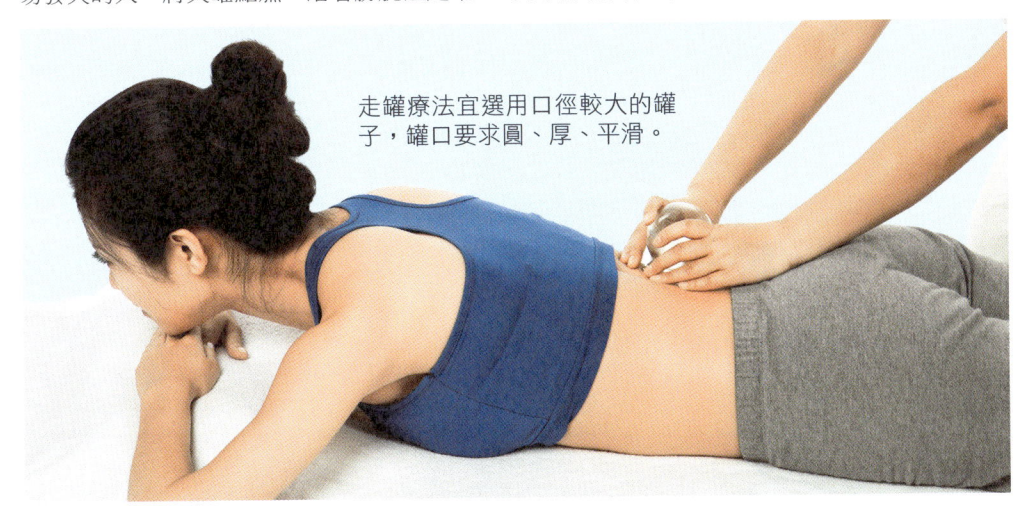

走罐療法宜選用口徑較大的罐子，罐口要求圓、厚、平滑。

頭暈頭痛

[滋肝降火]

肝貯藏血液，同時肝還具有行氣血的功能，能為頭部提供充足的營養。若是肝血不足，頭部失養，就容易出現頭暈頭痛的問題，這樣的患者往往還會有心悸、失眠、多夢。若是頭暈頭痛是因肝火上衝所導致的，患者會出現煩躁、眼乾、口乾等症狀，因此可以根據實際情況來對症調養。

❶ 夏枯草清熱止痛的效果比較好

頭暈頭痛不僅僅與氣血不足有關係，還與肝火偏旺有一定關係。肝火上衝於頭，就會導致頭痛。一旦肝火偏旺，就一定要想辦法清除肝火。清除肝火，緩解頭痛，可以用中藥夏枯草進行食療。夏枯草性寒，具有清瀉肝火、散結消腫、清熱解毒、涼血止血的功效，治療肝火偏旺導致的頭目眩暈有較好效用。夏枯草還能降脂降壓，也適合脂肪肝患者和高血壓患者用其食療。夏枯草還有抵制癌細胞的作用，也可以作防癌抗癌之用。

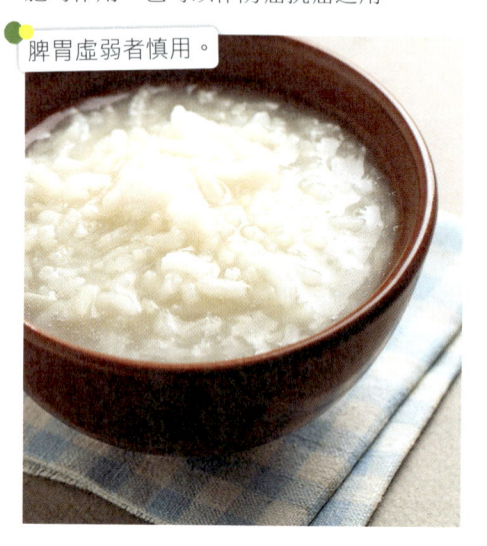

> 脾胃虛弱者慎用。

夏枯草粥

材料｜夏枯草20克，白米50克，蜂蜜適量。

做法｜
① 夏枯草放入砂鍋中，加適量清水，大火煮沸，轉小火煮20分鐘，取汁。
② 白米淘洗乾淨，煮粥，煮熟後倒入藥汁，放入適量的蜂蜜調味即可食用。

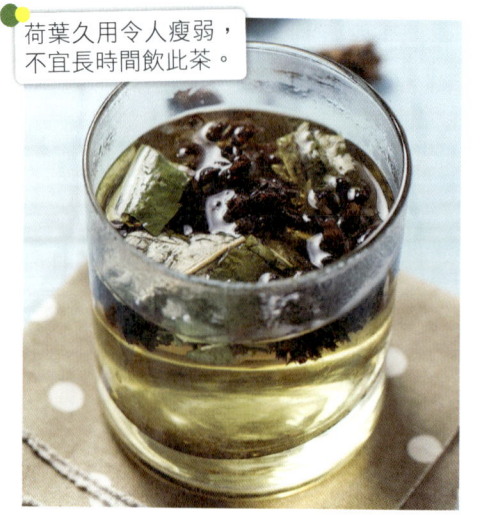

> 荷葉久用令人瘦弱，不宜長時間飲此茶。

夏枯草茶

材料｜夏枯草10克，荷葉6克。

做法｜夏枯草與荷葉一起放入茶杯中，用適量滾水沖泡，悶5分鐘即可飲用。

❷ 紅棗枸杞烏骨雞湯，滋陰補血

紅棗能補血，還能促進受損肝細胞再生，是肝病患者少不了的食材。枸杞是一味常用中藥，中醫認為枸杞能治療陰虛、補肝血、強健肝腎。烏骨雞也是常用的滋陰補腎食物，中醫認為腎陰能助肝陰，所以用烏骨雞進行食療對肝腎有益。前述三者一起燉湯，養肝血、滋肝陰功效顯著，對於頭暈、健忘、目眩、目昏多淚也有明顯改善的調理功效。

紅棗枸杞烏骨雞湯

材料 | 紅棗5枚，枸杞20粒，烏骨雞半隻，薑片、料酒、鹽各適量。

做法 |
① 紅棗洗淨去核。
② 枸杞洗淨。
③ 烏骨雞處理乾淨，剁塊後用滾水汆一下。
④ 將準備好的材料一同放入砂鍋中，加適量清水，烹入料酒，放入薑片，大火煮沸，轉小火煮1個小時，加適量的鹽調味即可食用。

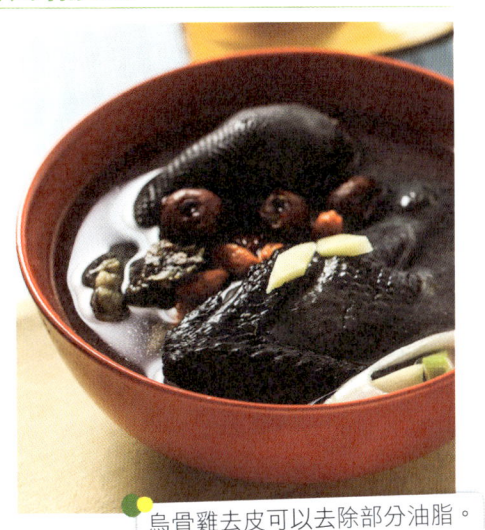

> 烏骨雞去皮可以去除部分油脂。

❸ 用苦丁泡茶喝，散風熱、清頭目

如果你在生活中急躁易怒，晚上經常做噩夢，並且經常頭痛的話就可以用苦丁泡茶喝。苦丁具有散風熱、清頭目、除煩渴的作用，可以改善肝火旺導致的頭痛、牙痛、目赤等症狀。苦丁雖然能降火止痛，但是苦丁性寒，所以脾胃虛寒、體寒的人不宜食用。

苦丁茶

材料 | 苦丁3根。
做法 | 用滾水沖泡飲用。

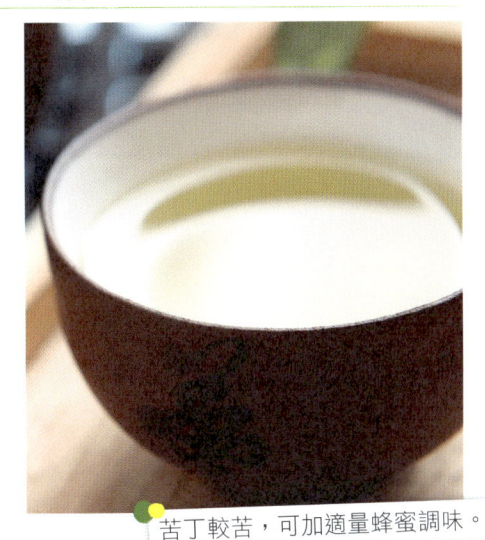

> 苦丁較苦，可加適量蜂蜜調味。

❹ 按摩風池穴、風府穴

　　風池穴和風府穴都具有祛風除熱、散濕止痛的功效，對於頭暈頭痛都有較好效用。因為這兩個穴位離頸椎比較近，所以經常對這兩個穴位進行刺激，有助於促進氣血循環，放鬆頸部肌肉，有助於預防頸椎病的發生。因為其疏散風熱的功效比較強，中老年人對其經常刺激，還能預防中風。

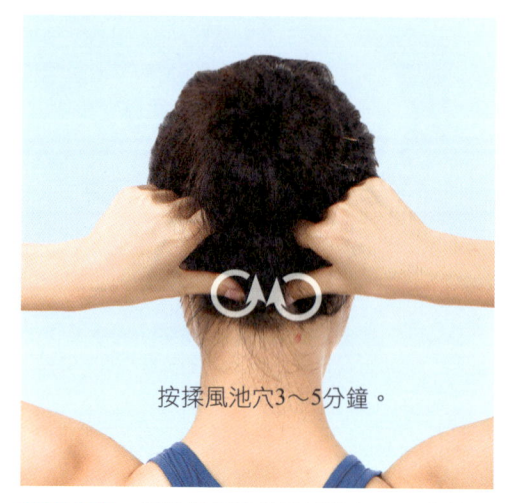

按揉風池穴3～5分鐘。

按揉風府穴3～5分鐘。

按摩方法　用拇指指腹按揉風池穴3～5分鐘。

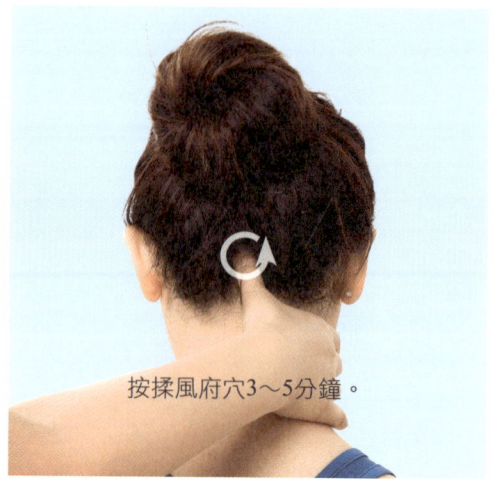

按摩方法　用拇指指腹按揉風府穴3～5分鐘。

❺ 按摩手足上的大腦、小腦和腦幹、三叉神經

　　頭暈頭痛的話也可以經常按揉手足的大腦、小腦和腦幹、三叉神經反射區，能發揮止痛提神的功效。

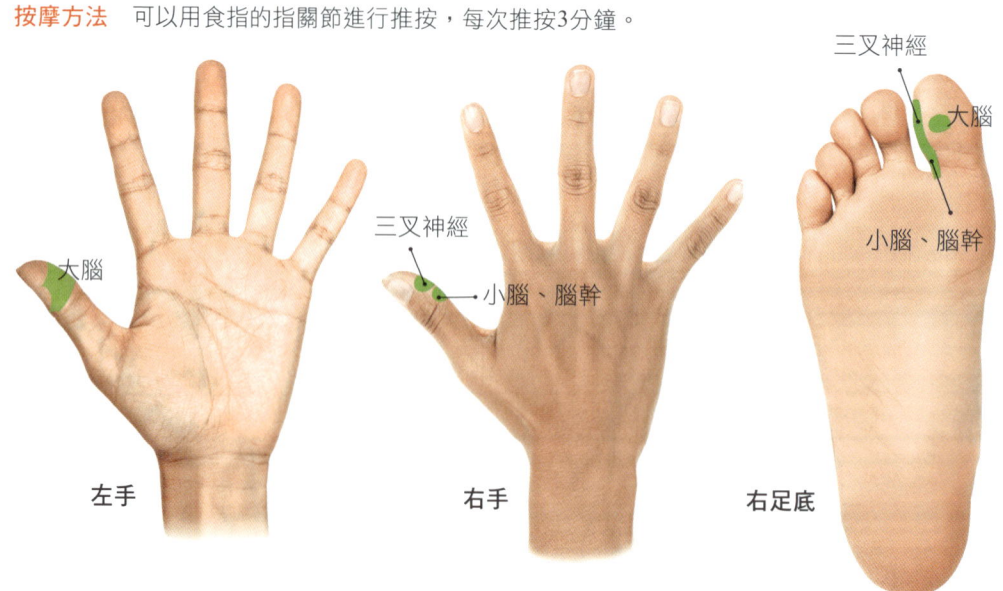

按摩方法　可以用食指的指關節進行推按，每次推按3分鐘。

大腦

三叉神經
小腦、腦幹

三叉神經
大腦
小腦、腦幹

左手　　　　　右手　　　　　右足底

❻ 在頭部相關穴位刮痧

經常頭暈頭痛的患者，可以在頭部的百會穴、太陽穴、印堂穴等穴位處刮痧。在百會穴刮痧的話可以由上而下刮，在太陽穴、印堂穴處刮痧的話可以由裡向外刮，用力應適中。在上述穴位所在處刮痧，能促進頭部的氣血循環，對於改善頭痛有一定的幫助。也可以用刮痧板的一角對上述穴位進行按揉，也能發揮良好的功效。

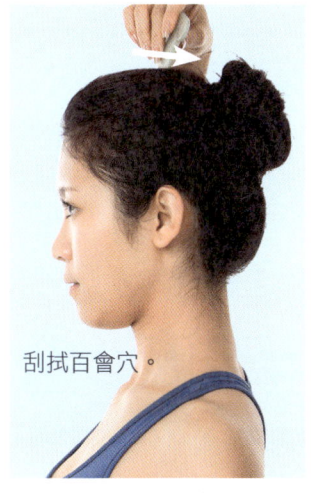

刮拭百會穴。

刮拭太陽穴。

刮拭印堂穴。

刮拭方法 用面刮法由上而下刮拭百會穴1～3分鐘。

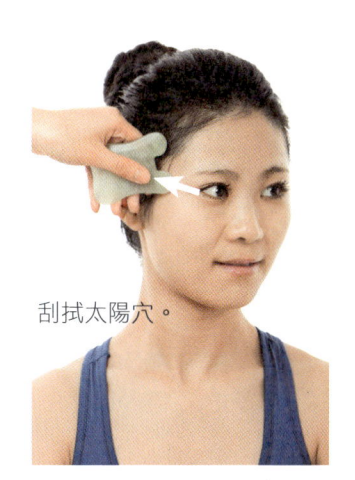

刮拭方法 用面刮法由內而外刮拭太陽穴1～3分鐘。

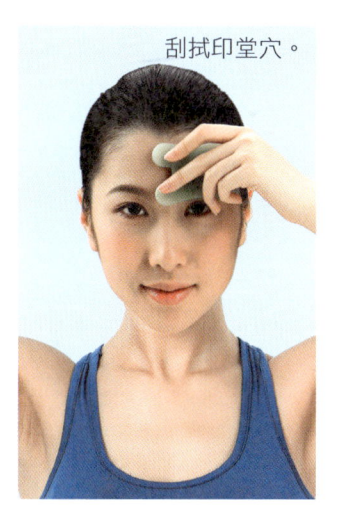

刮拭方法 用面刮法由內而外刮拭印堂穴1～3分鐘。

❼ 用菊花水擦洗頭部

頭痛患者除了頭痛外，還兼有火氣旺、目赤等問題，特別是生氣時頭痛會有加重的情況。這表明頭痛和肝火旺有關。這樣的患者可以用菊花水擦洗前額及太陽穴，經常進行擦洗，能發揮息風降火作用，對於緩解頭痛有所幫助。

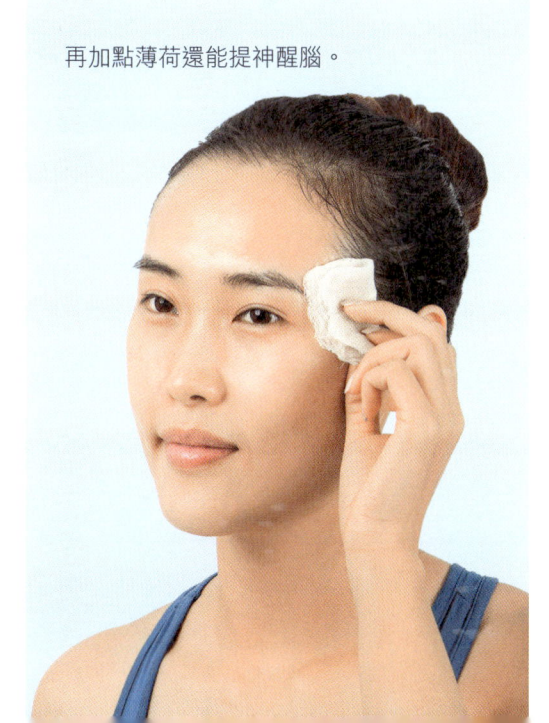

再加點薄荷還能提神醒腦。

掉髮　[養血清熱]

掉髮臨床表現為頭髮突然成片掉落或經常掉落，伴隨頭皮發亮、頭部痛癢、白屑、頭髮枯黃或油膩、易折斷等症狀，多見於中、青年人群。中醫認為掉髮與肝血不足、肝氣不疏、肝火偏旺導致的頭髮失養均有一定關係，可以從疏肝健脾、補肝養血等方法著手進行調理。另外，容易經常掉髮的人也應注意補腎，只有肝腎同養，才能從根本上解決掉髮的問題。

❶ 百合綠豆湯、百合蓮子羹換著吃

綠豆是一種比較常見的食材，中醫認為綠豆主入肝經，其性寒，可以清熱解毒、利濕，對於清除其他的熱症也是有一定幫助的。主要能發揮清熱功效為綠豆皮，所以食療的時候不要將皮去掉。也不需要煮太熟爛，只需要略煮半熟即可。

除了綠豆外，也可以多吃些蓮藕。中醫認為蓮藕具有開胃清熱，滋補養性，微甜而脆，可生食也可做菜，有較高的營養價值，是婦孺童嫗、體弱多病者上好的食物。

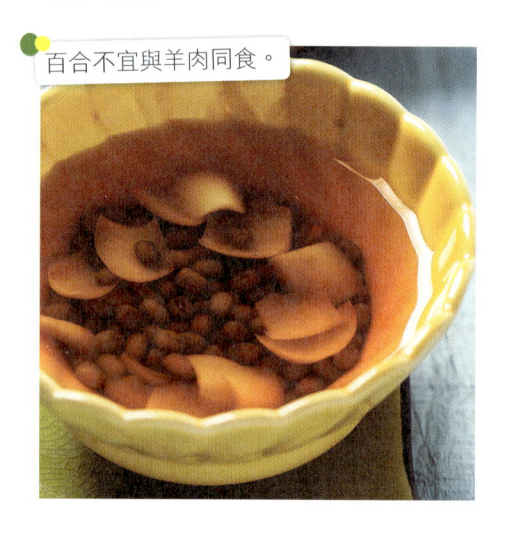

百合不宜與羊肉同食。

百合綠豆湯

材料｜鮮百合50克，綠豆200克，冰糖適量。

做法｜
① 將綠豆洗淨，百合掰開去皮，一起放入砂鍋內。
② 加適量水，大火煮沸，改用小火煲至綠豆開花，加入冰糖調味即可食用。

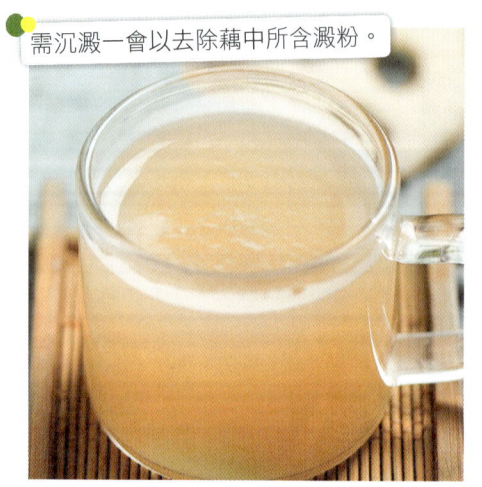

需沉澱一會以去除藕中所含澱粉。

秋梨白藕汁

材料｜秋梨、白藕各250克。

做法｜
① 將洗淨的秋梨去皮、核。
② 白藕去節，兩者等量切碎，以潔淨的紗布絞擠取汁，分次服完，每日2次。

❷ 多吃紅棗黑芝麻粥，補血養髮

對於紅棗的作用，李時珍在《本草綱目》中說：「棗味甘、性溫，能補中益氣、養血生津。」正因為紅棗能補脾胃、益氣血，所以氣血不足的人可常食。紅棗中胡蘿蔔素、維生素、鐵、鈣、磷等物質均比較豐富，能滿足人體對多種營養素的需求，比較適合身體虛弱、頭髮掉落者。用紅棗進行食療的時候可以搭配一些黑芝麻，有助於補腎氣、益腎精，預防掉髮的效果更好。

黑芝麻紅棗粥

材料｜白米100克，黑芝麻20克，紅棗5枚，白砂糖適量。

做法｜
① 黑芝麻下入鍋中，用小火炒香，研成粉末以備用。
② 紅棗洗淨去核，撕小塊。
③ 白米淘洗乾淨。
④ 用白米和紅棗一起煮粥，煮熟後加入黑芝麻末，再次煮沸，加適量的白砂糖調味即可。

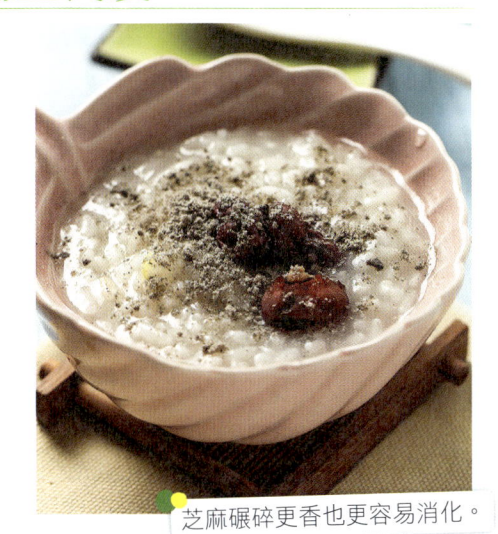

芝麻碾碎更香也更容易消化。

❸ 肝氣不疏，氣血循環差可以吃芹菜

芹菜是綠色食材。在五色蔬果中，綠色蔬果最養肝。綠色蔬果中含有大量纖維素，能促使腸胃蠕動，協助體內廢棄物的代謝，減輕肝負擔。芹菜具有一定的疏肝理氣效果，還能清降肝火。另外芹菜含鐵量比較高，補血的效果也較好，為此肝氣不疏、肝火偏旺掉髮患者可經常食用芹菜。

涼拌芹菜

材料｜鮮嫩芹菜500克，香油、鹽、醋、蒜末各適量。

做法｜
① 將芹菜葉揀淨，削去毛根，洗淨切成段。
② 入滾水鍋裡焯一下，過一下涼水，將香油、蒜末、醋、鹽等放入，拌勻即可食用。

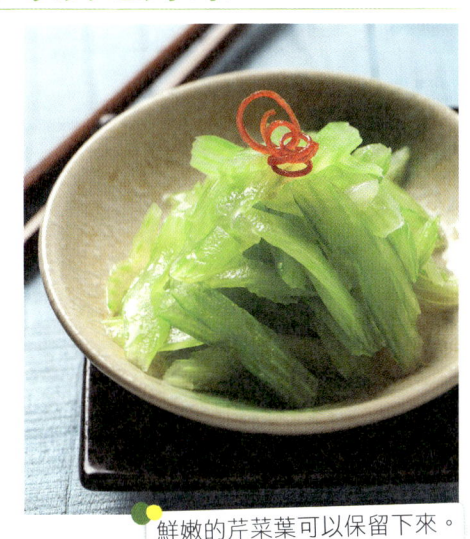

鮮嫩的芹菜葉可以保留下來。

❹ 五指抓頭，促進氣血循環

經常用五指抓頭，能夠促進頭部的氣血循環，有助於使頭髮得到充分的滋養，預防掉髮。不但如此，還能發揮提神醒腦功效，對於頭暈、頭痛都有一定的改善作用。將手指張開，手心向內，將五指放在頭上，由前往後抓，一邊抓一邊用手指的指腹輕輕進行按揉，動作勻緩輕柔，以免損傷頭皮。每天晨起、午休及晚睡前各做1次，每次5分鐘左右。

❺ 按揉頭上穴位

經常掉髮的人，可以時常對頭上的穴位進行按揉，諸如風池穴、百會穴、太陽穴、四神聰、風府穴等。按揉百會穴能通暢百脈，調和氣血，擴張局部血管，改善局部血液循環；按揉風池穴、風府穴能疏風散熱；按揉太陽穴能夠消除頭部積累起來的緊張感；按揉四神聰穴則能發揮祛風散邪、理氣活血、健腦寧神的功效。可用拇指或者食指的指腹對上述穴位反覆按揉，每次按揉3～5分鐘。

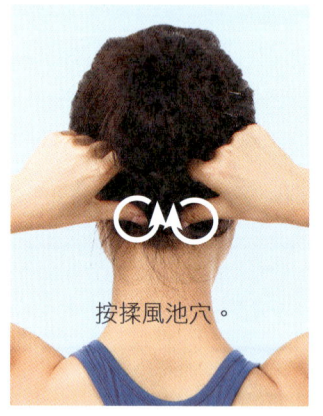

按揉風池穴。

按摩方法　用拇指或食指指腹按揉風池穴3～5分鐘。

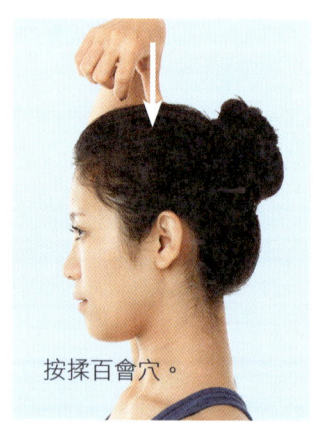

按揉百會穴。

按摩方法　用拇指或食指指腹按揉百會穴3～5分鐘。

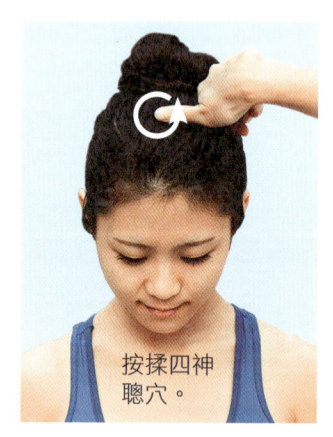

按揉四神聰穴。

按摩方法　用拇指或食指指腹按揉四神聰穴3～5分鐘。

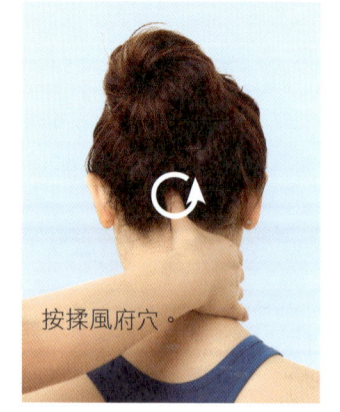

按揉風府穴。

按摩方法　用拇指或食指指腹按揉風府穴3～5分鐘。

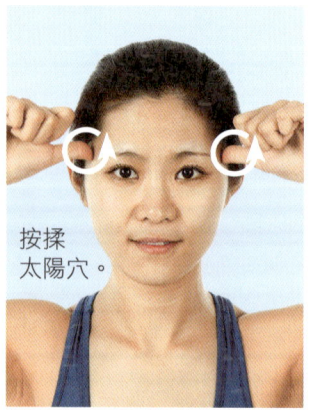

按揉太陽穴。

按摩方法　用拇指或食指指腹按揉太陽穴3～5分鐘。

❻ 敲擊頭部也是好方法

容易經常掉髮的人，可用手指對頭部進行敲打，能促進、改善頭部氣血循環，預防頭髮脫落。可將手指微彎，用手指關節有節奏地對頭部進行敲打。每次敲打到頭部覺得放鬆即可停止，敲打過程中應注意力道，適中即可。

按摩方法 用十指指關節敲打頭部，力道適中，頭部有舒適放鬆感即可。

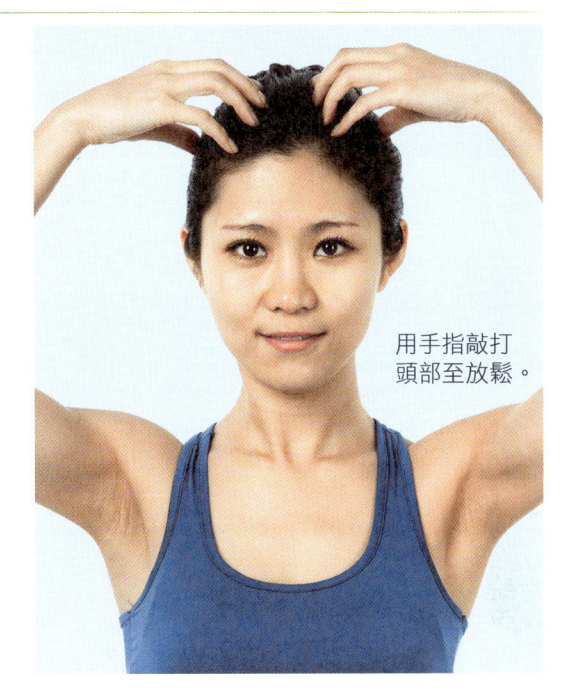

用手指敲打頭部至放鬆。

❼ 經常吃點黑色食物補腎養髮

五行中黑色主水，入腎，因此，常食黑色食物可補腎。所以，有「髮為腎之華，髮為血之餘」的說法。頭髮黑不黑、是否潤澤，跟腎氣有關，認為頭髮是腎的外現。黑豆、黑米、黑芝麻、木耳、烏骨雞等的營養保健和藥用價值都很高，對預防腎病及動脈粥樣硬化、冠狀動脈疾病、腦中風等疾病均有一定功效。

黑芝麻粥 取黑芝麻30克，白米50克，將黑芝麻搗碎和淘洗乾淨的白米共入砂鍋，加水煮粥，每日1次。

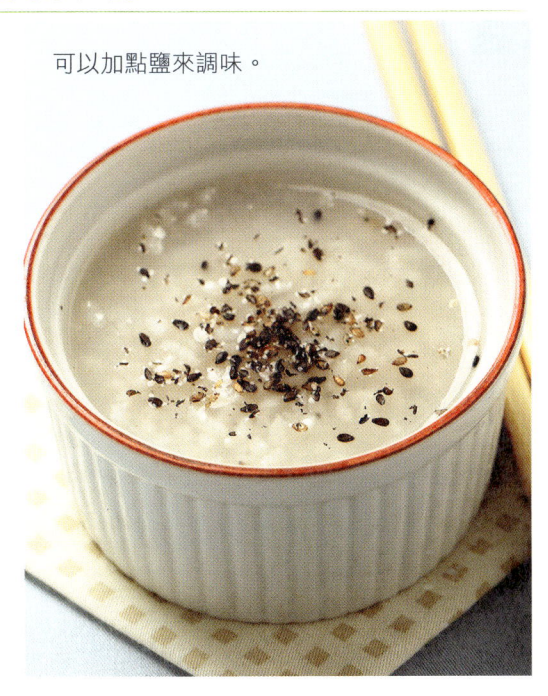

可以加點鹽來調味。

酒精性肝病

[清利濕熱是關鍵]

酒精性肝病是由於長期大量飲酒所導致的肝臟疾病，臨床症狀為右上腹脹痛、食慾缺乏、乏力、體重減輕等。肝臟能吸收、代謝酒精，預防酒精對肝臟的損傷。如果長期過量飲酒，肝臟的代謝解毒功能下降，會損傷肝細胞，使肝臟發炎，引起肝內脂肪沉積，形成酒精性肝病。中醫認為酒精性肝病的形成主因與內有濕熱有關。酒為濕熱之物，經常飲酒會導致濕熱內聚，從而損傷肝臟，嚴重的情況下還會導致肝臟癌變。

❶ 葛根能解酒

葛根為藤本植物葛的塊根，具有解酒護肝，修復肝細胞，增強肝臟功能，促進肝臟代謝，分解肝臟脂肪等諸多功效。酒精性肝病患者可以用葛根進行食療，來一點點改善肝臟的功能。

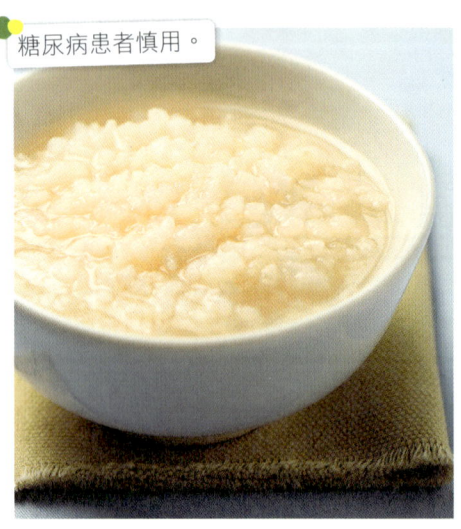

> 糖尿病患者慎用。

葛根粥

材料 | 葛根10克，白米100克，白砂糖適量。

做法 |
① 葛根放入砂鍋中，加適量清水，大火煮沸，轉小火煎20分鐘，取藥汁。
② 白米淘洗乾淨，煮粥。
③ 等快要煮熟時，將藥汁倒入，再次煮沸，即可食用。

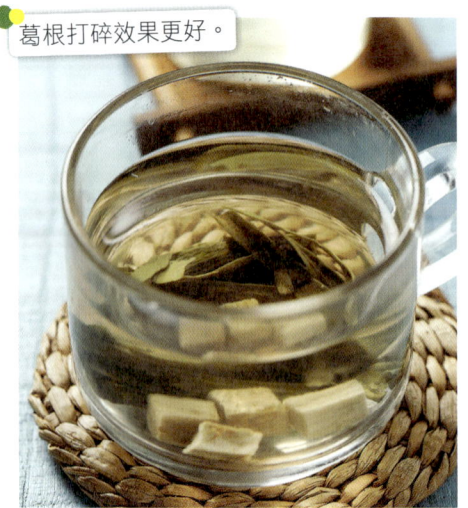

> 葛根打碎效果更好。

葛根茶

材料 | 葛根3克，綠茶5克。

做法 | 將葛根和綠茶一起放到茶杯中，用適量滾水沖泡即可飲用。

❷ 經常喝點冬瓜湯

中醫認為酒精性肝病與內有濕熱、脂肪代謝不暢有關，可透過清熱利濕、促進脂肪代謝的方法使其得到改善。酒精性肝病患者可以經常用冬瓜熬湯喝。中醫認為，冬瓜中所含的丙醇二酸，能有效抑制醣類轉化為脂肪。冬瓜還具有清熱利水功效，其中所含的粗纖維能刺激胃腸道蠕動，有助於肝臟排毒。冬瓜中還含有硒，具有抗癌功效，可以預防脂肪肝癌變。

蝦米冬瓜湯

材料｜冬瓜200克，蝦米15克，香油、蔥花、鹽各適量。

做法｜
① 冬瓜去皮，洗淨切塊。
② 蝦米洗淨。
③ 將鍋放在大火上，加入適量清水，再投入冬瓜、蝦米、鹽，待冬瓜煮熟，加入蔥花和香油即可。

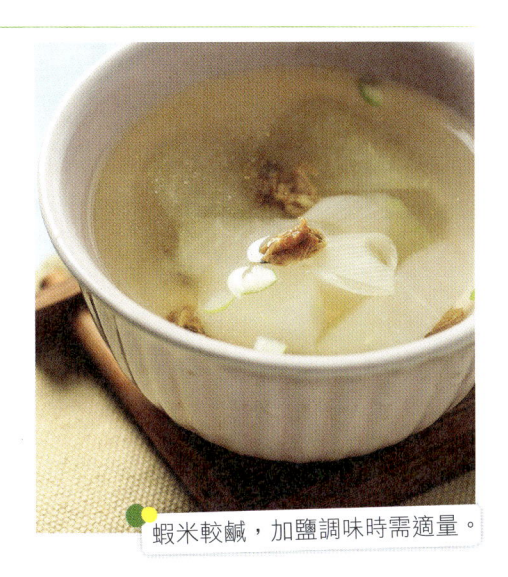

> 蝦米較鹹，加鹽調味時需適量。

❸ 荷葉能清熱利濕

荷葉有清熱利濕的功效，適合酒精性肝病患者用其食療。夏天使用荷葉進行食療，不僅能改善脂肪肝，還能預防暑熱。不過荷葉會令人瘦弱，不可長期用於食療，身形較為消瘦的人也不適合。

葛花荷葉茶

材料｜葛花15克，鮮荷葉60克（乾荷葉30克）。

做法｜
① 將荷葉洗淨，切絲。
② 荷葉與葛花同入鍋中，加適量水，煮沸10分鐘，去渣取汁即成。

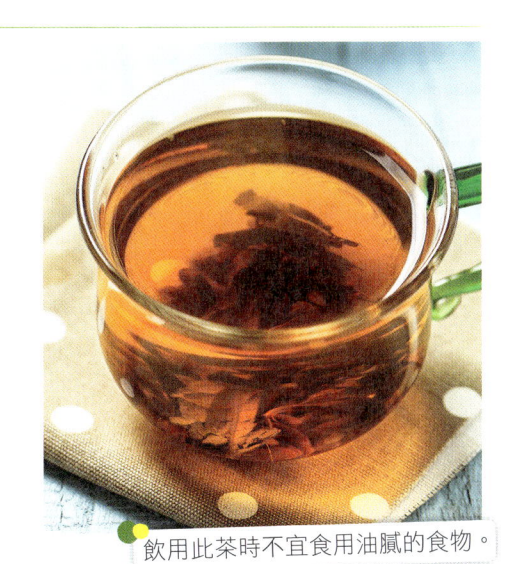

> 飲用此茶時不宜食用油膩的食物。

❹ 按摩解酒相關穴位，緩解不適症

醉酒後會出現頭痛、眩暈、嘔吐、胃火灼熱、渾身不適等症狀，這時候就可以按摩相關穴位來緩解身心的不適感。用拇指的指腹按揉百會穴、風池穴，對醉酒所引起的頭痛、頭重感效用比較好；按摩脾俞穴、胃俞穴，可以緩解醉酒後導致的噁心、嘔吐等症狀。按摩脾俞穴、胃俞穴時可以用拇指的指腹按揉，也可以用手掌的根部進行按摩，每次按摩1～3分鐘即可。

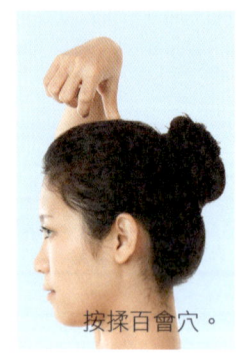

按揉百會穴。　　按揉風池穴。　　按揉脾俞穴。　　按揉胃俞穴。

按摩方法　用拇指指腹按揉百會穴1～3分鐘。

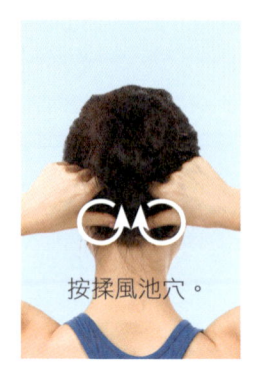

按摩方法　用拇指指腹按揉風池穴1～3分鐘。

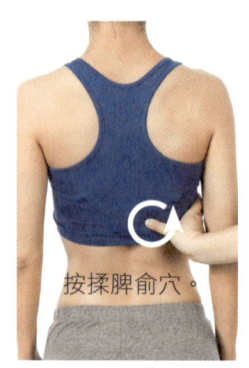

按摩方法　用拇指指腹按揉脾俞穴1～3分鐘。

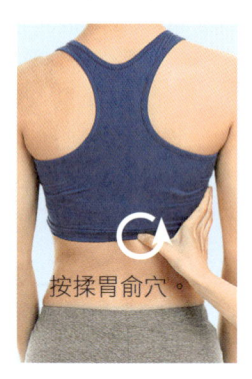

按摩方法　用拇指指腹按揉胃俞穴1～3分鐘。

❺ 按摩疏肝健脾的穴位

中醫認為導致酒精性肝病的主要原因為內濕為患，濕鬱化熱，導致脾虛肝鬱，肝失疏洩，使肝脾功能失常，所以治療酒精性肝病的主要原則是疏肝健脾，清利濕熱。平時可以按揉足三里穴、三陰交穴、膻中穴等穴位，疏肝健脾功效比較好，只需要用拇指的指腹反覆按揉即可。

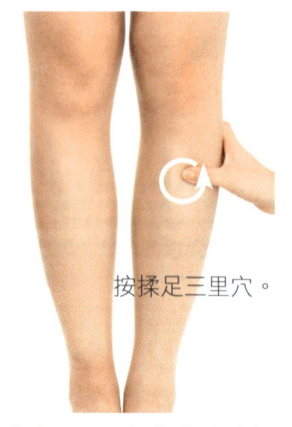

按揉足三里穴。　　按揉三陰交穴。　　按揉膻中穴。

按摩方法　用拇指指腹按揉足三里穴1～3分鐘。

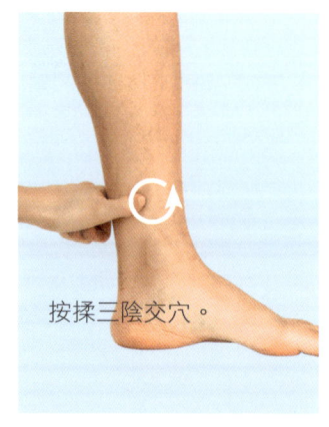

按摩方法　用拇指指腹按揉三陰交穴1～3分鐘。

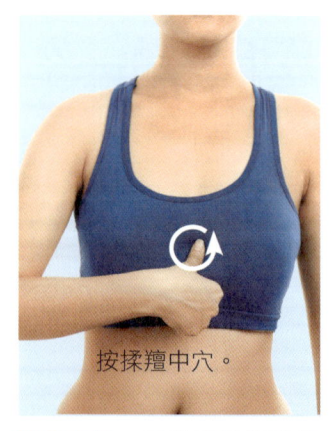

按摩方法　用拇指指腹按揉膻中穴1～3分鐘。

❻ 按揉手部肝、腎反射區

按摩手上的肝、腎反射區，能增強肝腎的排毒功效，降低酒精對肝臟的損傷，經常進行按揉也有助於促進酒精性肝病的好轉。其他肝病患者也可以經常對其按摩，能增強肝腎功能，改善肝病症狀。可用拇指由上往下進行推按，每次推按3分鐘即可。

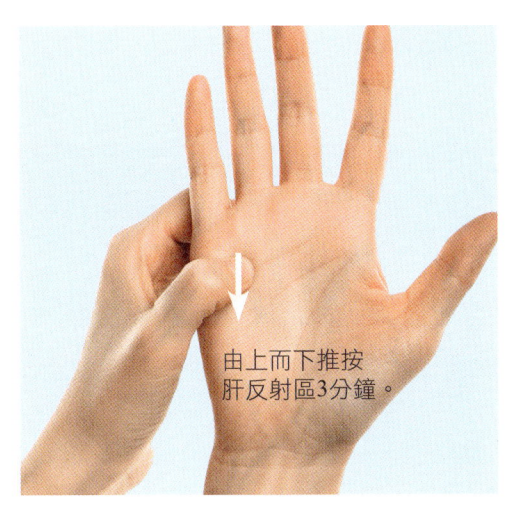

由上而下推按肝反射區3分鐘。

由上而下推按腎反射區3分鐘。

按摩方法 使用拇指由上而下，推按肝反射區3分鐘。

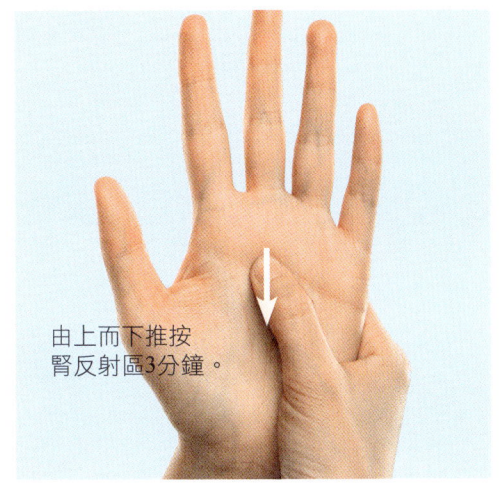

按摩方法 使用拇指由上而下，推按腎反射區3分鐘。

❼ 在清熱利濕的穴位上拔罐

酒精性肝病患者可以經常在具有清熱利濕功效的穴位上拔罐，諸如豐隆穴、陰陵泉穴、曲池穴、合谷穴等。可以用閃火法將火罐吸拔在上述穴位所在處，每次留罐15～20分鐘即可，每隔1個星期拔1次。

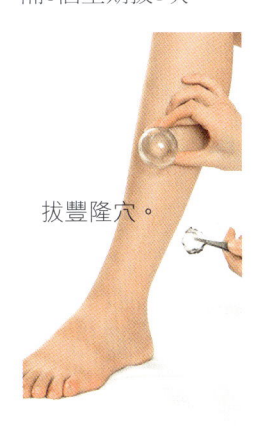

拔豐隆穴。

拔陰陵泉穴。

拔曲池穴。

拔合谷穴。

拔罐方法 在豐隆穴處留罐15～20分鐘。

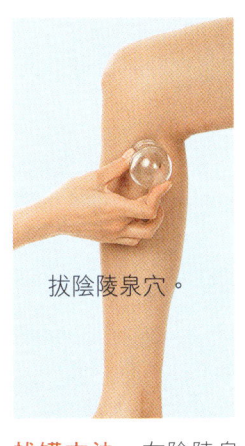

拔罐方法 在陰陵泉穴處留罐15～20分鐘。

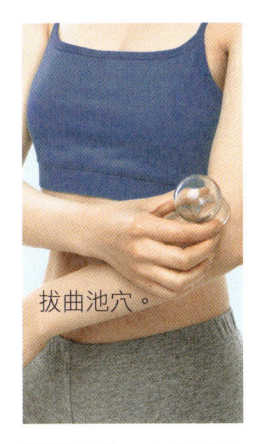

拔罐方法 在曲池穴處留罐15～20分鐘。

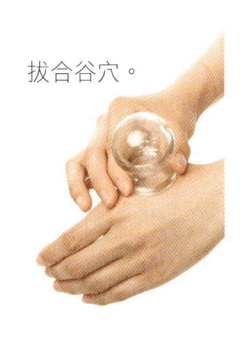

拔罐方法 在合谷穴處留罐15～20分鐘。

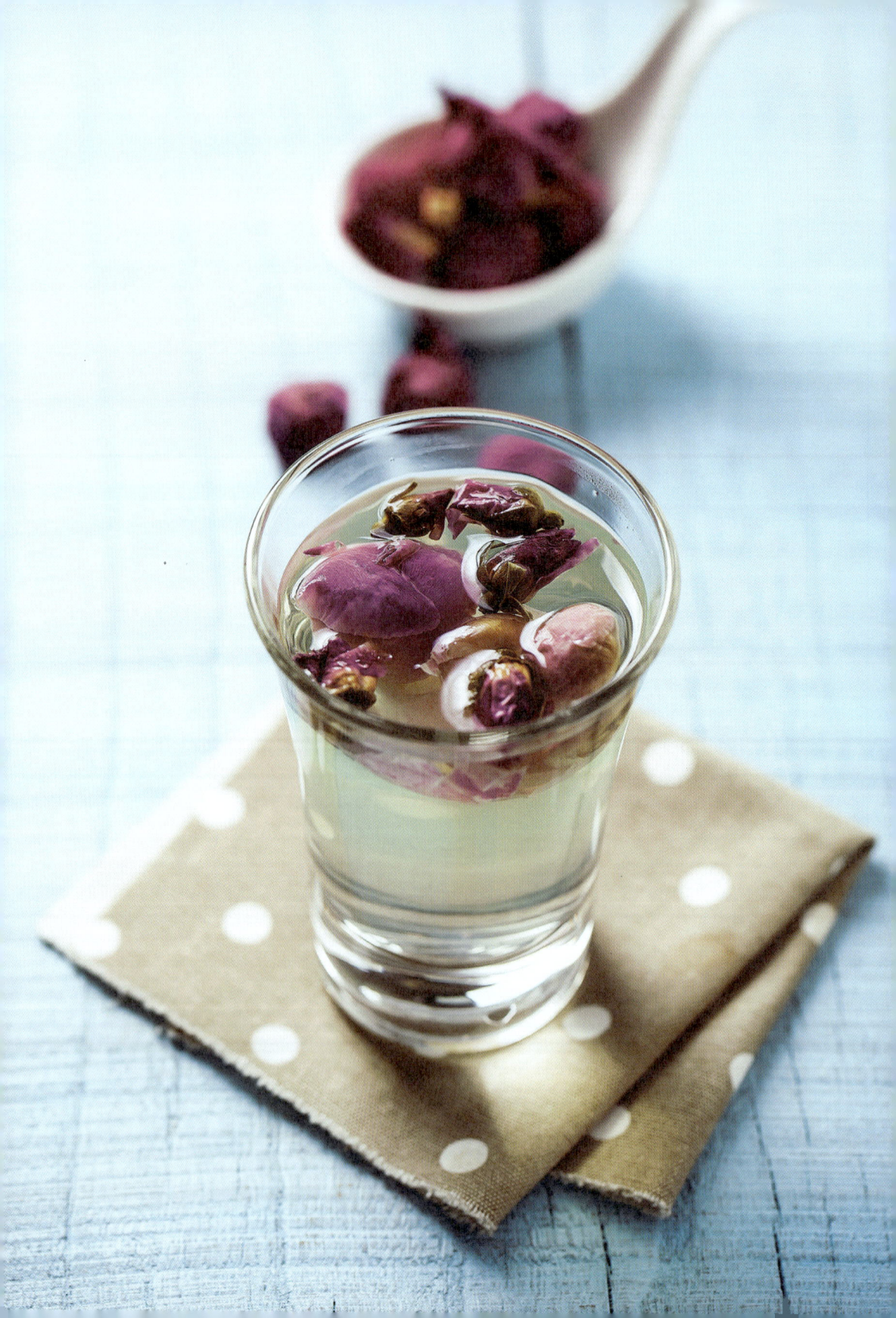

第六章

女人養肝更美

女人若是想變得更美,就應該要重視肝臟的養護。肝血充盈,肌膚才能水潤白皙;肝氣舒暢,兩眼才能有神,心情才會舒暢。若是肝不好,肌膚、精神狀況都會不好,這樣一來也就無法美麗了。

痘痘、痤瘡

[疏肝氣，體內不堵]

導致青春痘生成的原因有很多，精神緊張、失眠或休息不足都是主要原因之一。青春痘與肝臟的關係也十分密切，中醫認為長期的情志不暢，也會影響肝的疏洩功能，因此導致青春痘出現。另外，肝火旺盛、肝臟的解毒功能下降，都會導致痘痘生成。所以消除痘痘的有效方法，要養成良好的生活習慣，也要重視對肝臟的保養。

❶ 薏仁和山楂同用可除痘

薏仁有清熱利濕、排毒的功效，能除掉體內的毒素，維護肝臟健康。山楂能活血化瘀、疏肝理氣，可以改善肝臟的不良狀態。山楂含有維生素C、胡蘿蔔素等，能阻斷並減少自由基的生成，除了有助於控制痘痘外，對於預防肌膚衰老也有一定幫助。山楂有助於消除體內脂肪，發揮一定的減肥瘦身功效。

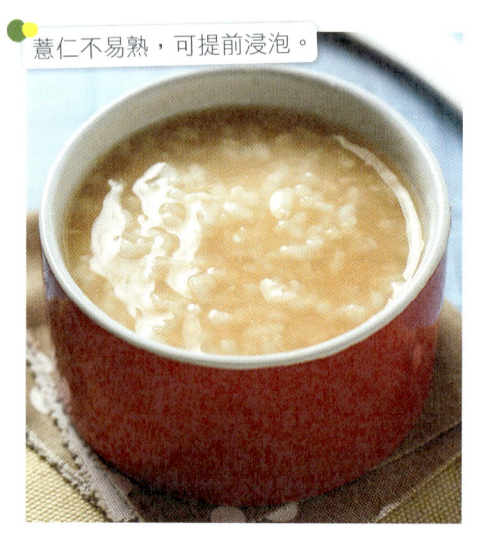

薏仁不易熟，可提前浸泡。

山楂薏仁粥

材料 ｜ 山楂10顆，薏仁50克，白米100克。

做法 ｜
① 山楂、薏仁洗淨，加水煎20分鐘取汁。
② 白米淘洗乾淨，煮粥，快要煮熟時入藥汁，再次煮沸即可食用。

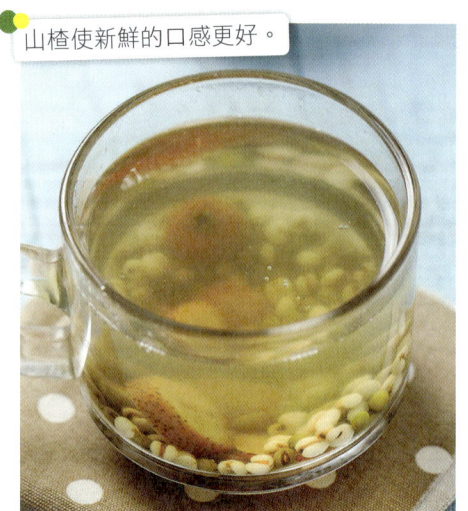

山楂使新鮮的口感更好。

薏仁山楂茶

材料 ｜ 綠豆、薏仁各25克，山楂10克。

做法 ｜
① 綠豆、薏仁、山楂洗淨，加適量水。
② 大火煮沸，轉小火煮20分鐘，即可代茶飲用。

❷ 吃點絲瓜，能除痘

中醫認為，絲瓜有清涼、利尿、活血、通經、解毒之效，所以對於除痘很有幫助。絲瓜含有豐富的維生素C，不但有助於控制痘痘，還能祛斑，延緩皮膚衰老。使用絲瓜抗痘可以食療，也可以直接把絲瓜擠汁，用汁液擦臉。

臉上長痘痘，也可以食用蘋果、梨、番茄、西瓜、黃瓜、冬瓜、苦瓜等，這些食物維生素C的含量較高，有利於減少皮脂分泌，控制青春痘。

絲瓜粥

材料 | 絲瓜20克，生薑5克，白米50克。

做法 |

① 將絲瓜、生薑洗淨，加水煎煮30分鐘，去渣取汁。
② 加適量清水和淘洗乾淨的白米一起煮粥，粥成即可食用，每日服2次。

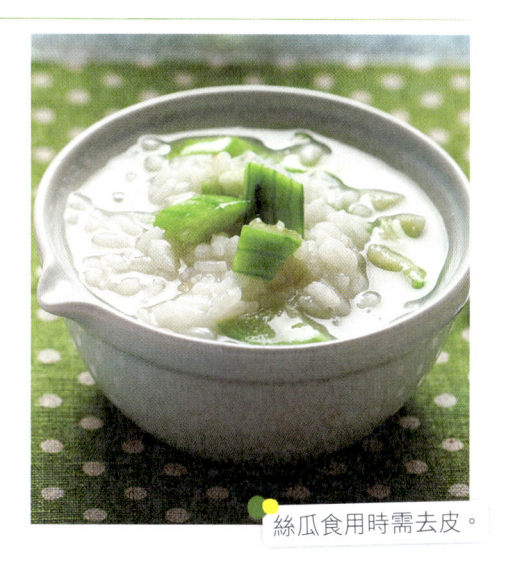

絲瓜食用時需去皮。

❸ 肝火旺就吃苦菊

苦菊又名苦菜，有抗菌、解熱、消炎等作用。中醫認為，苦菊有清熱去火、解毒消炎等功效，經常長痘痘的人可以吃苦菊有助於除痘。夏天食用，還能發揮清熱解暑的功效。

清炒苦菊

材料 | 苦菊500克，植物油、鹽、蒜末各適量。

做法 |

① 苦菊洗淨，切段。
② 炒鍋熱後放入油、蒜末、苦菊，煸炒2分鐘放入鹽調味後即可食用。

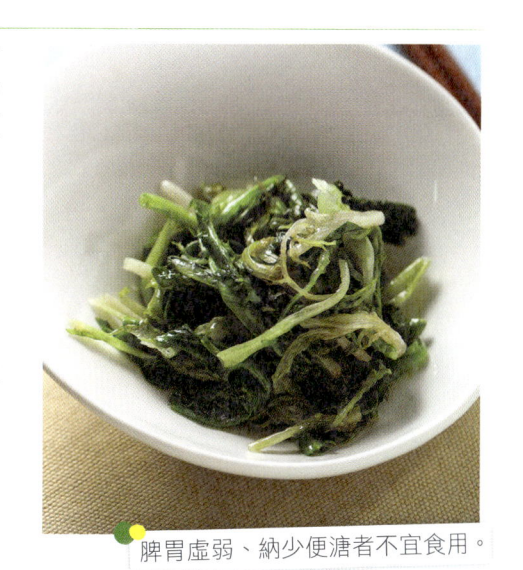

脾胃虛弱、納少便溏者不宜食用。

❹ 按摩足上的排毒強肝反射區

臉上容易長痘痘的人，可以經常對足上的肝、膀胱、輸尿管、腎等反射區進行推按。經常對這些反射區進行推按，有助於排肝毒、疏肝氣、滋肝陰，調整體內的環境，對於祛除痘痘有所幫助，並且還有助於治療肝炎、肝硬化等疾病。

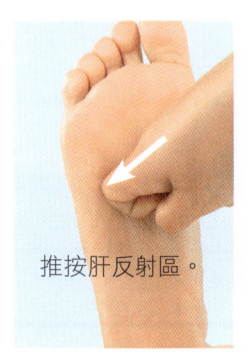

推按肝反射區。

推按膀胱反射區。

推按輸尿管反射區。

推按腎反射區。

按摩方法 用食指中節推按肝反射區3～5分鐘。

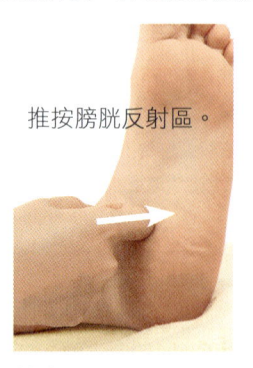

按摩方法 用食指中節推按膀胱反射區3～5分鐘。

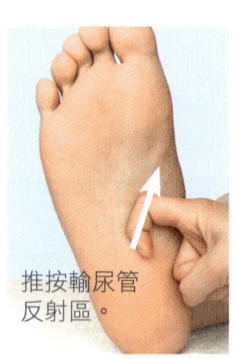

按摩方法 用食指中節推按輸尿管反射區3～5分鐘。

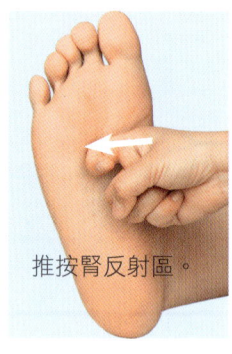

按摩方法 用食指中節推按腎反射區3～5分鐘。

❺ 按摩清熱利濕、活血化瘀的穴位

豐隆穴能除濕，能化痰，為此古人有「痰多宜向豐隆尋」的語句。膻中穴的主要功效是寬胸理氣、活血化瘀。經常對這兩個穴位進行按揉，對於控制痘痘能發揮一定的效用。

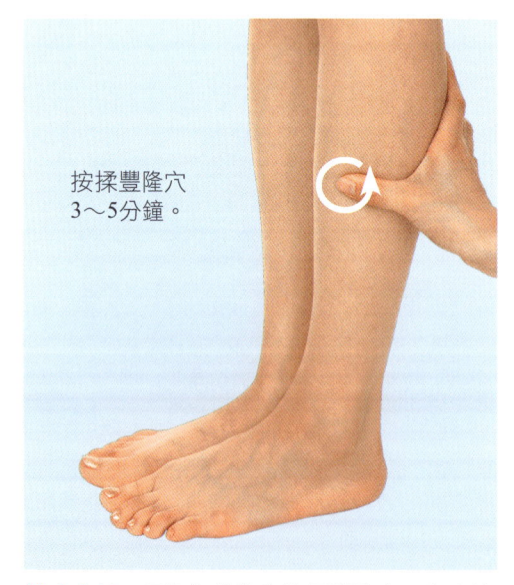

按揉豐隆穴3～5分鐘。

按揉膻中穴3～5分鐘。

按摩方法 用拇指的指腹按揉豐隆穴，每次按揉3～5分鐘。

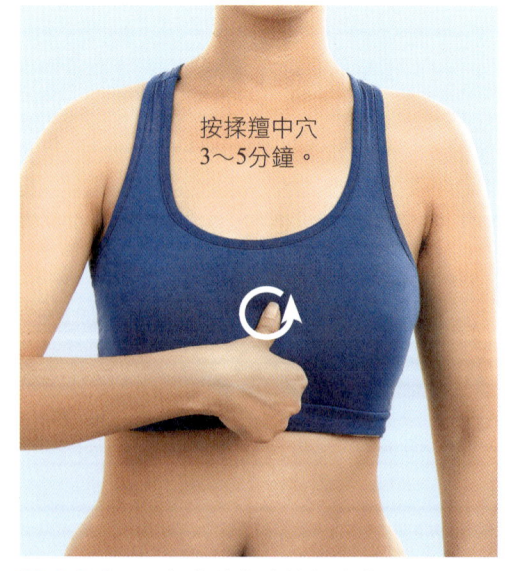

按摩方法 用拇指的指腹按揉膻中穴，每次按揉3～5分鐘。

❻ 練習瑜伽中的太陽式

練習瑜伽中的太陽式，能有效對抗青春痘。瑜伽的音樂比較舒緩，能發揮安神定志、鎮靜安眠的效果。太陽式動作練習能舒展形體，讓血液聚集在大腦，帶來更多氧氣，減緩油脂分泌，對抗青春痘。

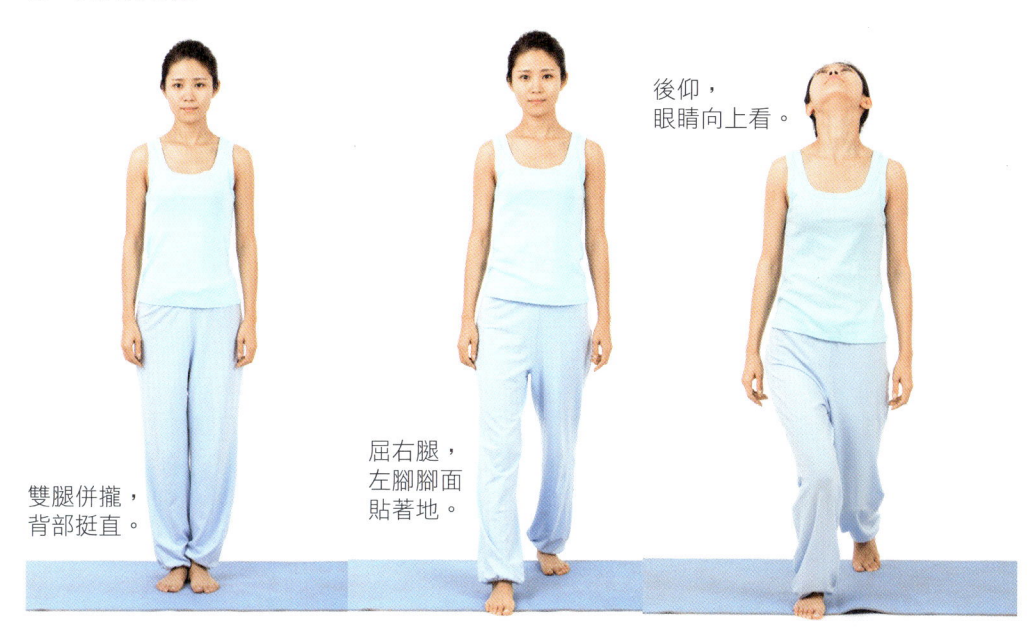

雙腿併攏，
背部挺直。

屈右腿，
左腳腳面
貼著地。

後仰，
眼睛向上看。

站立，雙腿併攏，雙手放在身體兩側，均勻呼吸。

吸氣，左腿向後跨一大步，同時屈右腿，左腳腳面貼住地。

呼氣，雙手帶動上身向後仰，眼睛向上看。保持一會，回到起始動作，全身放鬆。

❼ 外敷也是祛痘的好方法

蘋果片外敷去痘疤：切一片蘋果，先將沸水倒在上面，等其變軟溫熱時貼在有痘疤的地方，隔兩天敷一次，有助於去除痘疤。

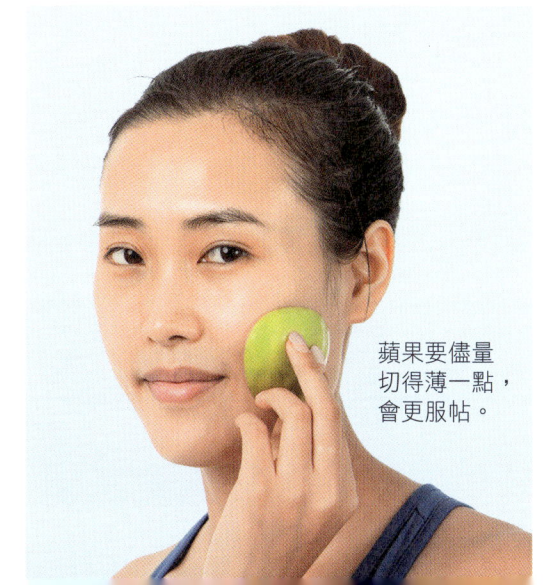

蘋果要儘量切得薄一點，會更服貼。

[清肝毒]

黑眼圈、膚色暗沉

中醫認為眼睛由肝所養，若是肝血不足，眼睛失其所養，就容易導致黑眼圈出現。氣滯血瘀，氣血循環不好也是主要原因之一。

中醫學認為，黑眼圈是腎虛的表現。經常看電腦、睡眠不足這些都會導致黑眼圈的出現，經過休息之後黑眼圈就會消退。若是黑眼圈長久不消退的話，就應注意對身體的調養，透過以內養外的方法來減退黑眼圈。

❶ 枸杞煲湯或是泡茶

枸杞有補腎生精、滋陰補血的功效，能增強肝臟功能，發揮養肝明目的效果。有黑眼圈的女性若是還兼有面色無華、兩眼乾澀、視物昏暗、眩暈耳鳴，就表示黑眼圈的出現與肝血不足、眼睛失養有一定關係，可以用枸杞來進行調理。

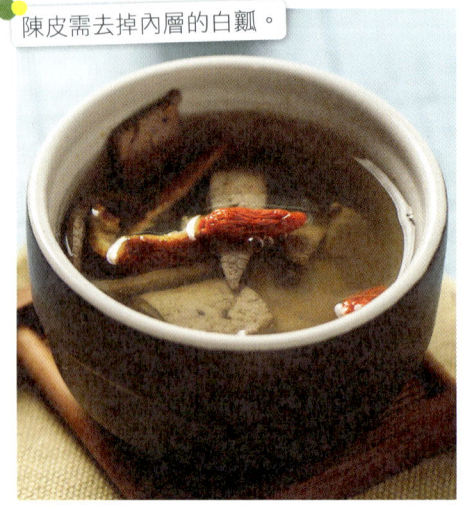

陳皮需去掉內層的白瓤。

陳皮枸杞煲豬肝湯

材料｜陳皮14克，枸杞15克，豬肝400克，薑10克，料酒、鹽各適量。

做法｜

① 陳皮、枸杞洗淨；薑洗淨，切絲。
② 豬肝洗淨，切片，用料酒和薑絲先醃製30分鐘。鍋中加適量清水，放入陳皮、枸杞，用大火煮沸，再放入豬肝，待豬肝熟透，加鹽調味即可。

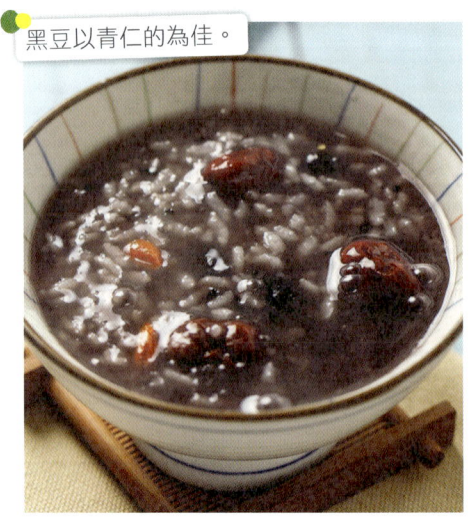

黑豆以青仁的為佳。

黑米粥

材料｜黑豆1小把，黑米半小碗，枸杞10顆，紅棗5～10枚。

做法｜

① 黑豆洗淨；黑米淘洗乾淨；枸杞、紅棗分別洗淨。
② 將準備好的材料都放到電鍋內，加適量清水，大火煮沸，轉小火煮到熟爛即可食用。

❷ 用紅花來活血化瘀

有黑眼圈的女性，若是還兼有情志不疏的問題，就可以用紅花調治。一方面可以用紅花水泡腳，另一方面可以用紅花食療，雙管齊下對付黑眼圈。紅花可活血、散瘀，對於肝氣不疏、氣滯血瘀所導致的黑眼圈，有一定的改善效果。

紅花茶

材料 | 紅花6克。
做法 | 將紅花放入砂鍋中，加適量清水，大火煮沸，轉小火煮再20分鐘，代茶飲用。

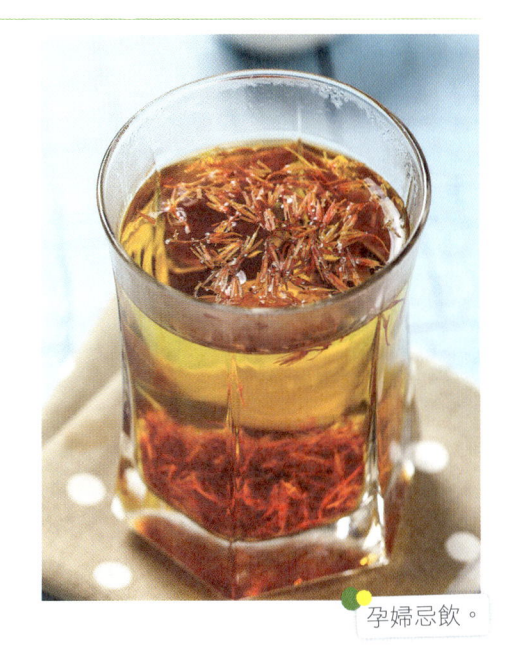

孕婦忌飲。

❸ 用當歸來補血養眼

當歸是補血藥，可以改善血虛導致的面色萎黃、唇爪無華、容易疲勞、腰酸腿痛、頭暈目眩等。當歸不僅能補血，還有活血作用，有助於除掉體內的瘀血。

川芎當歸粥

材料 | 川芎、當歸各10克，生薑5克，白米100克。
做法 |
① 先將當歸、川芎、生薑洗淨，加適量水，煎煮2次，去渣取汁。
② 再將白米洗淨，加適量水，熬煮成粥，加入藥汁，稍煮即成，每日服用2次。

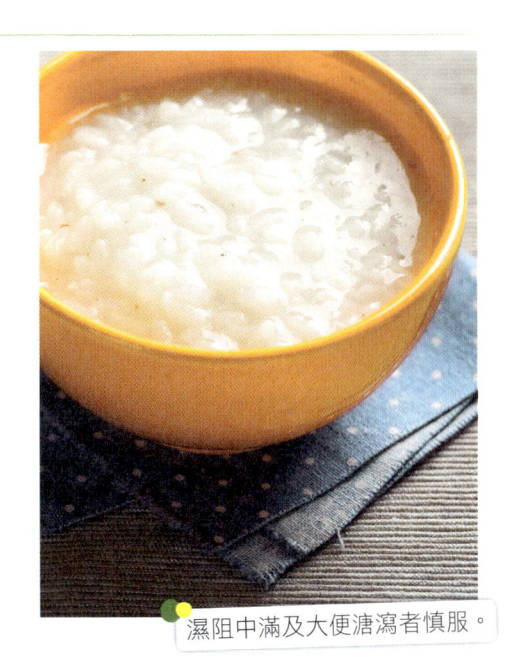

濕阻中滿及大便溏瀉者慎服。

❹ 按摩眼周穴位，促進氣血循環

有黑眼圈的話，可以經常對眼睛周圍的穴位進行按摩，能使眼部的血液循環順暢，諸如太陽穴、睛明穴、承泣穴等。對這些穴位進行按揉時，可以採用點、按、揉三步驟。應注意力道由輕到重，忌太過用力。

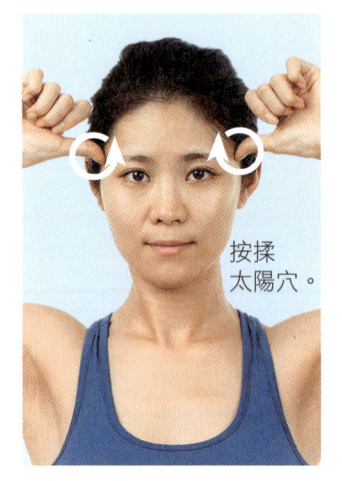

按揉太陽穴。

按揉睛明穴。

按揉承泣穴。

按摩方法 用拇指指腹按揉太陽穴3～5分鐘。

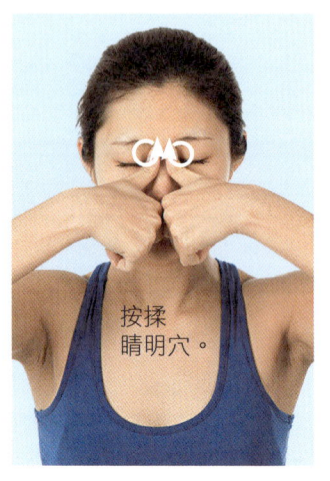

按摩方法 用拇指指腹按揉睛明穴3～5分鐘。

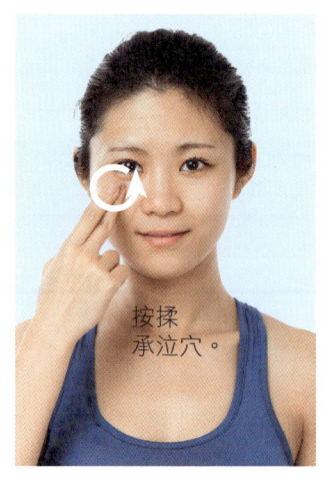

按摩方法 用拇指指腹按揉承泣穴3～5分鐘。

❺ 刮按血海穴養眼美容

血海穴是女性非常重要的一個穴位，女性經常對此穴進行刺激，不但能補血養眼，還能延緩衰老，發揮美容養顏功效。經常按揉血海穴，可以有效改善氣血不足導致的黑眼圈，另外對於面色不佳、色斑、蝴蝶斑、皮膚粗糙等症均有不錯的調理功效，還有助於振奮精神，增強身體免疫能力。

按摩方法 用刮痧板的一角對此穴位進行按揉，每次不少於5分鐘。

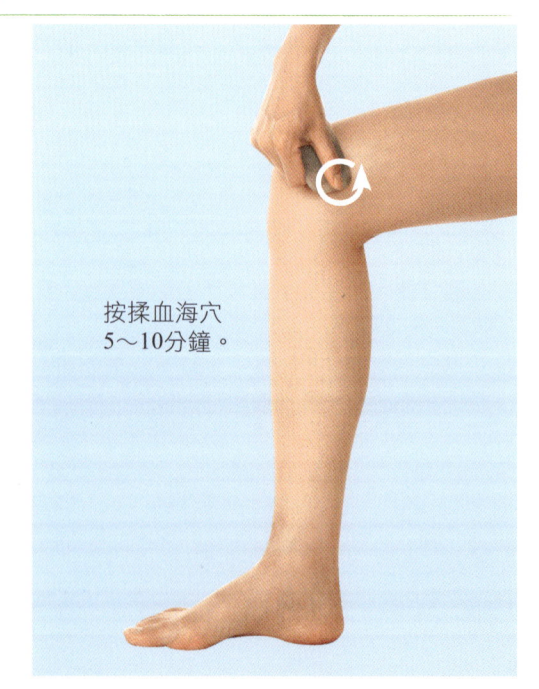

按揉血海穴5～10分鐘。

❻ 外敷法，也能幫助除掉黑眼圈

　　眼睛有黑眼圈的話，也可以用外敷改善。先準備一條乾淨的毛巾，用溫水將其浸濕，用其敷貼眼睛，待熱氣退了之後，再重複一次前述動作。此種方法能促進眼睛周圍的氣血循環，使眼睛得到充分滋養，對於消除黑眼圈很有幫助。除了這種方法外，也可以將喝剩下的優酪乳塗抹在有黑眼圈之處，不僅能除黑眼圈，對於消除眼袋也有一定的幫助。

❼ 每天喝杯豆漿，強腎護眼

　　根據中醫五行理論，黑色與腎相應，所以出現黑眼圈也可能是腎臟出現問題。若是除了有黑眼圈之外，還面色發黑，且經常腰痛、尿頻，有這些症狀者可以每天喝一杯黑豆漿，能發揮補腎強腎的效果。只要腎臟不虛，自然就能除掉黑眼圈。

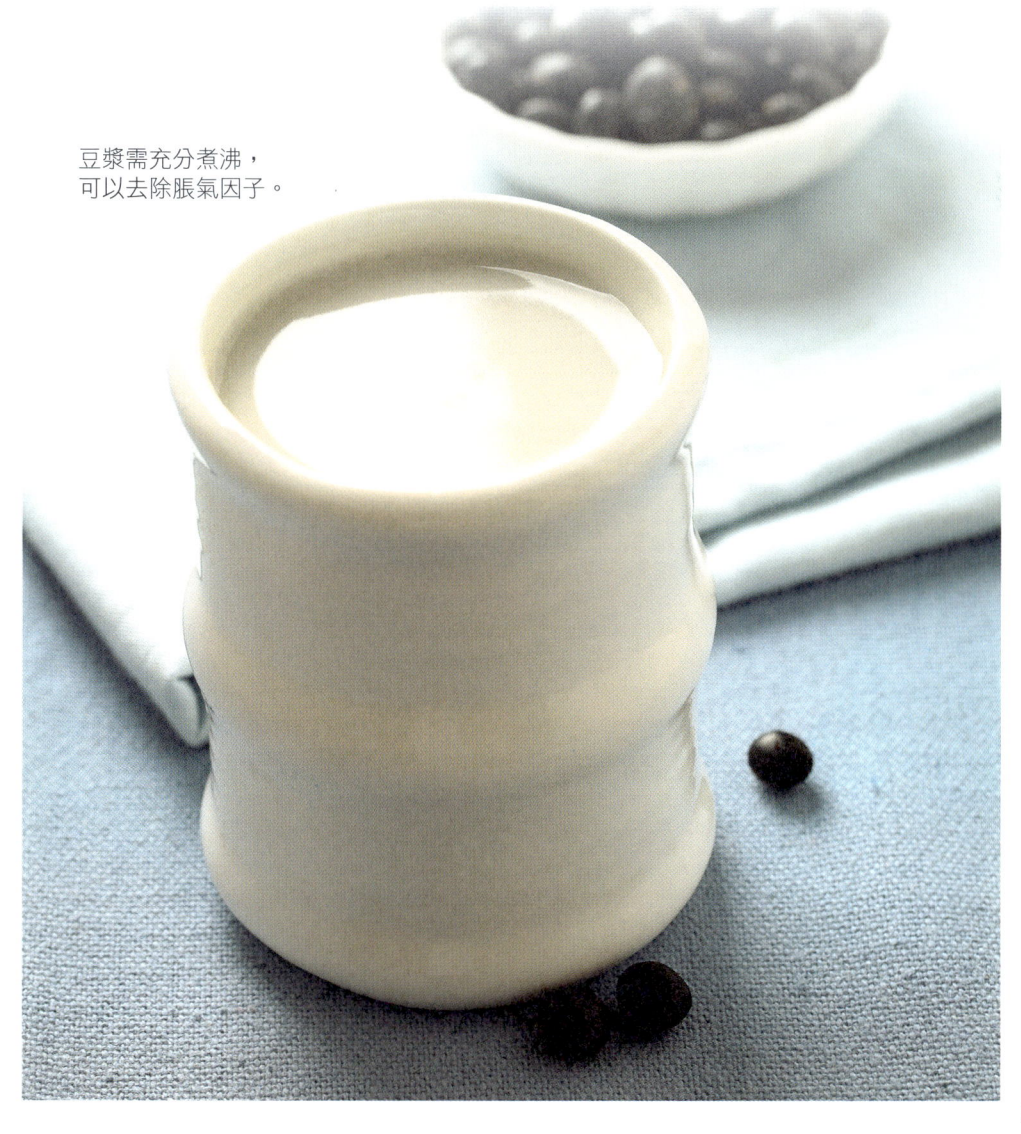

豆漿需充分煮沸，可以去除脹氣因子。

皮膚乾燥

【降肝火，體內不焦】

皮膚乾燥是指皮膚缺乏水分，導致皮膚緊繃、乾燥脫皮、洗澡過後全身發癢等。中醫認為女人以氣血為養，以氣血為用，若是氣血不足，肌膚失養就會導致肌膚比較乾燥。肌膚乾燥的人應注意滋陰補血。

❶ 經常用核桃煮湯喝肌膚不衰老

到了中年，原本水潤的肌膚就會越發乾燥起來。不僅如此，還會肌膚粗糙、皺紋多、皮膚鬆懈……各種問題陸續出現。中老年人要預防肌膚狀況變差，不妨每天多用核桃熬湯喝，能補腎氣、益精血，延緩肌膚衰老，使肌膚不乾燥。

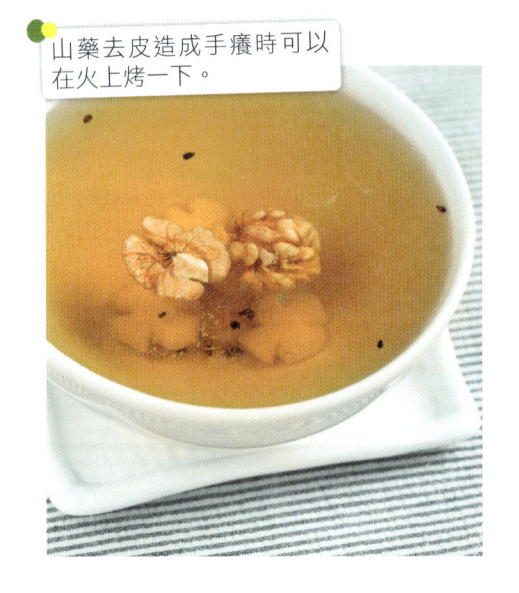

> 山藥去皮造成手癢時可以在火上烤一下。

芝麻核桃山藥湯

材料｜黑芝麻、核桃仁各10克，山藥20克，鹽適量。

做法｜
① 黑芝麻炒香；山藥切塊。
② 核桃仁和山藥放入砂鍋中，加入適量清水，大火煮沸轉小火煲40分鐘。
③ 加鹽調味，撒上黑芝麻即可。

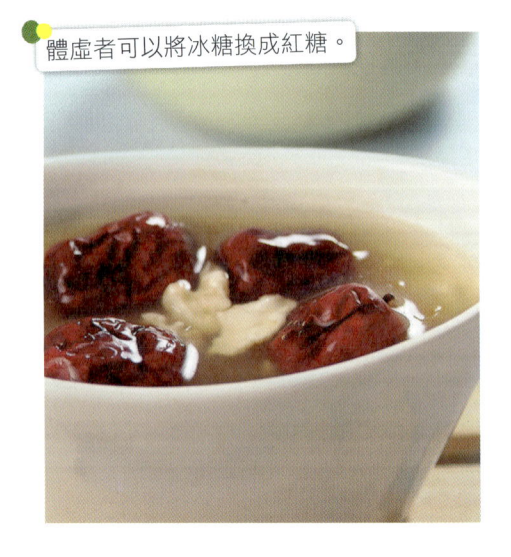

> 體虛者可以將冰糖換成紅糖。

核桃紅棗湯

材料｜紅棗（去核）6枚，核桃25克，冰糖適量。

做法｜
① 將核桃仁浸泡，去皮搗碎。
② 將紅棗浸泡，洗淨，搗碎。
③ 將二者一起放入砂鍋內，加適量清水，大火煮沸，小火煮40分鐘，加適量的冰糖調味。

❷ 多吃銀耳滋陰效果好

銀耳能滋陰，也能提高肝臟的解毒能力，適當食用銀耳就可以讓肌膚水潤，還能祛除臉部黃褐斑、雀斑。銀耳藥性比較平和，身體虛弱的人可以食用，也可以長期用其食療。有的人陰虛火燥、肌膚乾燥、身體消瘦，這樣的人脾胃虛，食用銀耳非常適合。這是因為銀耳雖然具有滋補的功效，但是卻不會傷害脾胃，能發揮較好的補虛強身作用。

銀耳百合湯

材料｜銀耳10克，百合20克，冰糖適量。

做法｜將銀耳洗淨泡發，百合去膜洗淨，與銀耳一起放入砂鍋內，加適量水，共煮30分鐘，加入冰糖，即可食用。

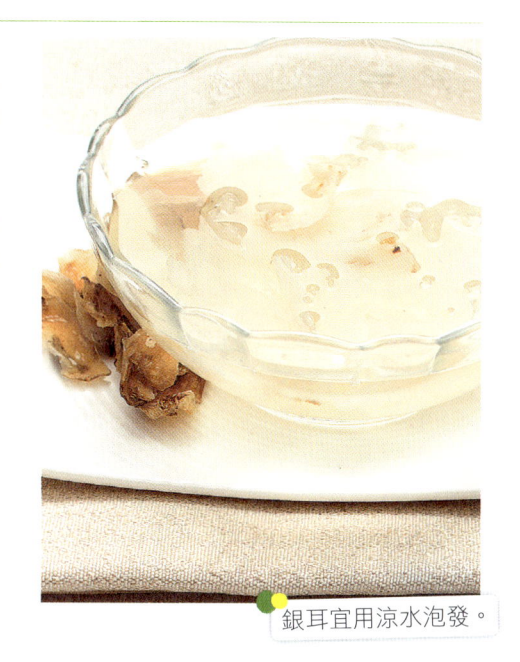

> 銀耳宜用涼水泡發。

❸ 烏骨雞能滋陰補血

烏骨雞能補腎陰、益精血。烏骨雞能為身體增加水分，補充營養。水分足了，女性就會由內到外都活力四射。

烏骨雞紅棗湯

材料｜烏骨雞1隻，紅棗8枚，蔥、生薑、鹽各適量。

做法｜
① 將雞洗淨，去臟雜；紅棗洗淨。
② 將烏骨雞和紅棗放砂鍋內，加入蔥和生薑，煮至爛熟，放入適量的鹽調味即可食用。

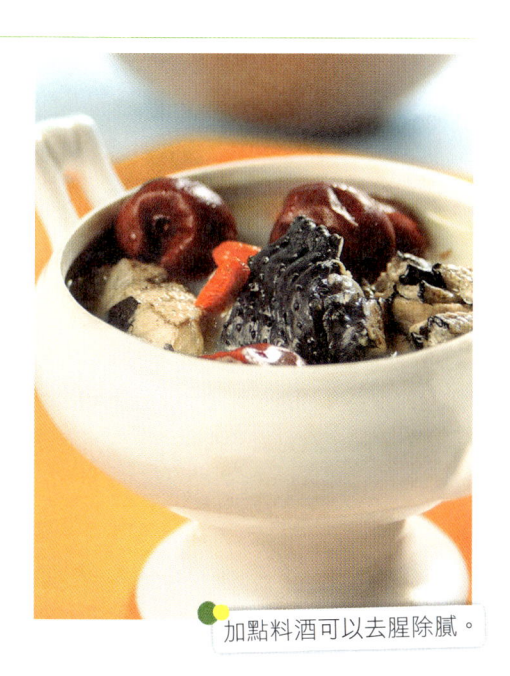

> 加點料酒可以去腥除膩。

❹ 按摩滋陰補血的穴位

　　肌膚乾燥的話可多按揉血海穴、三陰交穴、足三里穴、陰陵泉穴等穴位來滋陰補血，緩解皮膚乾燥症。這些穴位有助於強健脾胃、肝腎，能發揮益氣補血、滋陰強身的功效，不僅能讓面部肌膚更水潤，還能增強身體免疫能力，預防肝病的發生。

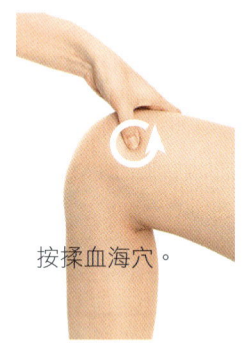

按揉血海穴。

按揉三陰交穴。

按揉足三里穴。

按揉陰陵泉穴。

按摩方法　用拇指指腹按揉血海穴3～5分鐘。

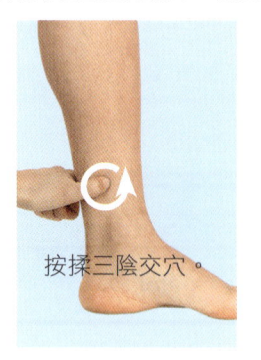

按摩方法　用拇指指腹按揉三陰交穴3～5分鐘。

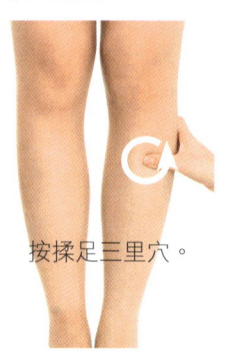

按摩方法　用拇指指腹按揉足三里穴3～5分鐘。

按摩方法　用拇指指腹按揉陰陵泉穴3～5分鐘。

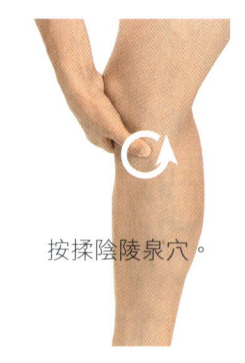

❺ 搓面，肌膚不乾燥

　　搓面即為搓揉面部，能促進面部血液循環，改善面部肌膚乾燥的問題，同時對於一些面部疾病還能發揮一定的調理養護作用，如面神經麻痺、面肌痙攣，對面部色素沉澱、黃褐斑也有一定的改善作用。

具體方法　將兩手掌搓熱，將兩手掌心放到面部，由上而下搓，動作從慢到快，每回30～40次。

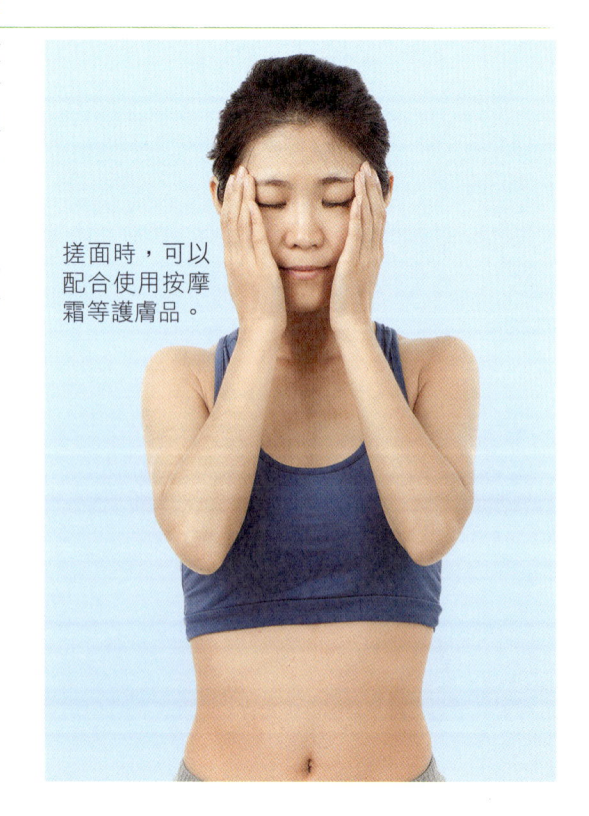

搓面時，可以配合使用按摩霜等護膚品。

❻ 手掌的反射區也可常刺激

中醫認為氣血是由脾胃化生，所以養好脾胃才能使氣血充足，使臉部得到充分滋養。若是平時面色發黃、身體消瘦、精神不振，這樣的人往往氣血不好，可以經常對手上的胃反射區、胃脾大腸區進行刺激，有助於增強脾胃化生氣血的功能。可使用刮痧板進行刮拭，每次不應少於5分鐘。

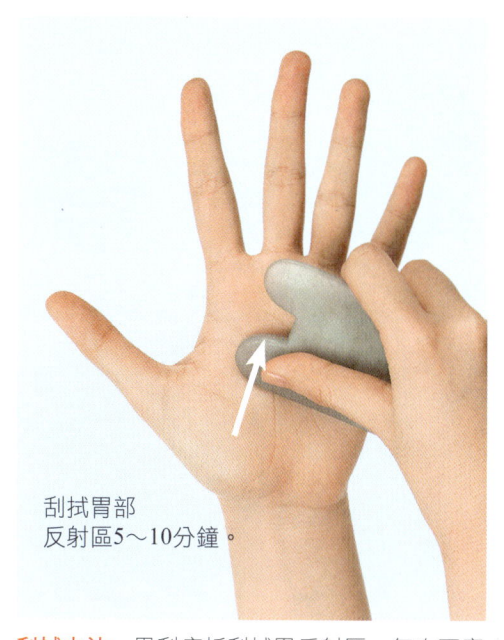

刮拭胃部反射區5～10分鐘。

刮拭脾胃大腸區5～10分鐘。

刮拭方法 用刮痧板刮拭胃反射區，每次不應少於5分鐘。

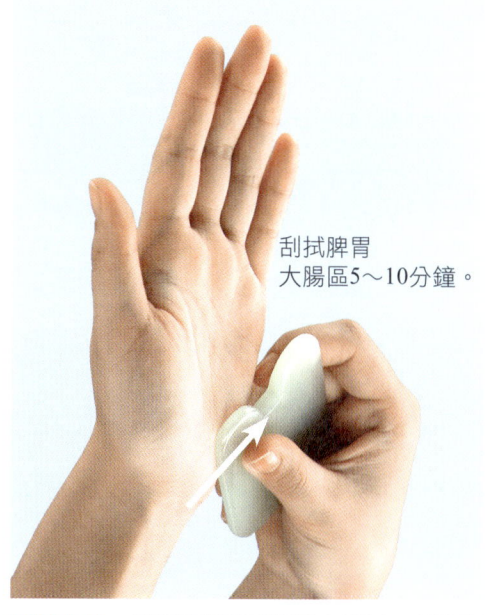

刮拭方法 用刮痧板刮拭胃脾大腸區，每次不應少於5分鐘。

❼ 足上腹腔神經叢反射區強健脾胃

腹腔神經叢反射區的主要功效為調整胃腸的功能，對於腹脹、胃痙攣都能發揮改善作用，有助於增強脾胃化生氣血的功能。可用刮痧板進行刮拭，也可用按摩棒進行按摩。

按摩方法 用按摩棒按揉腹腔神經叢反射區，每次不應少於5分鐘。

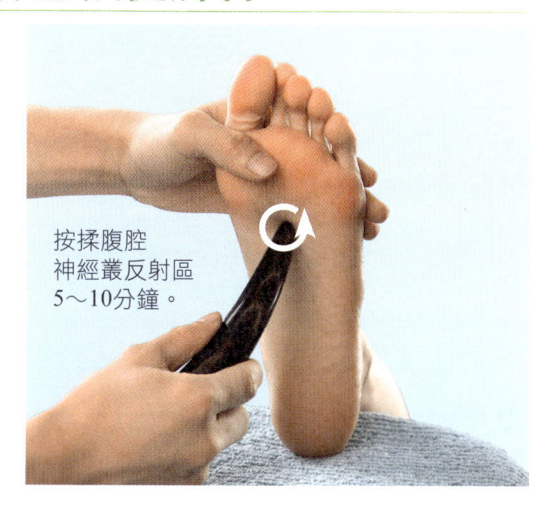

按揉腹腔神經叢反射區5～10分鐘。

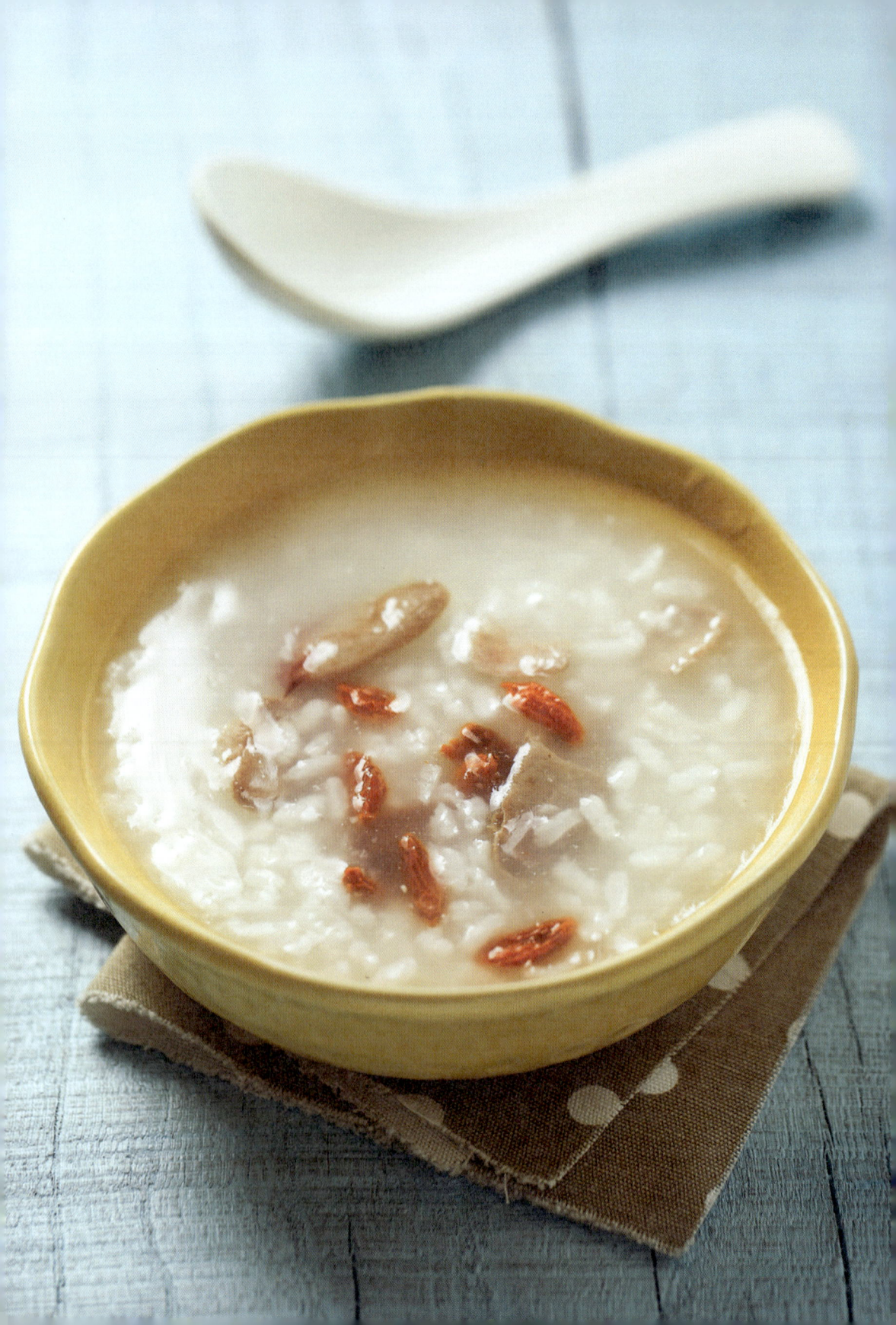

第七章

男人肝腎應同養

男人若想提高生活品質,就應肝腎同養。很多人認為男人只要養腎就可以了,實際上也應該重視對肝的養護。中醫認為肝腎同源,說明肝腎能夠彼此相互影響,腎病可及肝,肝病可損腎,只有二者同調,才能真正讓男人身強體魄。

夜尿頻多

[肝腎一起補]

夜尿少則兩三次，若為七八次，則為夜尿頻多。中醫認為夜尿頻多主要和腎有關係。若是腎氣虛，導致膀胱氣化功能減弱或失調，就會導致夜尿多。除了和腎有關之外，肝臟虛弱往往也是主要原因之一。中醫認為肝腎同源，肝血能轉變成腎精，使腎氣充足，若是肝功能狀態不佳，肝血、肝氣不疏，也會導致腎臟比較虛弱，從而出現夜尿頻多的問題，因此應肝腎同養。

❶ 吃點桑葚，能肝腎同補

桑葚能補肝益腎，非常適合肝腎陰血不足的人食用。桑葚中含有大量的水分、碳水化合物、多種維生素、胡蘿蔔素及人體必需的微量元素等，也能為人體補充多種營養，發揮抗衰效果。

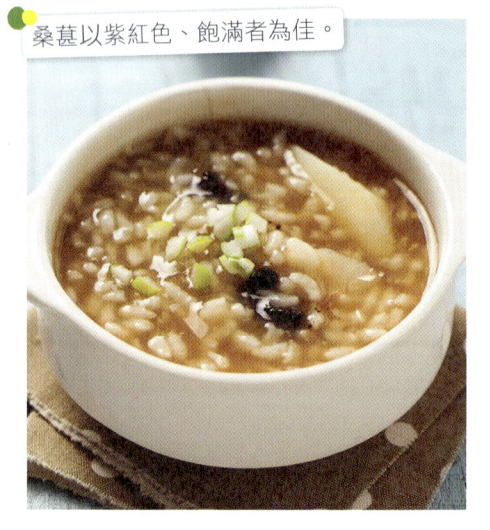

桑葚以紫紅色、飽滿者為佳。

桑葚山藥蔥花粥

材料 | 桑葚30克，山藥、白米各100克，蔥花、薑末、紅糖各適量。

做法 |
① 桑葚洗淨；山藥去皮洗淨，切小塊；白米洗淨，浸泡30分鐘。
② 鍋置爐火上，放入桑葚、白米和適量水，大火燒沸後轉小火。
③ 待粥煮熟時，放入山藥、薑末、蔥花，小火繼續熬煮至熟爛，放入紅糖拌勻即可。

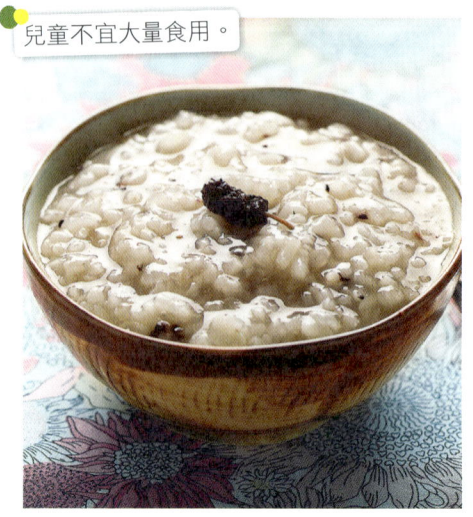

兒童不宜大量食用。

桑葚粥

材料 | 桑葚50克，糯米100克，冰糖適量。

做法 |
① 桑葚洗淨搗爛；糯米洗淨，浸泡2小時。
② 鍋置火上，放入糯米和適量水，大火燒沸後轉小火熬煮。
③ 待粥煮至熟爛，放入桑葚，稍煮後再放入冰糖，攪拌均勻即可。

❷ 夜尿頻多用芡實來止尿

夜尿頻多的人，可以先用芡實來進行食療，緩解尿頻症狀。芡實是睡蓮科植物芡的成熟種仁，中醫認為芡實有收澀功效，對於尿頻、泄瀉均有一定改善效用。芡實含有碳水化合物、脂肪、蛋白質、膳食纖維、鈣、磷、鐵等營養成分，適當食用對身體有一定好處。

使用芡實食療應注意，不適合把它當主糧吃，一次也不可食用過多。這是因為芡實食用過多難以消化，容易損傷脾胃導致腹脹。

芡實粥

材料｜芡實10克，白米50克，枸杞適量。
做法｜
① 白米浸泡30分鐘，淘洗乾淨。
② 用白米煮粥，大火燒沸後轉小火，放入芡實。粥煮熟時，放入枸杞即可。

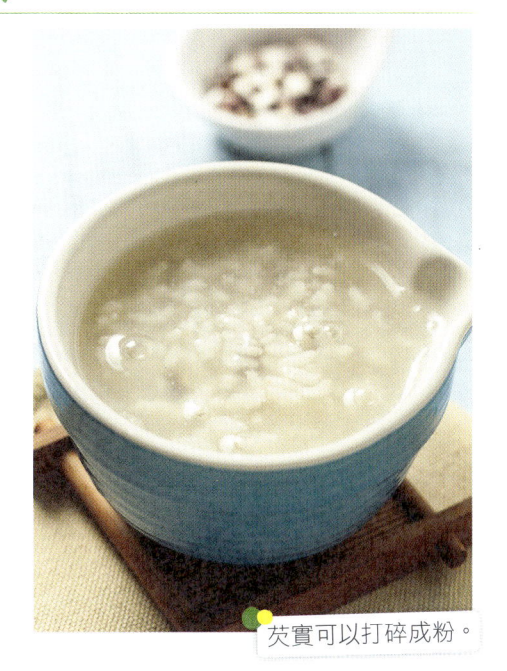

> 芡實可以打碎成粉。

❸ 補腎氣，吃栗子

中醫認為腎氣虛是導致夜尿頻多的主要原因，所以夜尿頻多的人除了補肝外，還應重點補腎，效用才會更好。腎氣不足的人，往往還會有倦怠乏力、雙腿發沉、滑精早洩、小便頻繁、腰膝酸軟等症狀。腎氣不足的人可吃栗子，補腎氣的功效比較好。

栗子玉米骨頭湯

材料｜雞骨架1副，玉米1根，栗子10個，鹽適量。
做法｜
① 玉米洗淨，切段。
② 栗子去皮，洗淨，切兩半。雞骨架洗淨，汆水。
③ 將準備好的材料都放到砂鍋中，加適量清水，大火煮沸，轉小火煮到熟，加適量的鹽調味即可食用。

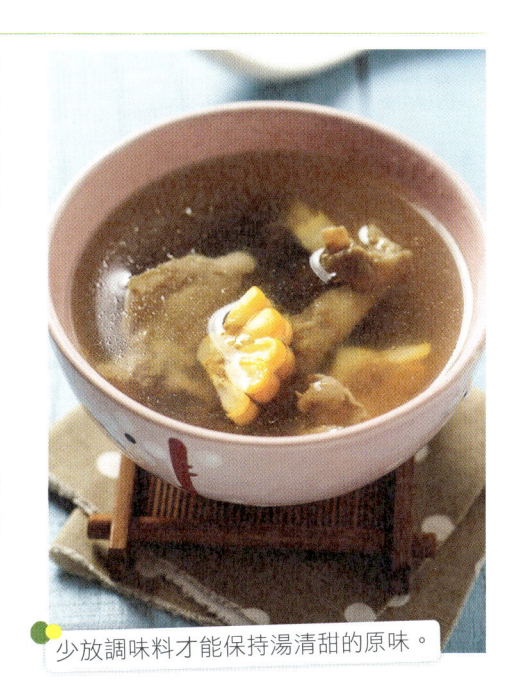

> 少放調味料才能保持湯清甜的原味。

❹ 按摩具有培元固本功效的穴位

夜尿頻多的人可以按摩關元穴、氣海穴、神闕穴,這些穴位具有培元固本、補益下焦之功效。經常對這些穴位進行刺激,可以強肝腎,不僅能治療夜尿頻多,對於一些生殖系統相關疾病也能發揮改善作用。同時還能調理身體,使身體不消瘦,發揮益壽延年之效。可以用手掌,適當用力對這些穴位反覆按摩,每次按摩時間不少於3分鐘。

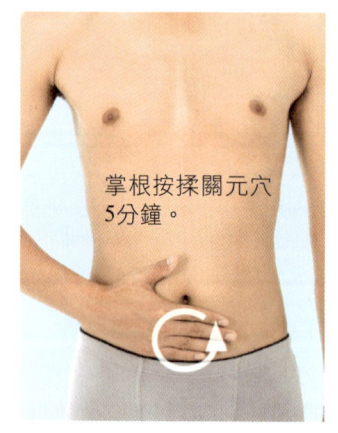

掌根按揉關元穴5分鐘。

手指按揉氣海穴5分鐘。

掌根按揉神闕穴5分鐘。

按摩方法 用手掌的根部按揉關元穴,適當用力,每次不少於3分鐘。

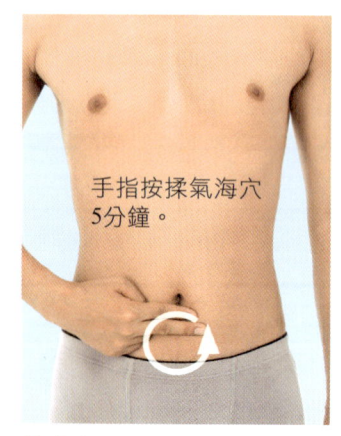

按摩方法 用手指按揉氣海穴,適當用力,每次不少於3分鐘。

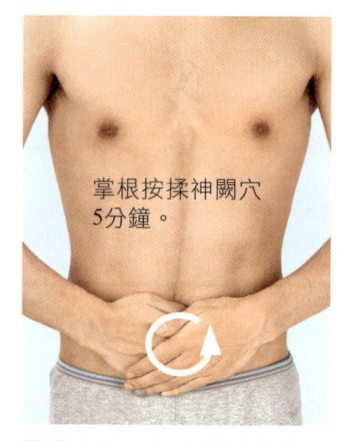

按摩方法 用手掌的根部按揉神闕穴,適當用力,每次不少於3分鐘。

❺ 搓腰滾按,止尿又止痛

中醫認為腰為腎之府,也就是說腰是腎所在之處,為此對腰部進行刺激就能發揮強腎功效。夜尿頻多的人不妨經常用手搓一下腰部,對於改善夜尿頻多有一定幫助。

現在的上班族經常久坐不動,容易腰痛,經常搓腰,還能緩解腰酸背痛。只需要將兩手搓熱,分別放到腰部,上下或者左右搓揉滾按就可以,每次搓到腰部微微發熱即可。

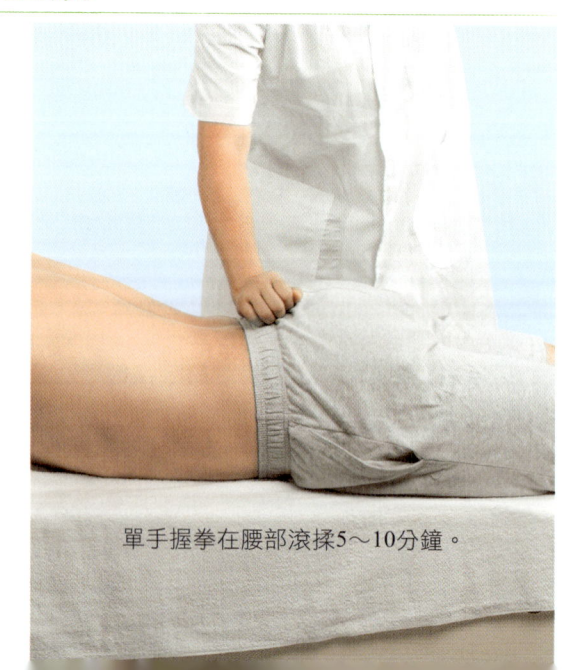

單手握拳在腰部滾揉5～10分鐘。

❻ 按摩足部相關反射區

頻尿的患者可以對足部的尿道反射區、膀胱反射區、輸尿管反射區進行推按。可用食指的指關節進行推按，每次推按3～5分鐘即可，不僅能有效地解決頻尿、尿急的問題，對於尿道炎、尿道感染、尿痛、尿（液）滯留、遺尿也能發揮一定的防治作用。

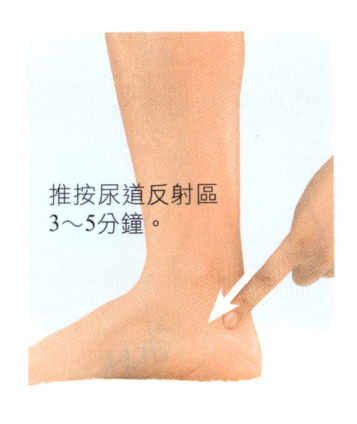

推按尿道反射區3～5分鐘。

推按膀胱反射區3～5分鐘。

推按輸尿管反射區3～5分鐘。

按摩方法　用食指推按尿道反射區，每次3～5分鐘。

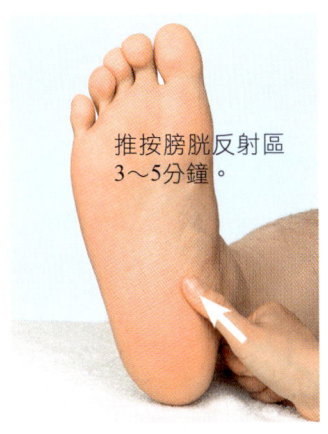

按摩方法　用拇指推按膀胱反射區，每次3～5分鐘。

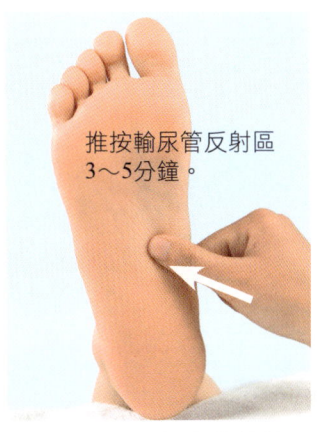

按摩方法　用拇指推按輸尿管反射區，每次3～5分鐘。

❼ 手上的膀胱反射區可常按

中醫認為尿頻主要與膀胱的開闔失常有關係，為此對手上的膀胱反射區進行刺激，對於夜尿頻多有一定的輔助治療功效。不僅如此，還能防治膀胱炎、尿道炎、膀胱結石、泌尿系統與膀胱疾患。可用食指的指關節進行推按，每次推按3～5分鐘即可。

按摩方法　用食指指關節推按膀胱反射區，每次3～5分鐘。

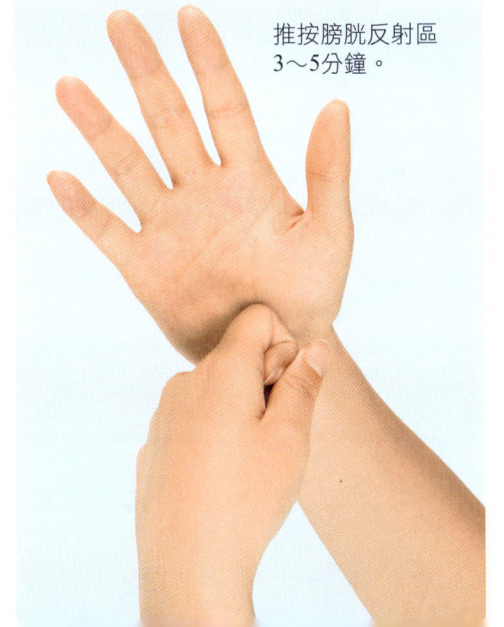

推按膀胱反射區3～5分鐘。

耳鳴耳聾

【肝火惹的禍】

　　耳鳴與肝膽之火上擾有關。肝陽上亢，阻礙了耳朵的聽覺功能，可能導致耳鳴耳聾。另外，氣滯血瘀，氣血不通也會導致耳鳴。所以，耳鳴耳聾虛者需要補，實者需要瀉。腎虛也是導致耳聾耳鳴的主要原因之一。腎精充足，則耳聰目明、精力充沛；腎精虧損，精氣就不能上達頭面部。耳竅一旦失去滋養，輕則耳鳴，重則聽力下降甚至耳聾失聰。所以，中醫還有種說法：「鳴者，聾之漸也」，也就是說耳鳴多為耳聾的先兆。這時候就要補腎填精了。

❶ 麥冬能滋陰降火

　　因肝腎陰虛所導致的耳聾耳鳴就可以用麥冬來進行調理。麥冬的主要功效是養陰生津、滋陰清熱，用麥冬進行食療能滋肝腎之陰，使耳朵得到較好的養護。使用麥冬進行食療的時候，可以加入黑色食材，滋補肝腎的功效更好。

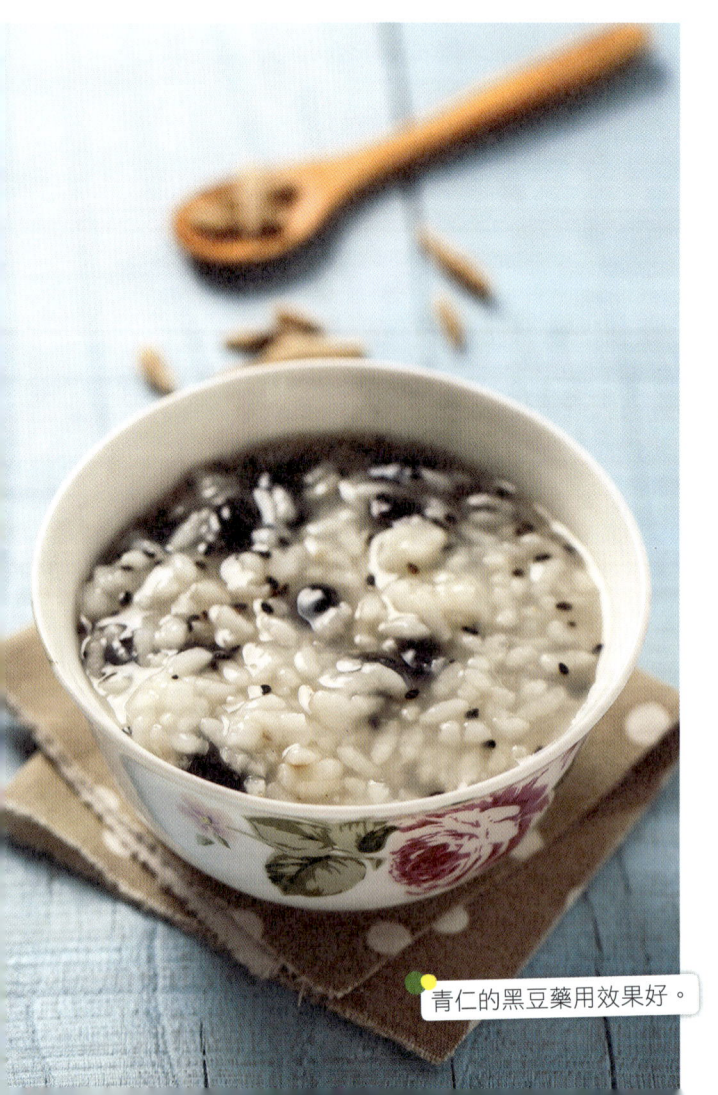

麥冬黑豆粥

材料｜麥冬10克，黑豆、黑芝麻各30克，糯米60克，冰糖適量。

做法｜
① 黑豆需浸泡6小時；糯米需浸泡2小時。
② 鍋置於爐火上，放入糯米、黑豆和適量水，大火燒沸。
③ 放入麥冬和黑芝麻，再次燒沸後轉小火，熬煮至熟時，放入冰糖，攪拌均勻即可。

青仁的黑豆藥用效果好。

❷ 丹參活血化瘀使耳得養

　　肝氣不疏，氣滯血瘀，導致瘀阻耳竅。這樣的耳聾耳鳴患者，往往還會有胸悶、悶悶不樂、兩肋疼痛等問題，可用丹參進行食療來改善。丹參是一味常用中藥，具有祛瘀止痛、活血通經、清心除煩之功效。

丹參山楂湯

材料 | 丹參50克，山楂30克，冰糖適量。

做法 |
① 先將丹參和山楂洗淨，加400毫升水共煮。
② 煎至250毫升，濾渣取汁，加適量冰糖服用。

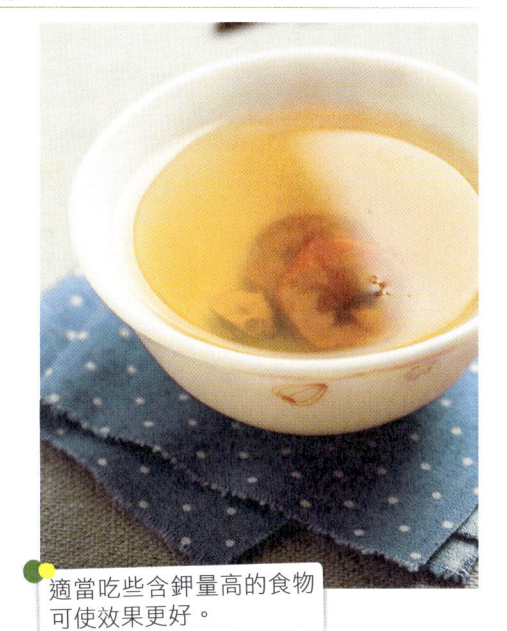

> 適當吃些含鉀量高的食物可使效果更好。

❸ 黑色食物可常吃，尤其是黑豆

　　中醫認為黑豆能滋腎陰、養肝血，還能消除臟腑虛弱導致的水腫、腹脹等問題，適當食用有強身壯體功效。耳聾耳鳴患者可以適當吃點黑豆來強壯肝腎。除了黑豆外，黑米、黑芝麻等黑色食材也具有較好的滋補肝腎功效。

黑豆粥

材料 | 黑豆1小把，白米半小碗，枸杞10顆，紅棗5～10枚。

做法 |
① 黑豆洗淨；白米淘洗乾淨；枸杞、紅棗分別洗淨。
② 將準備好的材料都放到砂鍋內，加適量清水，大火煮沸，轉小火煮到熟爛即可食用。

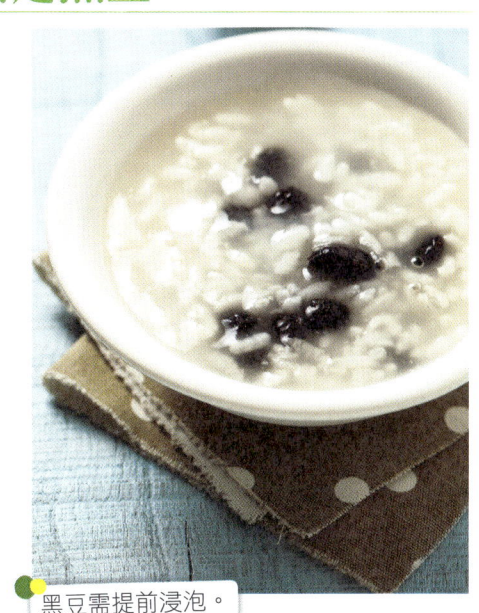

> 黑豆需提前浸泡。

④ 按摩耳周穴位

耳聾耳鳴患者可以經常對耳門、聽宮、聽會、翳風等穴位進行按揉，有助於促進耳周部位的氣血循環，使耳朵得到充分滋養，以緩解耳聾耳鳴症狀。

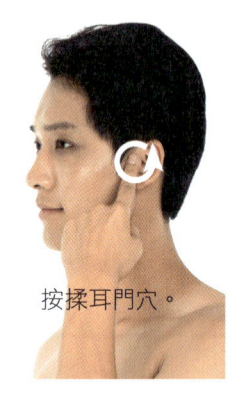

按揉耳門穴。

按揉聽宮穴。

按揉聽會穴。

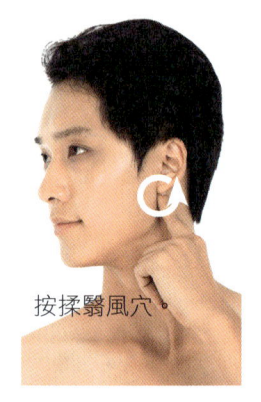

按揉翳風穴。

按摩方法 用食指指腹按揉耳門穴3〜5分鐘。

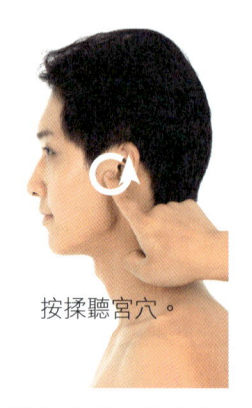

按摩方法 用食指指腹按揉聽宮穴3〜5分鐘。

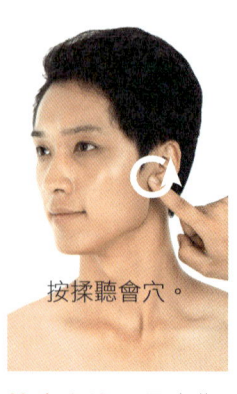

按摩方法 用食指指腹按揉聽會穴3〜5分鐘。

按摩方法 用食指指腹按揉翳風穴3〜5分鐘。

⑤ 按摩消除耳鳴耳聾的特效穴位

至陰穴是消除耳鳴的特效穴位。治療耳鳴可以用拇指指端點按，也可以用艾灸的方法，每次灸3〜5分鐘，每日3次。按摩至陰穴的同時，也可以加上足臨泣穴、湧泉穴、命門穴，效果會更加顯著。

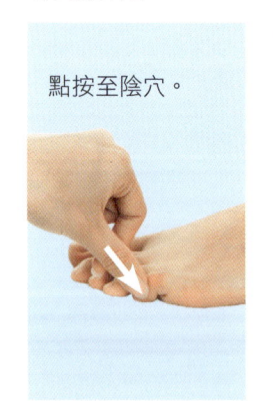

點按至陰穴。

點按足臨泣穴。

點按湧泉穴。

點按命門穴。

按摩方法 用拇指指腹點按至陰穴3〜5分鐘。

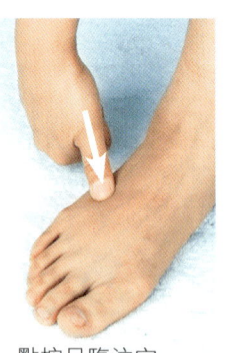

按摩方法 用拇指指腹點按足臨泣穴3〜5分鐘。

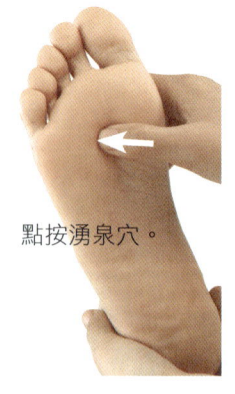

按摩方法 用拇指指腹點按湧泉穴3〜5分鐘。

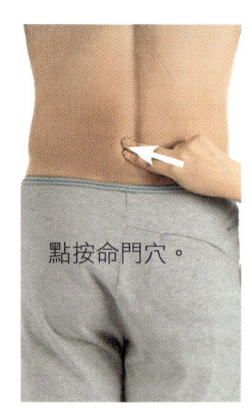

按摩方法 用中指指腹點按命門穴3〜5分鐘。

❻ 按摩相關反射區

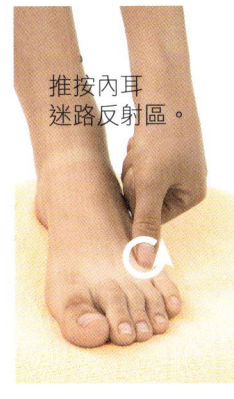

推按內耳迷路反射區。

按摩耳反射區。

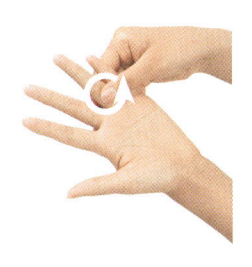

揉按腎反射區。

揉按耳反射區。

按摩方法 用拇指推按足部內耳迷路反射區1～2分鐘，力道宜柔和。

按摩方法 用拇指、食指捏揉耳反射區，由輕到重按摩1～3分鐘，以能忍受為度。

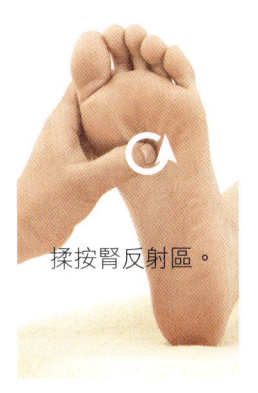

按摩方法 用拇指指腹揉按腎反射區1～3分鐘，用力穩健，速度緩慢均勻。

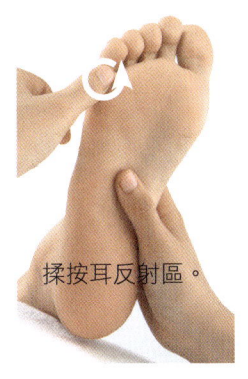

按摩方法 用拇指指腹揉按耳反射區1～3分鐘，用力穩健，速度緩慢均勻。

❼ 擦耳朵，對改善耳鳴耳聾也有幫助

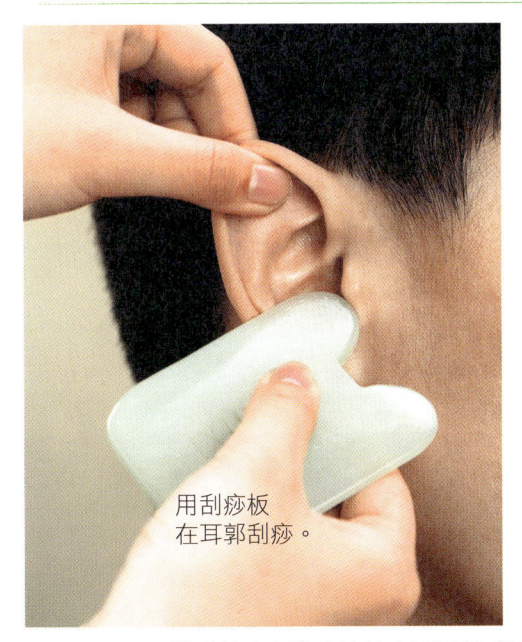

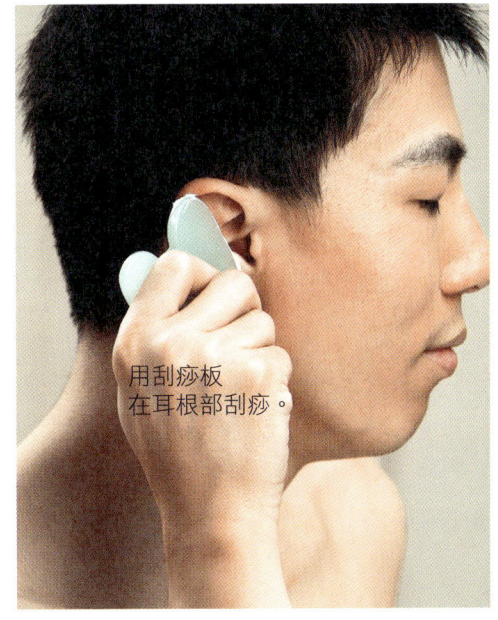

用刮痧板在耳郭刮痧。

用刮痧板在耳根部刮痧。

按摩方法 用雙手的小魚際快速地在耳屏前或耳根部做擦法，手法輕柔。或者用刮痧板在耳郭或耳根部刮痧，手法宜輕柔。

提高性福

[時時補肝腎]

肝腎決定了男子的生殖機能狀況。中醫認為肝血是否充盈、肝氣的疏洩是否正常，都會影響到男性的生殖機能狀況。中醫裡面有「腎主生殖」之說，腎的狀況對於男性同樣也是至關重要，所以男性應肝腎同養，這樣才能強健生殖能力，過上「性」福生活。

❶ 白朮山藥粥，讓男性更強壯

有的男性工作壓力大，體力透支，所以經常感覺力不從心，這樣的男性可以食用白朮山藥粥。白朮能健脾，山藥能滋補肝腎，二者和白米一起煮粥，可以為身體提供更多的營養，能使身體更強壯。

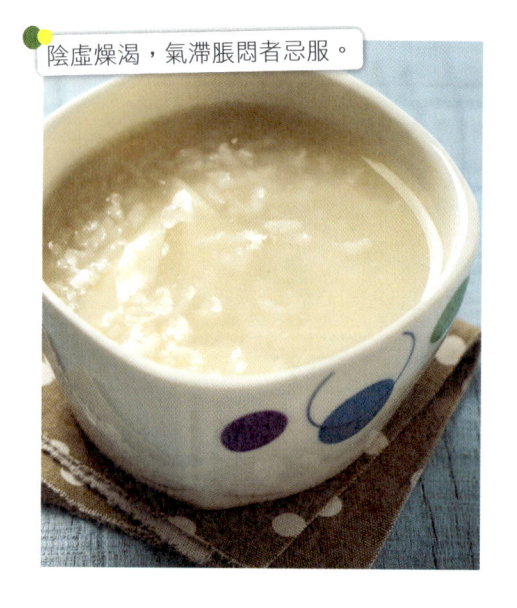

> 陰虛燥渴，氣滯脹悶者忌服。

白朮山藥粥

材料｜白朮10克，山藥30克，白米100克，白砂糖適量。

做法｜
① 山藥和白朮洗淨。
② 白米淘洗乾淨。
③ 二者一起放入砂鍋中煮粥，煮熟後加適量的白砂糖調味即可食用。

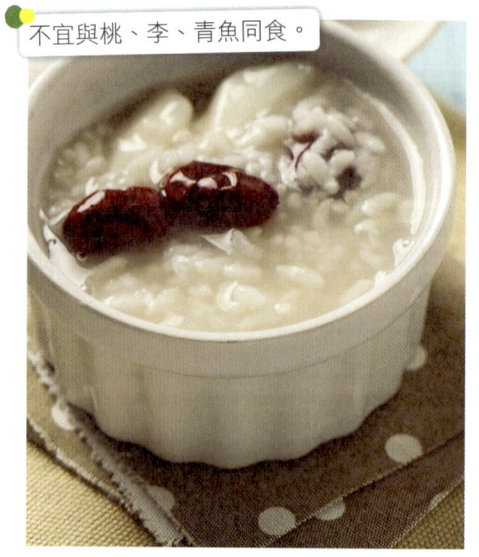

> 不宜與桃、李、青魚同食。

白朮山藥紅棗粥

材料｜山藥20克，紅棗5枚，白米100克，白朮10克，冰糖適量。

做法｜
① 山藥和白朮洗淨。
② 白米淘洗乾淨。
③ 紅棗洗淨，去核撕小塊。
④ 將準備好的材料一同放入砂鍋中，加適量清水，大火煮沸，轉小火煮熟，加適量的冰糖調味即可食用。

❷ 枸杞豬腰粥，強壯男人肝腎

豬腰即豬腎，是動物的排泄器官，食用時要將裡面的筋膜除掉。豬腎能補腎氣，改善腎氣虛所導致的腰酸痛、腎虛遺精、耳聾等問題，同時也有一定的利水功效，發揮消除水腫、通利小便的作用。

枸杞豬腰粥

材料｜枸杞10克，豬腎1顆，白米100克，蔥、薑、鹽各少許。

做法｜
① 枸杞洗淨；白米淘洗乾淨。
② 豬腎去掉筋膜，洗淨，切小塊。
③ 用準備好的材料一起煮粥，煮熟後加適量的鹽調味即可食用。

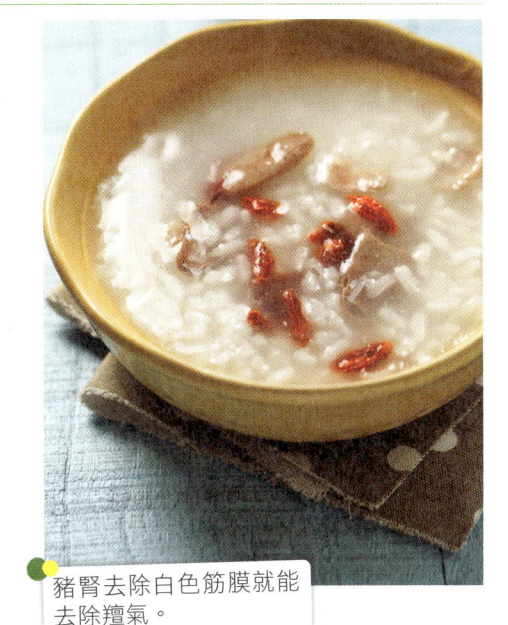

> 豬腎去除白色筋膜就能去除膻氣。

❸ 吃點蓮子養心安神

男性工作壓力大，有時候難免會心神不安，甚至一晚上都睡不好，這種情況下可以用蓮子進行食療。中醫認為蓮子能養心安神，還能改善遺精等症狀。

蓮子粥

材料｜蓮子20克，白米100克，冰糖適量。

做法｜
① 蓮子洗淨，浸泡2小時。
② 白米洗淨，浸泡30分鐘。
③ 鍋中放適量清水，放入白米，大火煮沸後轉小火，煮至半熟，放入蓮子，粥煮至熟爛時，放入冰糖即可。

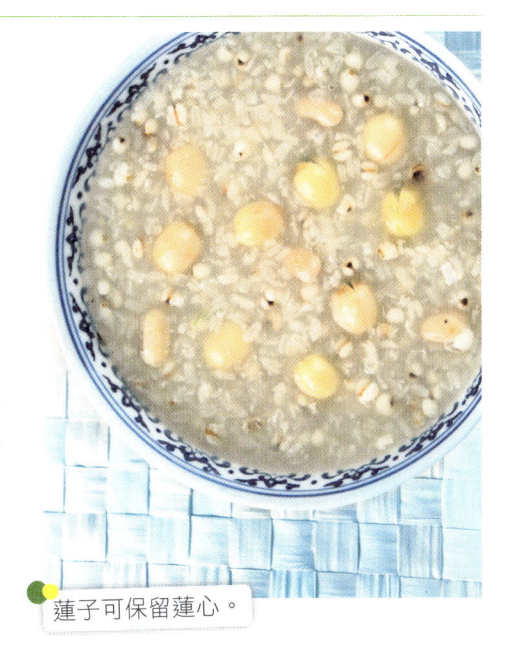

> 蓮子可保留蓮心。

❹ 按摩可以強大生殖機能的反射區

用食指或按摩棒，依次對準耳部的肝、腎、膀胱、腎上腺、內生殖器、內分泌等反射區，以適中的力道進行按摩，每區1～2分鐘。也可用0.5公分見方的醫療用膠布，將米粒壓貼，捏壓30秒左右。耳部有熱痛感為止，保留壓貼物。

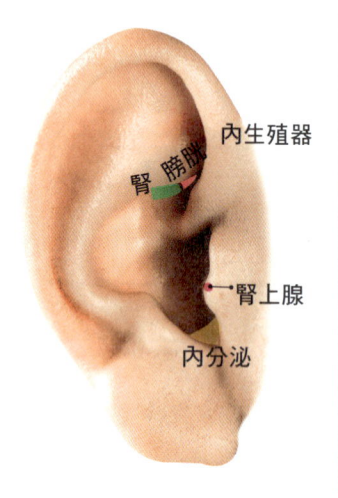

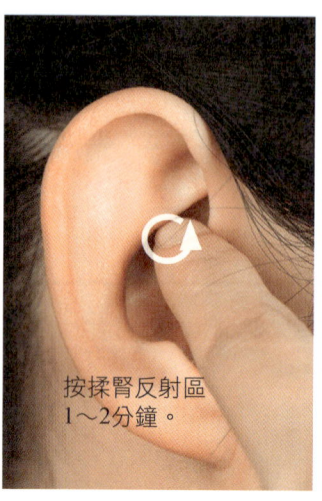

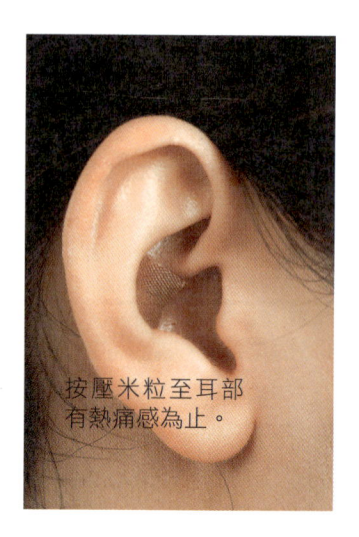

內生殖器
腎 膀胱
腎上腺
內分泌

按揉腎反射區1～2分鐘。

按壓米粒至耳部有熱痛感為止。

❺ 按摩補腎生精的穴位

中醫認為腎主生殖，所以男性平時可以經常按揉具有補腎生精功效的穴位，此法能夠強腎，不僅能強健身體，還能增強男性的生殖機能，延緩衰老，使精力更充沛。

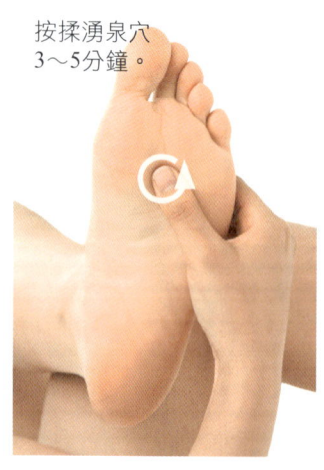

按揉湧泉穴3～5分鐘。

按揉腎俞穴3～5分鐘。

按揉命門穴3～5分鐘。

按摩方法 用拇指指腹按揉湧泉穴3～5分鐘。

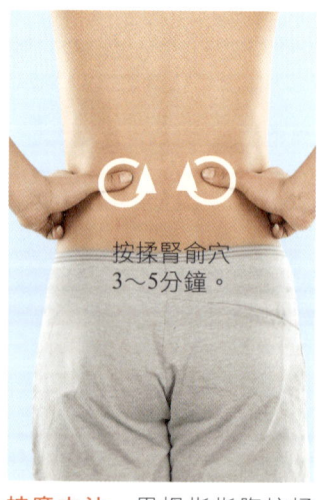

按摩方法 用拇指指腹按揉腎俞穴3～5分鐘。

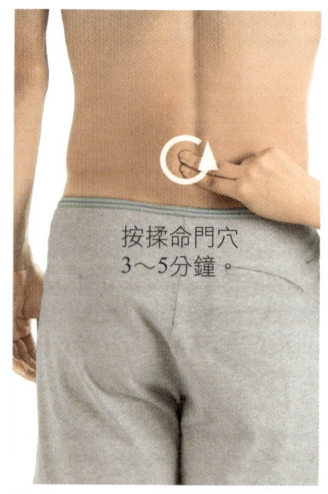

按摩方法 用食指和中指指腹按揉命門穴3～5分鐘。

❻ 伸展背部，也能強肝腎

經常伸展一下腰背，可以緩解腰背積累起來的緊張感，還能對肝腎發揮一定的按摩作用，增強肝腎的生理機能。①直立，兩手自然放在身體的兩側。②吸氣，兩手握拳，背部向前伸展。③兩腿彎曲，保持一會。呼氣，回到起始動作。

❼ 按摩培補元氣、補血的穴位

神闕穴、關元穴、氣海穴，這些穴位可培補元氣，在按揉這些穴位的同時，可以配上血海穴，既能補益先天不足，也能改善後天虛損，對於陽痿、早洩都有一定的調整作用。可以用手掌的根部按揉神闕穴、關元穴、氣海穴，每次按揉不少於3分鐘；用拇指的指腹按揉血海穴，每次按揉不少於3分鐘。

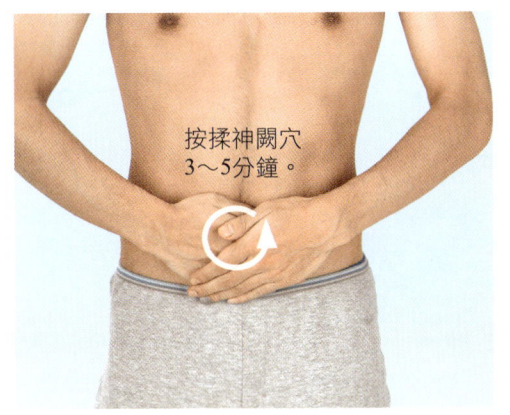

按揉神闕穴3～5分鐘。

按摩方法 用手掌按揉神闕穴，每次不少於3分鐘。

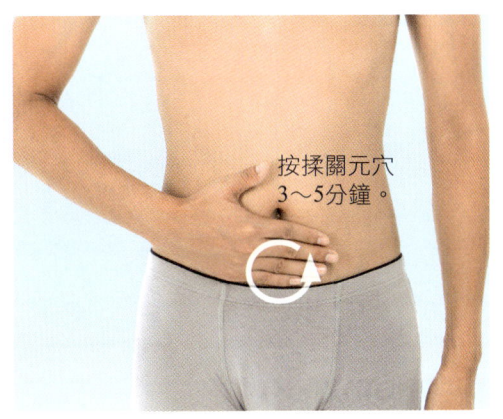

按揉關元穴3～5分鐘。

按摩方法 用手掌按揉關元穴，每次不少於3分鐘。

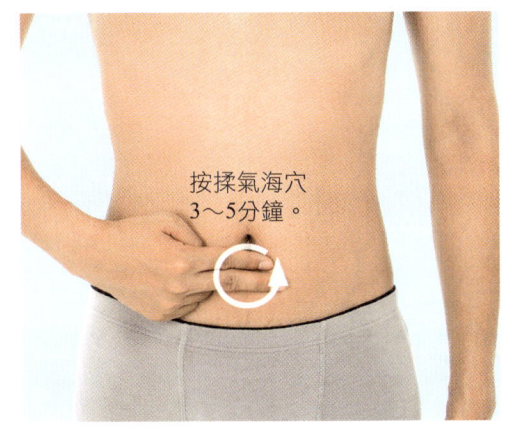

按揉氣海穴3～5分鐘。

按摩方法 用手指按揉氣海穴，每次不少於3分鐘。

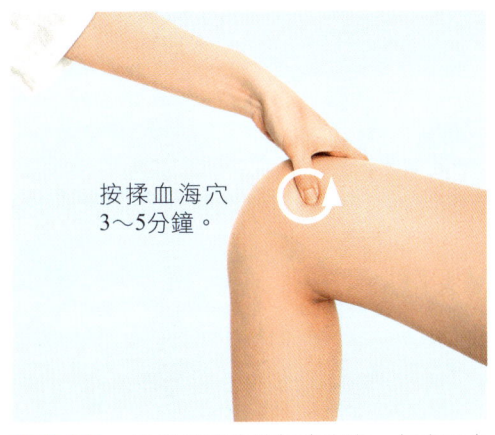

按揉血海穴3～5分鐘。

按摩方法 用拇指指腹按揉血海穴，每次不少於3分鐘。

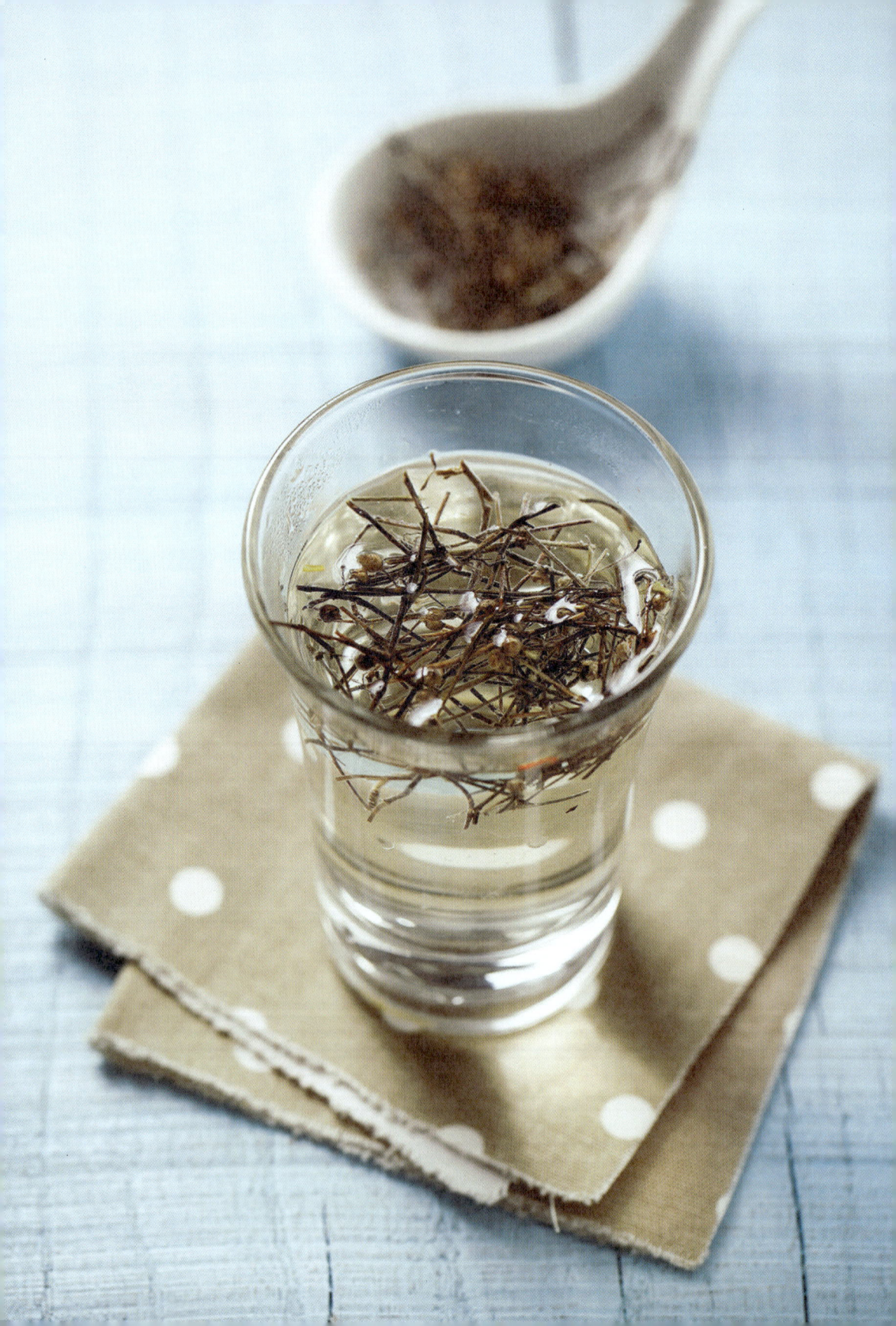

> 第八章

選對方法治肝病

　　各種肝病總會讓人身心都備受折磨，嚴重的情況下還會危及生命。實際上，只要選對方法進行治療，就能使受損的肝細胞進行自我修復，增強肝臟的免疫能力，促進肝病好轉。本章節將告訴你如何選對適合的方法，治療相應的肝臟疾病。

肝炎

[疏肝養肝，增強免疫力]

中醫認為，肝炎發生的主要原因為肝腎陰虛、脾虛濕困、肝鬱氣滯。若是眼花、目乾、易疲勞、四肢麻木，可從滋補肝腎之陰著手進行調理。若是舌苔黃膩、小便黃赤，重點要清熱利濕。若是伴有肝區隱痛、經常呃逆、情志不疏、大便不正常等，應疏肝理氣、活血化瘀。除了上述原因外，偏食、大量抽煙、酗酒等，使肝臟受到損傷也是不可忽視的原因。為了讓肝臟更健康遠離疾病，就一定要改變不良的生活習慣，讓肝臟「安枕無憂」。

❶ 枸杞食療，養陰保肝

枸杞為藥食兩用之物，中醫認為枸杞能益精補血，有肝腎同養的功效。肝中陰血充盈，有助於促進肝細胞新生，降低膽固醇。雞肉能為肝臟補充蛋白質，也有助於改善肝臟的功能。二者同食，可改善肝炎患者的腰膝酸痛、眩暈耳鳴、內熱消渴、血虛萎黃、目昏不明等症狀。

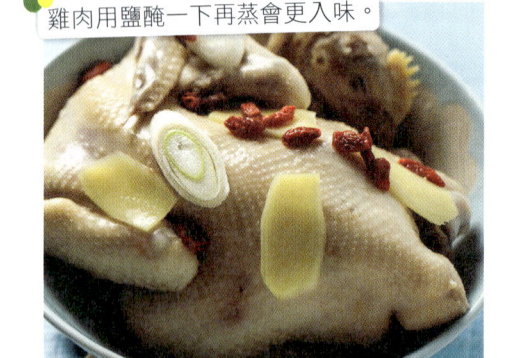

雞肉用鹽醃一下再蒸會更入味。

枸杞蒸雞

材料｜母雞1隻，枸杞30克，蔥、薑、料酒、胡椒粉、鹽、清湯各適量。
做法｜
① 將母雞處理乾淨，除去內臟。
② 枸杞洗淨。
③ 蔥切斷；薑切片。
④ 將準備好的材料塞到雞腹內，淋上料酒，放入胡椒粉、鹽、清湯，隔水蒸2小時。

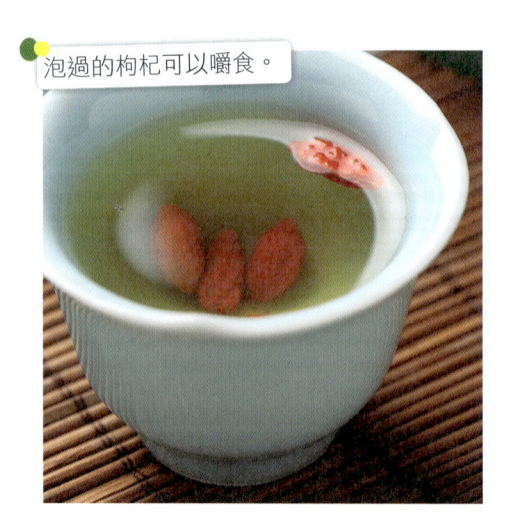

泡過的枸杞可以嚼食。

枸杞茶

材料｜枸杞5克，冰糖適量。
做法｜用適量滾水沖泡飲用。

❷ 車前草冬瓜湯，能清利濕熱

車前草又名車輪菜、田灌草，是一種野生植物，可以食用。中醫認為車前草性寒，具有清熱利尿、涼血、解毒等功效。冬瓜也具有清熱利尿的作用，二者同食，能清除身體中的濕熱，幫助肝臟排出多餘的濕熱毒素，促進濕熱型肝炎好轉。

車前草冬瓜湯

材料｜鮮車前草150克，冬瓜500克，鹽、香油各適量。

做法｜
① 車前草去根洗淨。
② 冬瓜留皮，洗淨切塊。
③ 一起放進瓦煲內，加適量清水，大火煮沸，小火燉半個小時，加適量的鹽、香油調味即可食用。

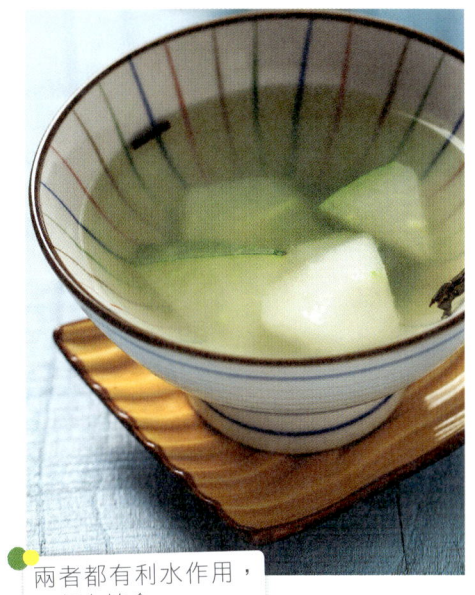

> 兩者都有利水作用，尿頻者慎食。

❸ 柴胡能疏肝解鬱

有的肝炎患者總是感覺胸口憋悶、情緒低落，這樣的人可以用柴胡來疏肝。柴胡能疏肝解鬱，改善肝氣橫逆、肝體失養導致的脅痛、寒熱、頭痛、目眩、月經不調、乳房脹痛等症。柴胡還有一定的鎮靜作用，可改善內熱煩躁引起的失眠多夢。柴胡還具有一定的退熱效果，對於改善內熱煩渴等症也有一定效用。

柴胡甘草茶

材料｜柴胡、甘草各3克。

做法｜將準備好的材料放到水杯中，用滾水沖泡飲用即可。

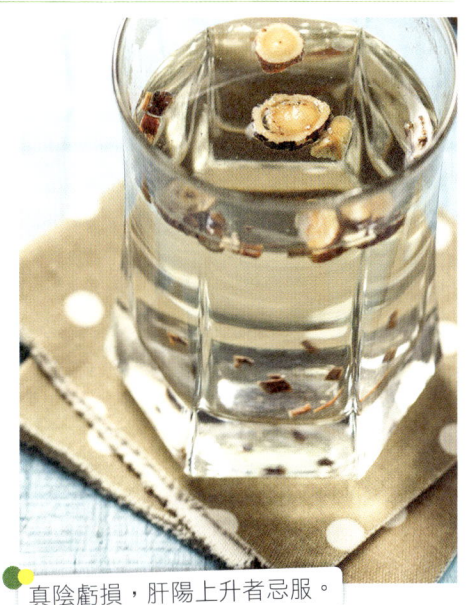

> 真陰虧損，肝陽上升者忌服。

❹ 耳部相關反射區可經常刺激

　　肝炎患者可以經常按揉耳部的反射區，諸如肝、十二指腸、胃、脾、內分泌等反射區，可以調整氣血，增強身體的免疫能力，以防肝病加重。還能使肝臟得到充足的滋養，增強受損肝細胞的修復能力，發揮抗炎保肝的效果。可以用食指或者按摩棒揉按各個反射區，每區按摩1～2分鐘，每日1次。

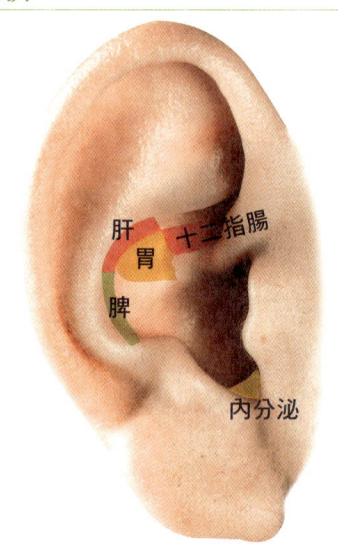

❺ 按摩手部的相關反射區

　　對手上的相關反射區進行刺激，也能增強肝臟的排毒功能，促進肝炎好轉。手上的反射區比較好找，按摩起來也比較方便容易，是肝炎患者調養肝臟的最佳方式之一。可用拇指的指腹對肝、膽囊等反射區進行推按，每區3～5分鐘。

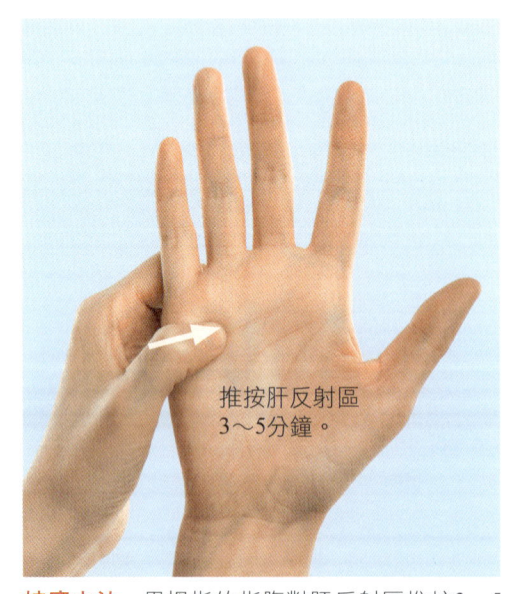

推按肝反射區3～5分鐘。

推按膽囊反射區3～5分鐘。

按摩方法　用拇指的指腹對肝反射區推按3～5分鐘。

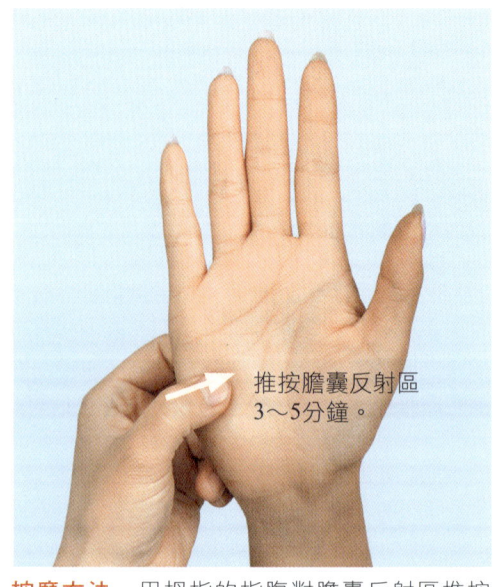

按摩方法　用拇指的指腹對膽囊反射區推按3～5分鐘。

❻ 按揉足部的相關反射區

　　肝炎患者也可以經常對足部的肝反射區進行刺激，可以用手進行按揉，或是用刮痧板以及牙籤進行局部刺激。用刮痧板輔助按摩，可得到事半功倍的效果，在足部的肝反射區進行刮拭，刮至局部微微發熱即可；也可以把5根牙籤用橡皮筋捆在一起，頭部呈梅花形，故稱其為「梅花椿」，以拇指、食指持梅花椿刺激肝反射區，也能發揮不錯的效用。每次可刺激3～5分鐘。

按摩方法　把5根牙籤用橡皮筋捆在一起，刺激肝反射區3～5分鐘。

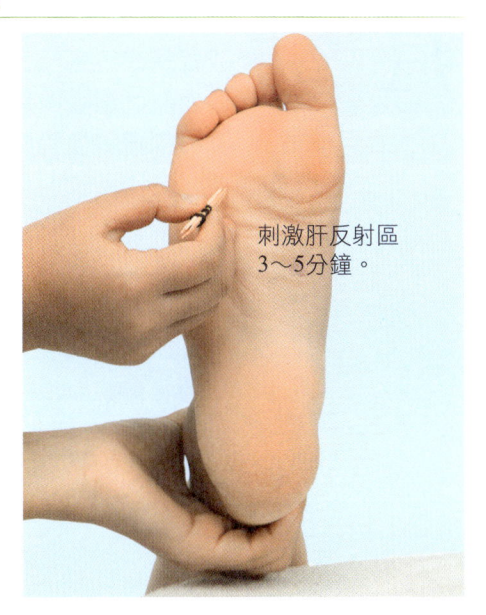

刺激肝反射區3～5分鐘。

❼ 按揉行間穴、太衝穴

　　肝炎患者往往情緒不舒暢，容易發怒，這是肝臟不適的表現方式。不舒暢的情緒會加重肝臟的炎症，為此肝炎患者一定要注意保持心情愉悅。為了讓自己的心情更好，肝炎患者就可以經常刺激足部的行間穴和太衝穴，有助於情緒放鬆。可用拇指按揉，也可用髮夾或牙籤反覆刺激，每次2～3分鐘。

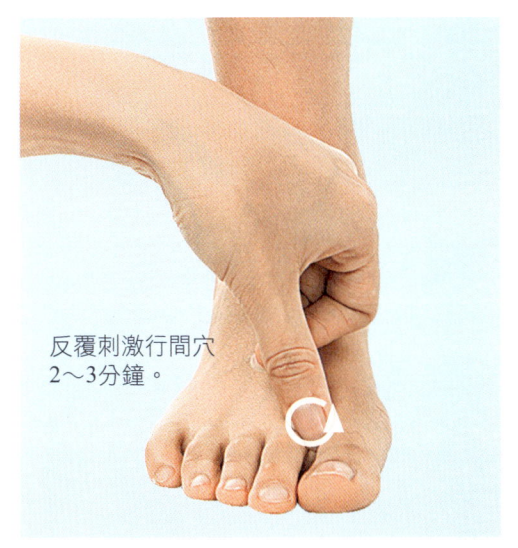

反覆刺激行間穴2～3分鐘。

反覆刺激太衝穴2～3分鐘。

按摩方法　用拇指按揉，也可用髮夾或牙籤反覆刺激行間穴，每次2～3分鐘。

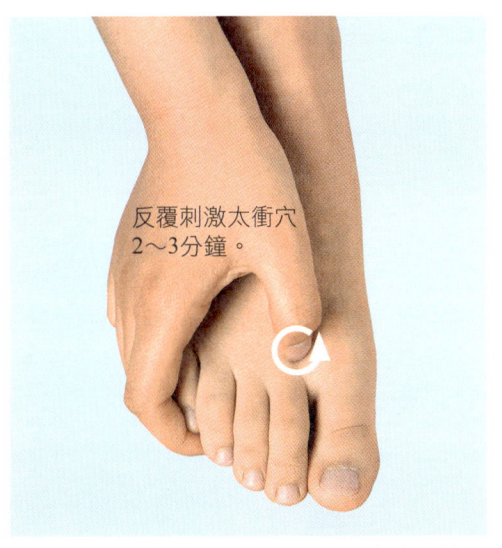

按摩方法　用拇指按揉，也可用髮夾或牙籤反覆刺激太衝穴，每次2～3分鐘。

黃疸

[清熱利濕是關鍵]

病毒性肝炎、肝硬化、膽石症、膽囊炎均可能導致黃疸。黃疸是以目黃、身黃、小便黃為主要臨床表現。中醫認為黃疸主要與濕熱有關。外感濕熱或者是飲食不夠節制，導致脾胃受損，進一步影響了脾胃的運化功能。濕阻中焦，脾胃功能失常，又影響了肝膽的疏洩，以致膽汁不循常道，溢於肌膚，而發生黃疸。清熱利濕、強健脾胃是主要的調理方法。

❶ 用澤瀉食療，滲濕，洩熱

澤瀉為澤瀉科多年生沼澤植物澤瀉的塊莖。中醫認為，澤瀉性寒，有利水滲濕、洩熱之功，是清利濕熱的常用中藥。

用澤瀉進行食療，可以改善內有濕熱導致的小便不利、水腫脹滿、嘔吐等症狀。將體內濕熱清利，就可以改善黃疸，對於肥胖症、高血壓、高脂血症狀、脂肪肝等也有一定的治療功效。用澤瀉進行食療，比較簡單的方式是用澤瀉和白米一起煮粥。

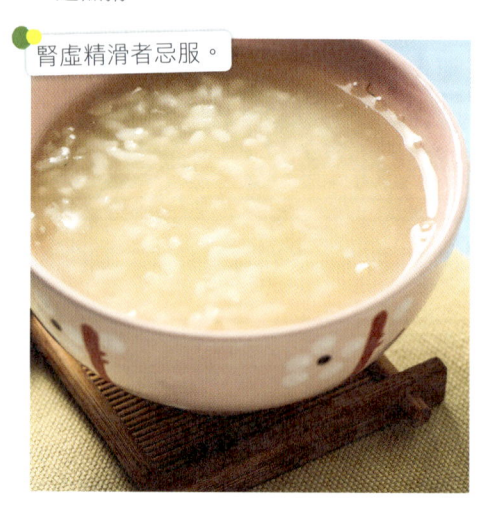

腎虛精滑者忌服。

澤瀉粥

材料 | 澤瀉10克，白米100克，白砂糖適量。

做法 |
① 將澤瀉挑洗淨，放入鍋中，加清水適量，水煎取汁。
② 白米淘洗乾淨，入砂鍋煮粥，煮熟後放入藥汁和白砂糖再次煮沸即可食用。

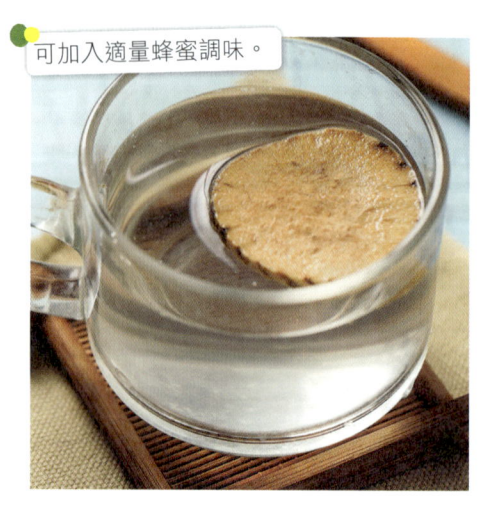

可加入適量蜂蜜調味。

澤瀉茶

材料 | 澤瀉5克。
做法 | 用適量滾水沖泡，飲用。

❷ 茵陳粥，除黃疸效果好

茵陳有兩個採收期，春季採的習稱「綿茵陳」；秋季採的習稱「茵陳蒿」。中醫認為茵陳的主要功效為清熱利濕，常用於治療濕熱燻蒸而發生黃疸等病症。

治療黃疸，茵陳可以單用，也可以與梔子、澤瀉同用，均能發揮退黃、護肝膽功效。用茵陳來治療黃疸，最簡單的方法就是用茵陳和白米一起煮粥。白米能健脾胃，茵陳能利膽退黃，比較適合黃疸型肝炎患者用其食療。

茵陳粥

材料｜綿茵陳30克，白米50克，白砂糖適量。
做法｜
① 先將綿茵陳洗淨，煎汁去渣。
② 白米淘洗乾淨，煮粥。
③ 煮熟後放入藥汁和白砂糖，再次煮沸即可食用。

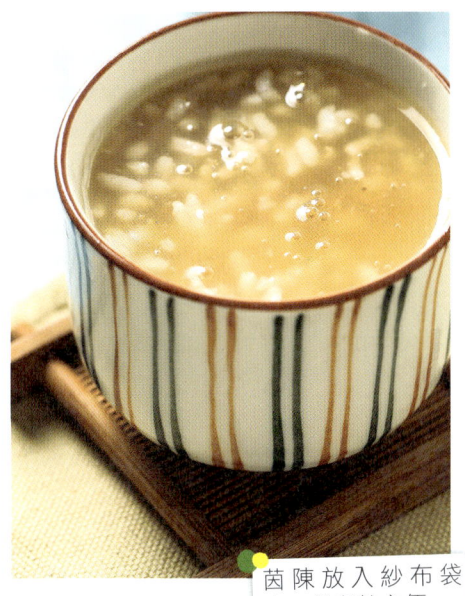

> 茵陳放入紗布袋中，煎煮較方便。

❸ 黃瓜薏仁粥，可常食

黃瓜是一種常見的食材，味道清香多汁，還具有清熱利濕、除黃疸的功效，所以比較適合黃疸型肝炎患者食用。黃瓜中所含的丙胺酸、精胺酸和谷胺醯胺，對酒精性肝硬化能發揮改善輔助的功效；當中含有的葫蘆素C，能提高人體免疫功能，預防肝癌的發生，因此酒精性肝病患者、肝炎患者也適合應經常食用黃瓜。

若想加強黃瓜的清利濕熱功效，可以用黃瓜和薏仁一起煮粥。二者一起煮粥，不僅口感更好，因薏仁也能清熱利濕，所以二者同用治療濕熱黃疸的效果更佳。

黃瓜薏仁粥

材料｜黃瓜1根，薏仁30克，白米50克。
做法｜
① 薏仁、白米淘洗乾淨，放入高壓鍋中煮粥。
② 黃瓜洗淨，切塊。
③ 等薏仁、白米快要煮熟時，再加入黃瓜塊，一起煮至熟透即可食用。

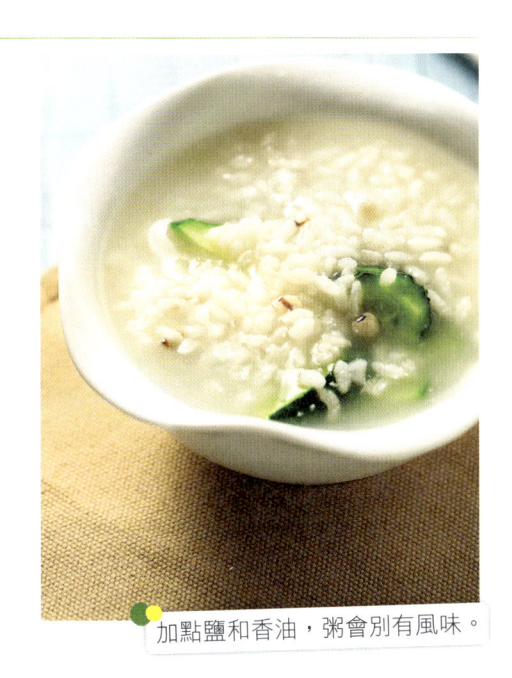

> 加點鹽和香油，粥會別有風味。

❹ 按摩膽囊反射區

對手上的膽囊反射區進行刺激，能夠增強膽囊的功能，使膽汁正常疏洩，還能清利膽囊中的濕熱，有助於改善黃疸。可用拇指指腹按揉，每次按揉3～5分鐘。按揉的輕重應適中，不宜過大或過小。經常刺激膽囊反射區，不僅可以改善黃疸，對膽囊炎、膽結石、肝炎、食慾缺乏甚至便祕都能發揮一定的調理功效。

按摩方法　用拇指指腹按揉，每次按揉3～5分鐘。

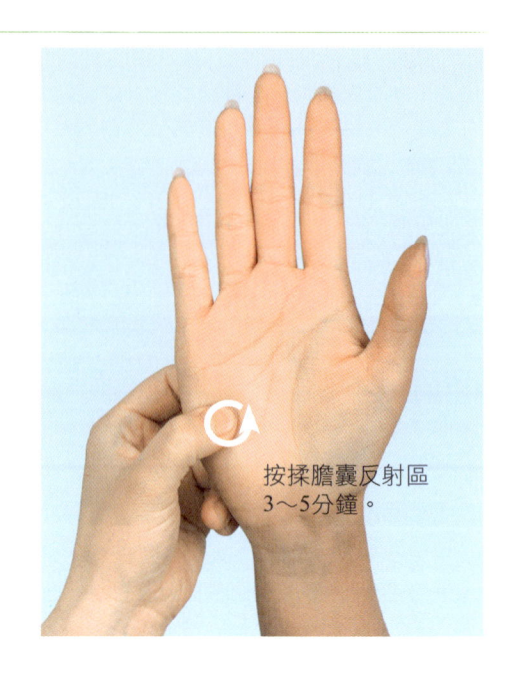

按揉膽囊反射區3～5分鐘。

❺ 在勞宮穴、曲池穴、合谷穴按摩

手上的勞宮穴、曲池穴、合谷穴等穴位都具有清熱利濕的功效，黃疸型肝炎患者可以經常對這些穴位進行刺激，有助於消除黃疸，因此，黃疸患者可於這些穴位進行按摩。

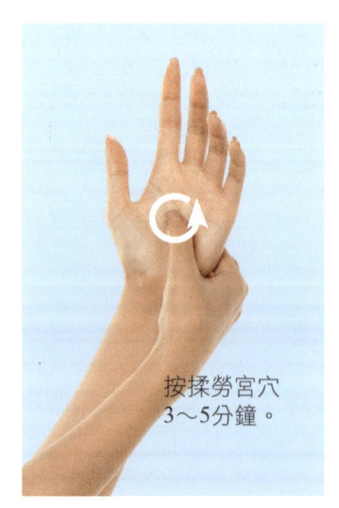

按揉勞宮穴3～5分鐘。

按揉曲池穴3～5分鐘。

按揉合谷穴3～5分鐘。

按摩方法　用拇指指腹按揉勞宮穴3～5分鐘。

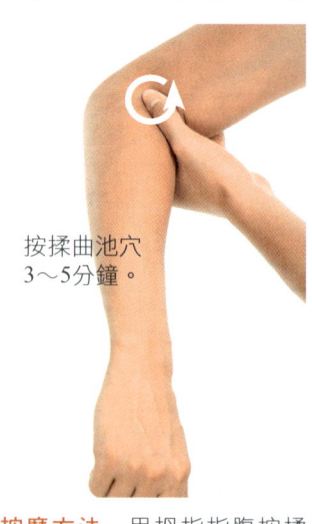

按摩方法　用拇指指腹按揉曲池穴3～5分鐘。

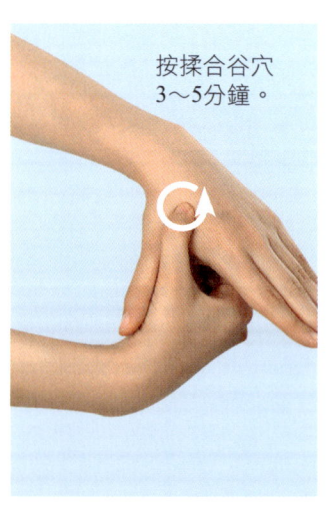

按摩方法　用拇指指腹按揉合谷穴3～5分鐘。

❻ 按揉促消化、除濕熱的穴位

　　足三里穴是胃經上的穴位，有調理脾胃、補中益氣、增強免疫力的作用。經常對這個穴位進行刺激，能促進脾胃的運化，對清利濕熱有很好的幫助。除了這個穴位外，公孫穴是脾經上的穴位，對這個穴位進行刺激，可以培補脾氣、清熱除濕。

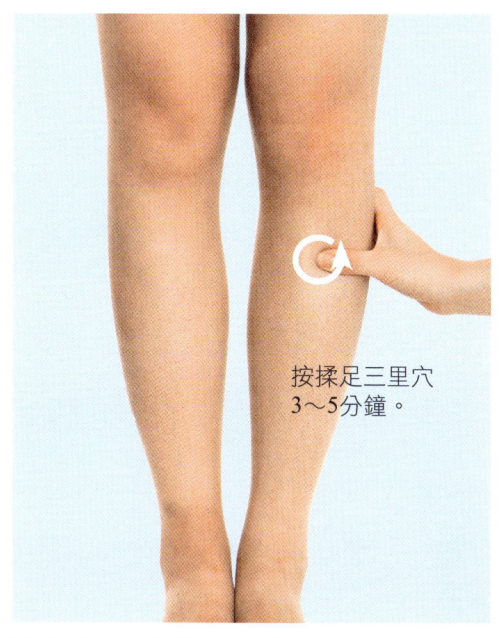

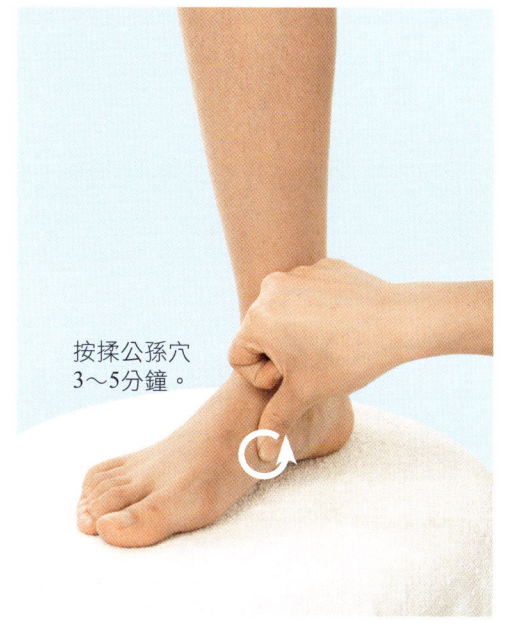

按揉足三里穴3～5分鐘。

按揉公孫穴3～5分鐘。

按摩方法　用拇指指腹按揉足三里穴3～5分鐘。

按摩方法　用拇指指腹按揉公孫穴3～5分鐘。

❼ 在豐隆穴上拔罐，清熱化痰

　　濕熱長久不去，會轉化成痰飲。清熱化痰的話，可以在豐隆穴上拔罐。豐隆穴能除濕、化痰，為此古人有「痰多宜向豐隆尋」的語句。拔罐時，用閃火法將火罐吸拔在穴位所在處，每次留罐10～15分鐘。

拔罐方法　在豐隆穴上進行拔罐，每一次留罐10～15分鐘。

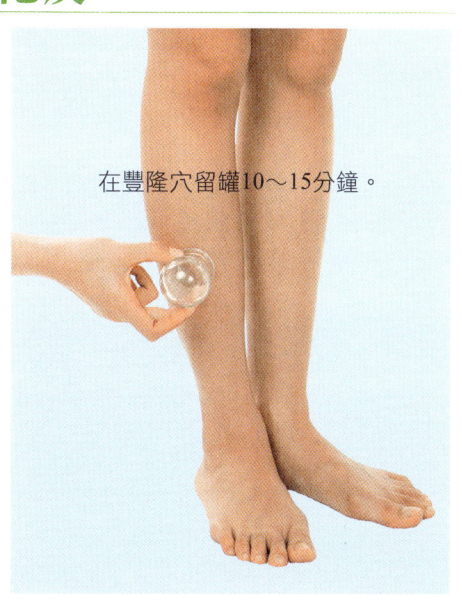

在豐隆穴留罐10～15分鐘。

脂肪肝

[改變不良生活習慣]

輕度脂肪肝往往沒有明顯的症狀，但是重度的脂肪肝患者會出現食慾缺乏、腹脹、肝大、肝區隱痛等明顯症狀，嚴重的脂肪肝會轉變成肝硬化。對於脂肪肝的防治，重點是改變不良的生活習慣，平時應避免食用高膽固醇食物，如動物內臟、雞皮等。脂肪肝患者還應該經常運動，以促進腸胃蠕動，加快脂肪的分解與消化。

中醫認為導致脂肪肝的原因為肝氣不疏、脾胃運化失常，所以治療應從疏肝健脾著手。

❶ 菠菜能促進肝細胞的修復和再生

除了芹菜外，脂肪肝患者還可以經常吃點菠菜。菠菜能補肝養血，還能疏肝中鬱氣，能提供維生素和纖維素，有利於肝細胞的修復與再生，同時還能促進脂肪消化，增強肝臟的解毒功能，強化機體的免疫力。

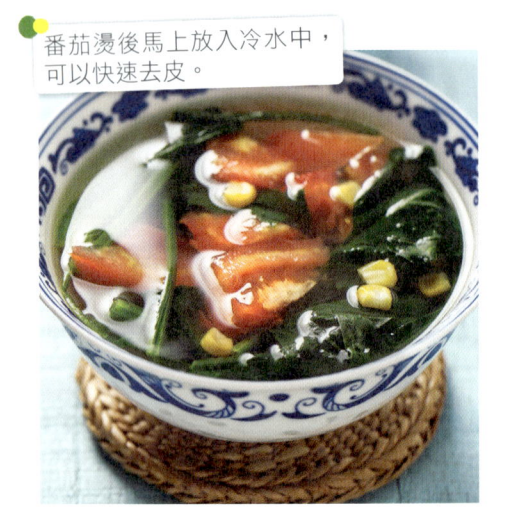

> 番茄燙後馬上放入冷水中，可以快速去皮。

菠菜番茄湯

材料 | 番茄1顆，菠菜、玉米粒各100克，香油、鹽各適量。

做法 |
① 番茄用滾水燙一下，去皮切塊；菠菜洗淨。
② 番茄和玉米粒放入湯鍋中，加入適量清水，大火煮沸轉小火煲30分鐘；接著放入菠菜煮熟，加鹽，最後淋上香油即可。

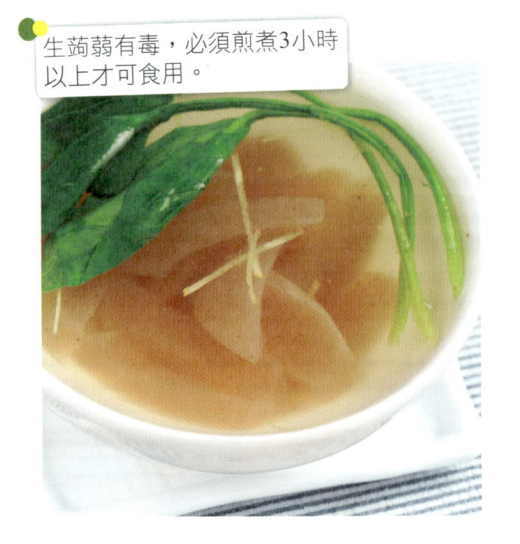

> 生蒟蒻有毒，必須煎煮3小時以上才可食用。

菠菜蒟蒻湯

材料 | 菠菜150克，蒟蒻100克，鹽、薑各適量。

做法 |
① 菠菜洗淨；薑切絲；蒟蒻洗淨，切成條，用滾水焯2分鐘，撈出瀝乾。
② 上述材料放入湯鍋中，加入適量清水，大火煮沸轉小火煲30分鐘，加鹽調味。

❷ 脂肪肝患者可多吃芹菜、菠菜

芹菜是一種常見的食材，是綠色且含鐵量比較高的食材，所以能發揮補肝血、疏肝氣的功效，有助於增強自身的修復功能，促進脂肪肝的好轉。芹菜的膳食纖維含量高，有助於排毒通便，促進多餘脂肪的代謝，還能清熱解毒、平肝降壓、防癌抗癌，具備多種保肝護肝的功效。

將芹菜與香菇搭配食用，還能補脾胃之氣，增強脾胃的運化功能，除掉體內的濕熱，這對於改善脂肪肝是大有幫助的。

芹菜炒香菇

材料 │ 芹菜400克，香菇50克，鹽、醋、醬油、植物油、蒜末各適量。

做法 │
① 芹菜去葉，洗淨切斷。
② 香菇洗淨切片。
③ 炒鍋置於爐火上，鍋熱後放入適量的植物油，油熱後加入蒜末、芹菜、香菇，放點醬油、鹽，炒熟即可食用。

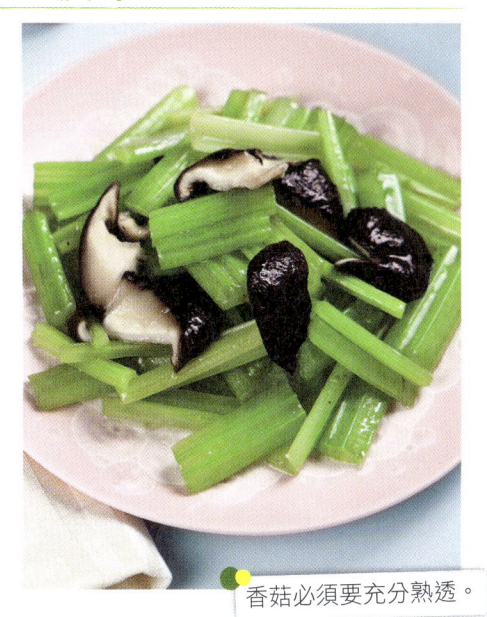

香菇必須要充分熟透。

❸ 洋蔥也能促進脂肪肝的好轉

洋蔥是我們日常生活中最為常見的蔬菜，它含有豐富的蛋白質、脂肪、維生素C 等能促進消化，有助於肝中脂肪的排出。洋蔥中含有硫胺基酸，能降血脂和血壓，富含的微量元素硒，能預防脂肪肝轉變為肝癌。

洋蔥玉米粥

材料 │ 洋蔥120克，玉米粒100克，鹽適量。

做法 │
① 洋蔥去根去皮，切成絲，用鹽醃製片刻；玉米粒洗淨。
② 玉米粒和適量水放入鍋中，大火燒沸後改小火。待玉米粒煮熟時，放入洋蔥，小火繼續熬煮至粥熟時，加鹽調味即可。

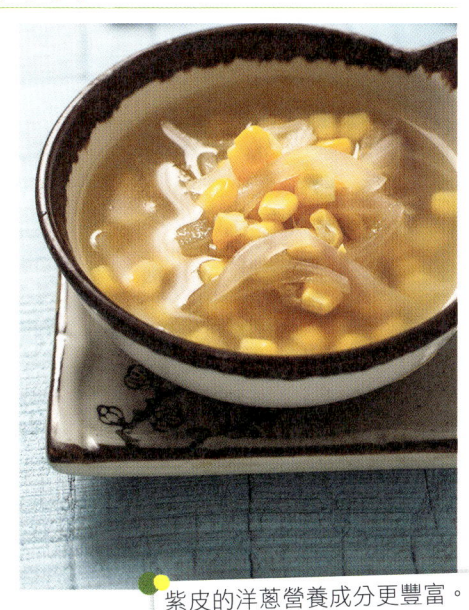

紫皮的洋蔥營養成分更豐富。

❹ 按摩耳部的相關反射區

脂肪肝患者可以經常對耳部的肝、脾等反射區進行刺激，有助於促進脂肪的消化，解除肝臟的負擔，促進脂肪肝的好轉。以順時針方向揉按，每區1～2分鐘。每日1次。

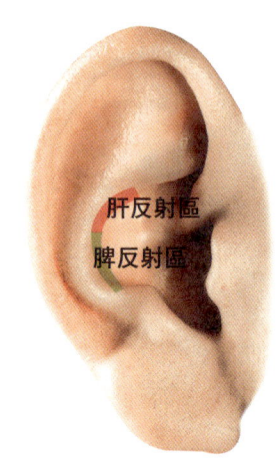

肝反射區

脾反射區

❺ 按摩有助於消除脂肪的穴位

脂肪肝患者可以經常對足三里穴、脾俞穴、肝俞穴、膽俞穴等穴位進行刺激，對這些穴位進行刺激，有利於增強脾胃的運化功能，增強肝臟的代謝能力，能幫助除掉多餘脂肪，降低脂肪對肝臟的損傷。

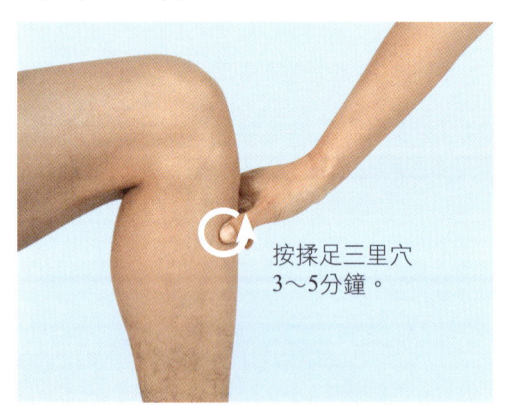

按揉足三里穴3～5分鐘。

按摩方法 用拇指指腹按揉足三里穴3～5分鐘。

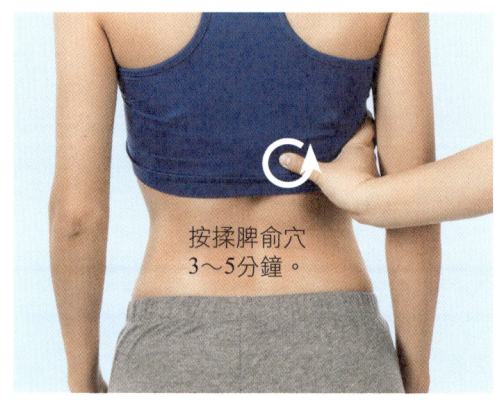

按揉脾俞穴3～5分鐘。

按摩方法 用拇指指腹按揉脾俞穴3～5分鐘。

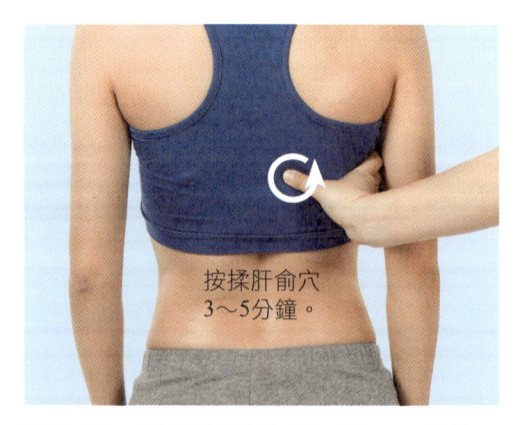

按揉肝俞穴3～5分鐘。

按摩方法 用拇指指腹按揉肝俞穴3～5分鐘。

按揉膽俞穴3～5分鐘。

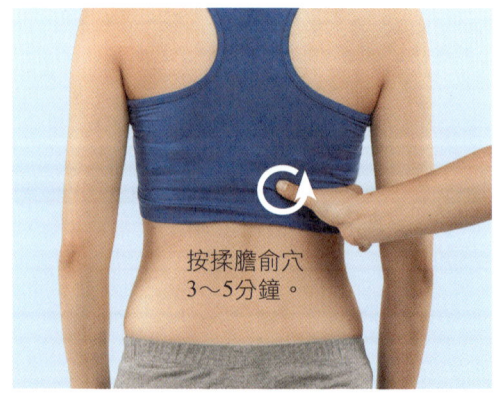

按摩方法 用拇指指腹按揉膽俞穴3～5分鐘。

❻ 推按手足肝、膽反射區

肝硬化患者可經常對手足的肝、膽反射區進行推按，以拇指的指腹或食指的指關節進行推按，能顧護肝臟，促進脂肪代謝。

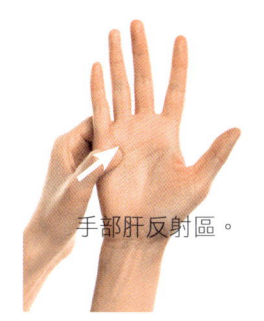

手部肝反射區。

手部膽反射區。

足部肝反射區。

足部膽反射區。

按摩方法 用拇指指腹或食指的指關節，推按手部肝反射區3～5分鐘。

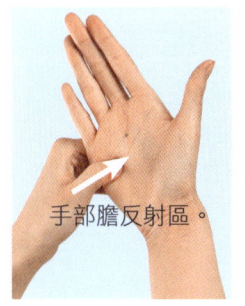

按摩方法 用拇指指腹或食指的指關節，推按手部膽反射區3～5分鐘。

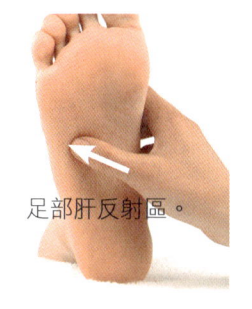

按摩方法 用拇指指腹或食指的指關節，推按足部肝反射區3～5分鐘。

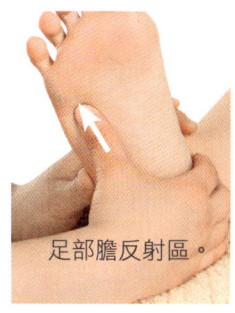

按摩方法 用拇指指腹或食指的指關節，推按足部膽反射區3～5分鐘。

❼ 做做瑜伽，讓脂肪的代謝更好

經常練習瑜伽，有助於促進腸胃蠕動及脂肪代謝。

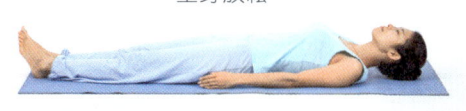

身體平躺，全身放鬆。

平躺在瑜伽墊上，兩手臂放在身體兩側，掌心朝下，全身放鬆。

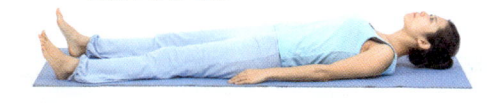

雙腳與肩同寬。

屈膝，小腿垂直地面。

兩腿分開，與肩同寬，將小腿往小腹部移動，小腿與地面垂直。

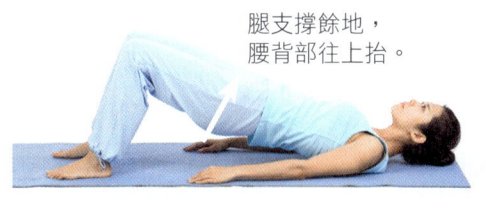

腿支撐餘地，腰背部往上抬。

頭部和肩部貼在瑜伽墊上，吸氣，將臀部、腰部、背部盡可能往高抬。

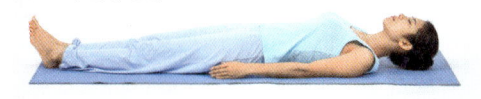

身體慢慢回復到起始動作。

保持一會，呼氣，從背部一點點往下慢慢落下。回到起始動作，閉目，全身放鬆。

肝硬化

[注重調養是關鍵]

肝硬化是肝臟受到損害的慢性病，這是因為隨著肝細胞變性、壞死、再生和纖維組織增生等一系列病理變化，會導致肝臟變形，質地變硬而稱之。中醫認為，導致肝硬化的主要原因為肝鬱脾虛、氣滯血瘀、肝腎陰虛，所以治療肝硬化的關鍵為疏肝健脾、滋補肝腎。

❶ 吃奇異果，幫助肝臟代謝

脂肪肝患者的肝細胞受損，肝臟的代謝功能也下降，因此可多食用富含維生素C的食物，新鮮的水果和蔬菜都可以。維生素C直接參與肝臟代謝，促進肝糖原的形成，可以促進肝細胞的再生，增強肝臟的抵抗能力。經常吃點維生素C含量比較高的食物，有助於促進脂肪肝的好轉。奇異果就是維生素C含量高的食物之一。

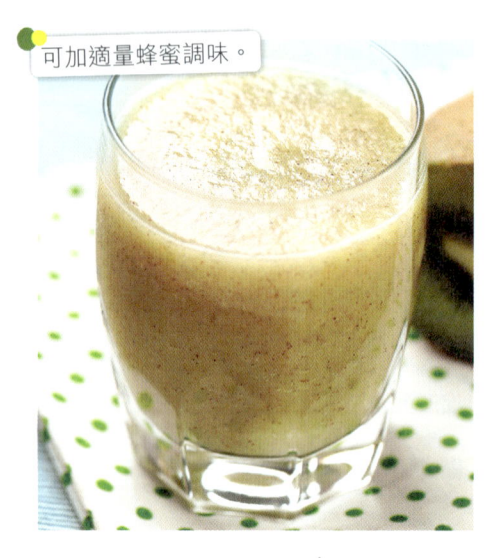

可加適量蜂蜜調味。

奇異果汁

材料｜奇異果1顆，蘋果半個。
做法｜
① 奇異果去皮切塊。
② 蘋果洗淨切塊。
③ 將準備好的材料放入榨汁機中，加適量清水，榨汁飲用。

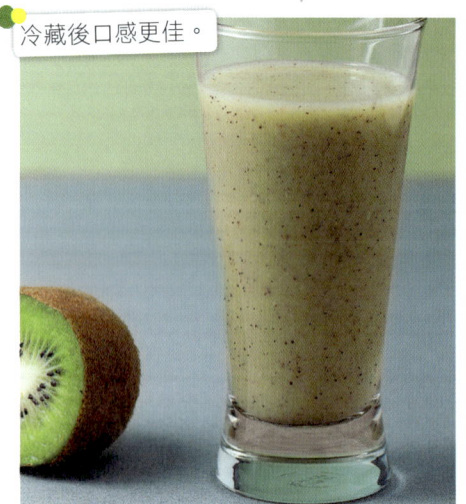

冷藏後口感更佳。

奇異果香蕉汁

材料｜奇異果1顆，香蕉1根。
做法｜
① 奇異果去皮切塊。
② 香蕉去皮切塊。
③ 將準備好的材料放入榨汁機中，加適量清水，榨汁飲用。

❷ 冬瓜皮鯽魚湯為肝臟補蛋白質

肝臟是蛋白合成的場所，當肝硬化時，肝臟就不能順利合成蛋白質。這種情況下，需要透過飲食補充蛋白質。若蛋白質得不到有效補充，就會導致水腫和腹水，造成肝臟受到更嚴重的損害。為此，脂肪肝患者在飲食上可以適當食用冬瓜皮鯽魚湯，既能補充蛋白質，同時也能利水消腫，對脂肪肝的改善有一定的促進作用。

冬瓜皮鯽魚湯

材料｜鯽魚1條，冬瓜皮60克，料酒、生薑片、植物油、鹽各適量。

做法｜
① 宰殺鯽魚，處理乾淨。
② 冬瓜皮洗淨。
③ 將炒鍋置於爐火上，放入適量植物油，將鯽魚放入，兩面都煎一下。
④ 將煎好的鯽魚放到砂鍋中，加適量清水，烹入料酒，放入生薑片，大火煮沸，轉小火煎40分鐘，加入適量的鹽調味即可食用。

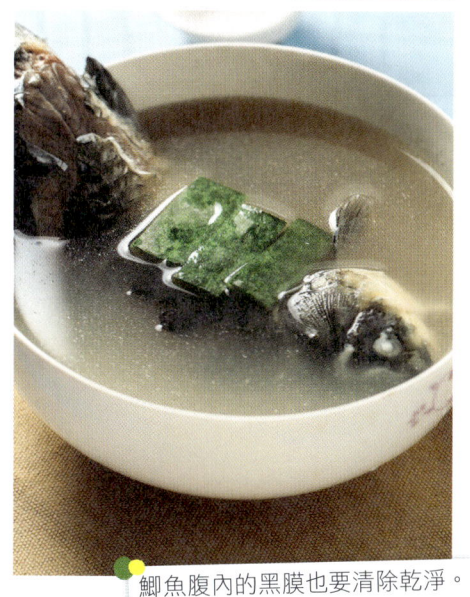

鯽魚腹內的黑膜也要清除乾淨。

❸ 橘餅五味子紅棗湯舒肝氣

部分肝硬化患者往往會出現情緒不舒、兩肋脹痛的問題，這樣的患者往往是因為肝氣不疏所導致。肝氣不疏會進一步損傷肝體，加重肝硬化患者的病情。這樣的患者可以用橘餅五味子紅棗湯來進行食療，對於脂肪肝造成的脅肋隱隱作痛、咽乾口苦、心煩失眠、食慾缺乏、脘腹微脹等都能有所改善。

橘餅五味子紅棗湯

材料｜橘餅3塊，五味子9克，紅棗10枚，冰糖適量。

做法｜水煎，加冰糖適量飲服。

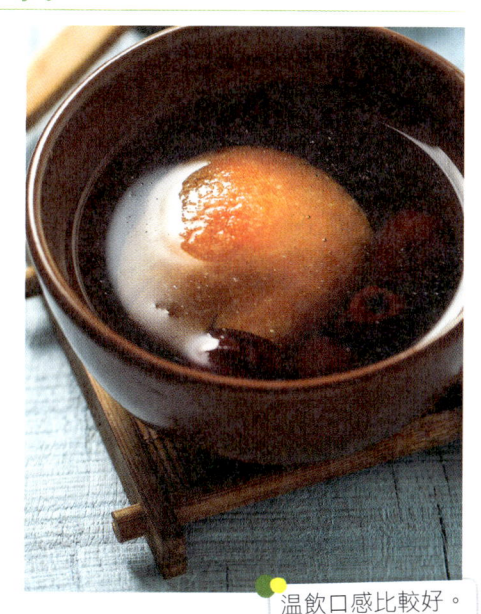

溫飲口感比較好。

❹ 刺激肝反射區

肝硬化患者可以對耳背肝反射區進行刺激，可透過按揉耳背肝反射區的方式，將食指指腹置於耳屏相應位置，並施予一定壓力，反覆按摩兩三分鐘，使局部產生熱感，能夠改善肝硬化。

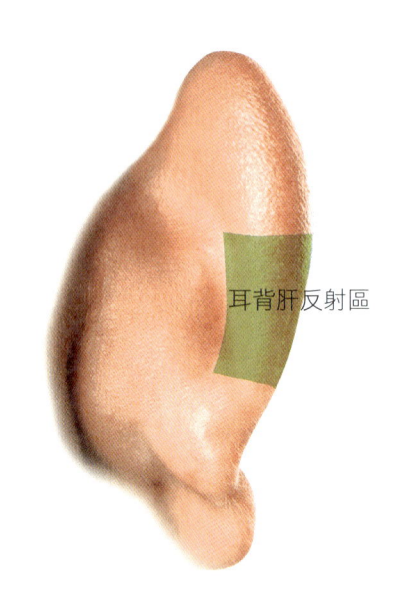

耳背肝反射區

❺ 手足的肝反射區也能改善肝硬化

經常刺激手足的肝反射區，能增強肝臟的代謝功能與修復力，對於改善肝硬化有一定幫助。可以食指關節或指尖重力揉按肝反射區1分鐘，也可使用細木棍進行刺激。

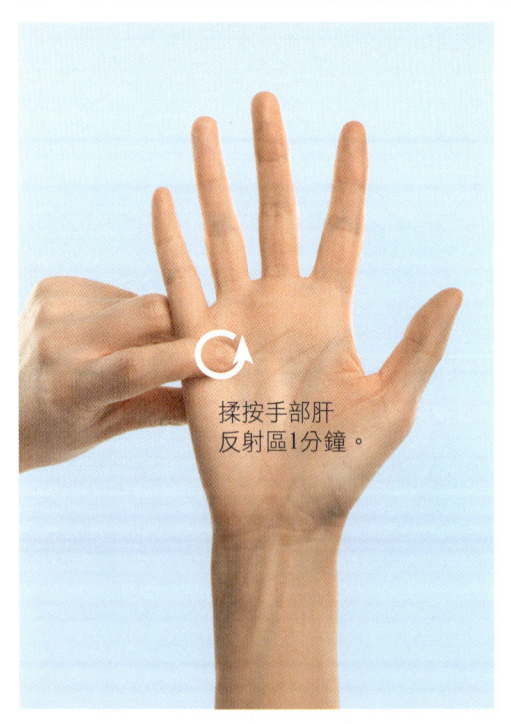

揉按手部肝反射區1分鐘。

揉按足部肝反射區1分鐘。

按摩方法 用食指指尖重力揉按手部肝反射區1分鐘，也可使用細小木棍刺激。

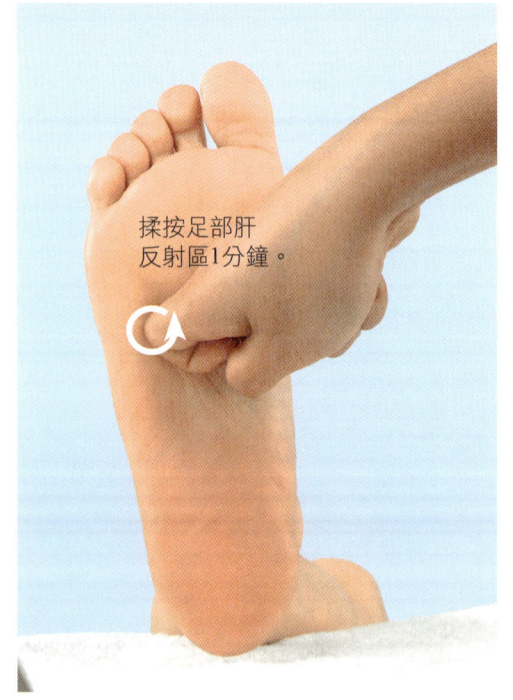

按摩方法 用食指關節重力揉按足部肝反射區1分鐘，也可使用細小木棍刺激。

❻ 按揉疏肝穴位

肝硬化與肝氣不疏有很大關係，因此肝硬化患者可以經常按揉具有疏肝理氣功效的穴位，有助於增強肝臟的免疫能力，促進肝臟正常代謝。諸如太衝穴、肝俞穴、期門穴均可。其他肝病患者經常刺激這些穴位，則可激發肝經氣血、清肝利膽、平肝潛陽、活血化瘀、行氣止痛。可用拇指進行點按或按揉，每次刺激3～5分鐘。

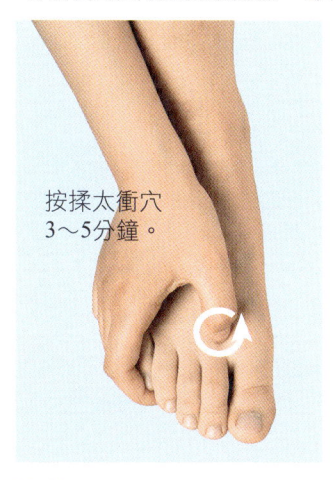

按揉太衝穴3～5分鐘。

按揉肝俞穴3～5分鐘。

按揉期門穴3～5分鐘。

按摩方法 用拇指指腹按揉太衝穴3～5分鐘。

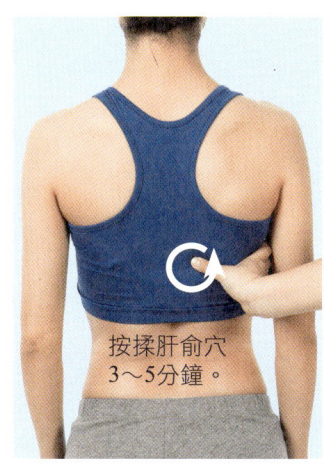

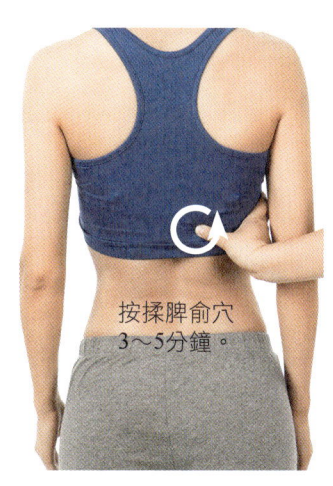

按摩方法 用拇指指腹按揉肝俞穴3～5分鐘。

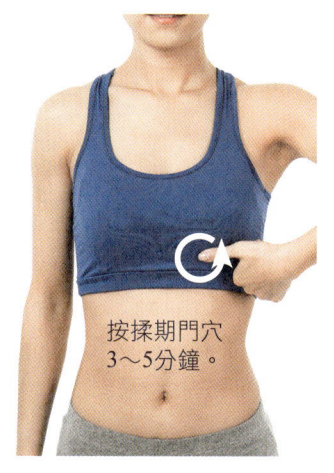

按摩方法 用拇指指腹按揉期門穴3～5分鐘。

❼ 按揉足三里穴、三陰交穴、脾俞穴調和肝脾

脂肪肝患者可以經常對足三里穴、三陰交穴、脾俞穴等穴位進行按揉，只需要用拇指的指腹反覆按揉即可，每次可以按揉3～5分鐘。能夠疏肝健脾、清熱利濕、補益氣血，使肝體得養，受損的肝細胞得以修復，有助於促進脂肪肝改善。

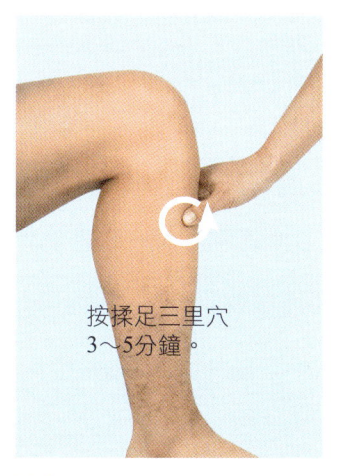

按揉足三里穴3～5分鐘。

按揉三陰交穴3～5分鐘。

按揉脾俞穴3～5分鐘。

按摩方法 用拇指指腹按揉足三里穴3～5分鐘。

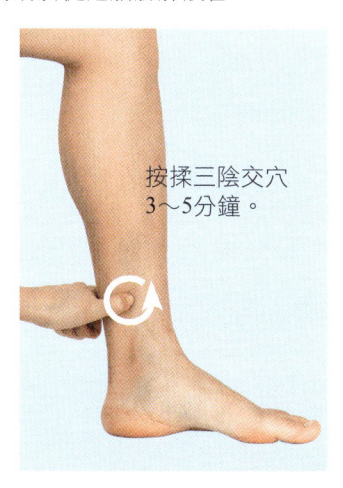

按摩方法 用拇指指腹按揉三陰交穴3～5分鐘。

按摩方法 用拇指指腹按揉脾俞穴3～5分鐘。

高血壓
[選對調養方式是關鍵]

中醫認為肝陽上亢、肝陰不足、痰濕內阻等都會導致高血壓。若高血壓患者以頭目脹痛、面紅耳赤、煩躁易怒、舌紅苔黃為主要症狀，則需平肝潛陽；若是以頭痛耳鳴、腰膝酸軟、舌紅少苔為主要症狀，則需滋補肝腎、養陰填精；若是頭暈腦脹、沉重如裹、胸悶多痰、肢體沉重麻木為主要症狀，則需化痰祛濕、健脾和胃。

❶ 羅布麻，預防併發症

羅布麻為夾竹桃科茶葉花屬多年生草本植物，以根和葉入藥，有清火、降壓、強心、利尿等諸多功效，也是防治高血壓的常用中藥。羅布麻不僅能將升高的血壓降下來，還能預防血壓持續升高對心、腦、肝、腎器官的損害，預防心腦血管疾病的發生，在控制併發症方面也能發揮較好效用。

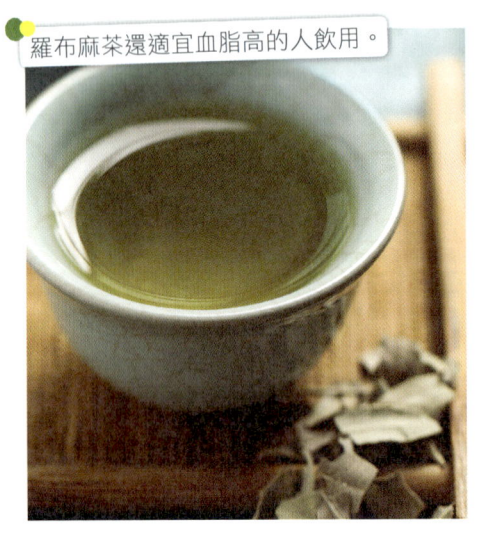

羅布麻茶還適宜血脂高的人飲用。

羅布麻茶
材料｜羅布麻葉3克。
做法｜用滾水沖泡，代茶飲用。

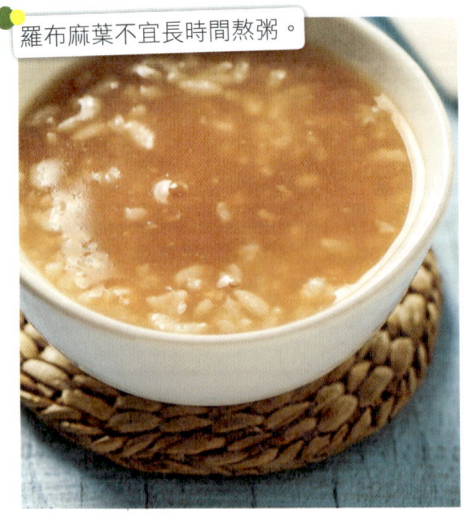

羅布麻葉不宜長時間熬粥。

羅布麻粥
材料｜乾羅布麻葉10克，菊花3克，白米100克，白砂糖適量。
做法｜
① 乾羅布麻葉和菊花放入砂鍋中，加清水適量，大火煮沸，轉小火煎15分鐘。
② 白米淘洗乾淨，煮粥，煮熟時放入藥汁，再次煮沸，加適量的白砂糖調味即可食用。

❷ 鉤藤茶，降壓使頭目不眩暈

中醫認為鉤藤具有清熱、平肝、熄風、定驚等功能，是防治高血壓的常用中藥，可以改善肝陽上亢所導致的頭暈目眩、神經衰弱等症狀。鉤藤降壓的功效好，是以帶鉤的莖枝入藥，不過用其入藥應注意不可久煎，一般來說不超過15分鐘為宜，否則降壓成分就會被破壞掉。若是與其他中藥搭配使用，應後下。

天麻鉤藤茶

材料｜天麻5克，鉤藤6克，綠茶10克。

做法｜
① 將天麻、鉤藤洗淨，加適量水，大火煮沸，轉小火煎煮15分鐘。
② 用煎好的藥汁泡茶。

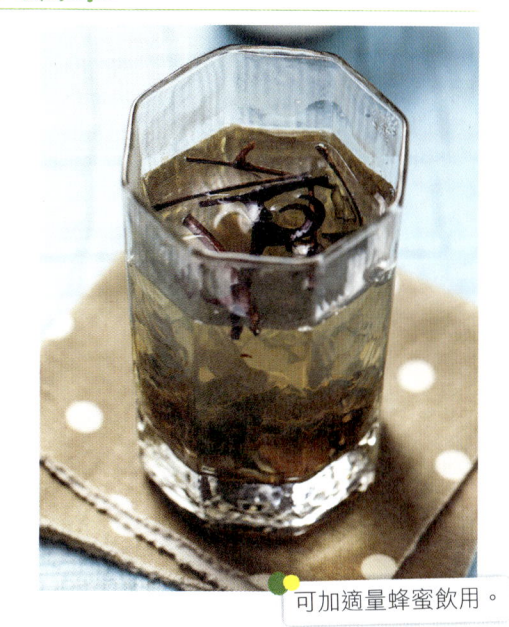

> 可加適量蜂蜜飲用。

❸ 菠菜也是降壓能手

菠菜是綠色食材，以葉片及嫩莖供食用。中醫認為菠菜能滋陰平肝，可改善肝火旺導致的高血壓、頭痛、目眩、目赤等問題。菠菜在烹製前最好用滾水焯一下，可去掉當中的草酸。

菠菜蛋花湯

材料｜菠菜350克，雞蛋2顆，油、鹽、蔥、薑末各適量。

做法｜
① 雞蛋打入碗內，加入鹽攪勻待用。
② 菠菜擇洗乾淨切段；蔥切成蔥花。
③ 鍋置爐火上，加入油後，放蔥花、薑末熗鍋，放入菠菜爆炒片刻，加適量水，水開後將雞蛋液放入，再加適量的鹽調味即可食用。

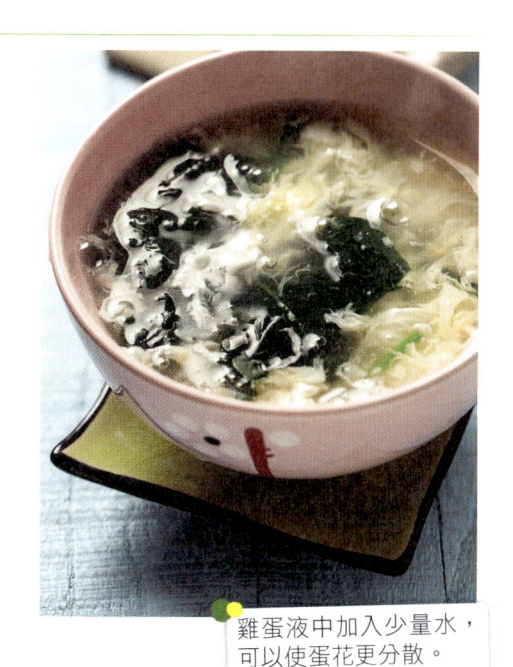

> 雞蛋液中加入少量水，可以使蛋花更分散。

❹ 按摩滋陰降火穴位

高血壓患者可以對湧泉穴、太溪穴、照海穴進行按揉。這些穴位均有滋陰降火的功效，經常對這些穴位進行按揉，能將亢奮的肝陽降下來，同時還能使腎陰充益，肝臟得其所養，改善肝腎的生理功能，可在一定程度上解決血壓居高不下的問題。經常按揉這些穴位，對高血壓所導致的頭痛、失眠、眩暈、心悸、咽喉疼痛、皮膚乾燥粗糙等均能發揮調理功效。以拇指的指腹反覆按揉，每次可按揉3～5分鐘即可。

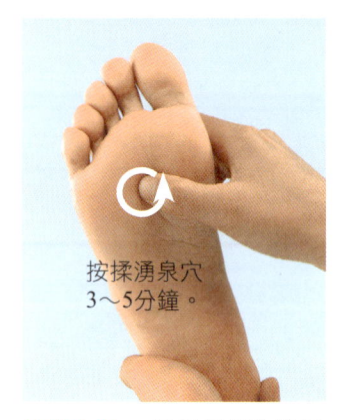

按揉湧泉穴3～5分鐘。

按揉太溪穴3～5分鐘。

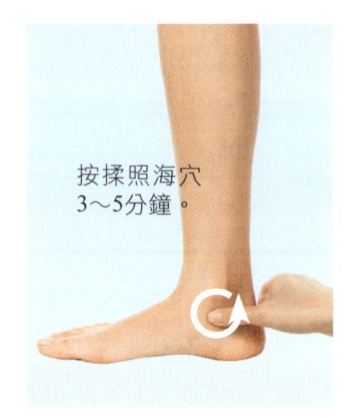

按揉照海穴3～5分鐘。

按摩方法 用拇指指腹按揉湧泉穴3～5分鐘。

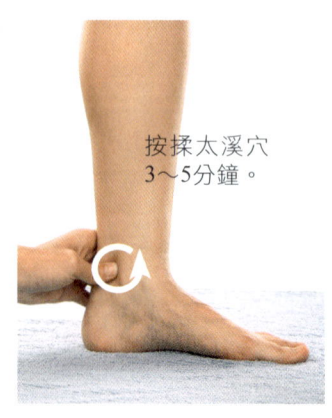

按摩方法 用拇指指腹按揉太溪穴3～5分鐘。

按摩方法 用拇指指腹按揉照海穴3～5分鐘。

❺ 按摩太衝穴、期門穴

太衝穴的主要功效為降肝火。期門穴的主要功效為疏肝解鬱。高血壓患者往往多怒，這會加重高血壓病情，所以平時可以經常對這兩個穴位進行按揉，對於控制血壓升高有較好的效果。經常對這兩個穴位進行刺激，還可以有效改善高血壓所導致的失眠、面部色斑、面色蒼白、腳軟無力等症狀。

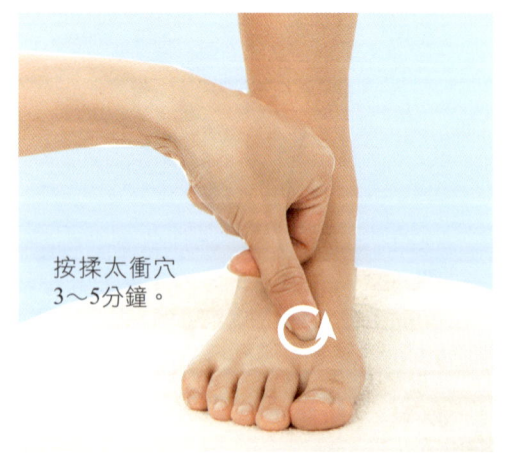

按揉太衝穴3～5分鐘。

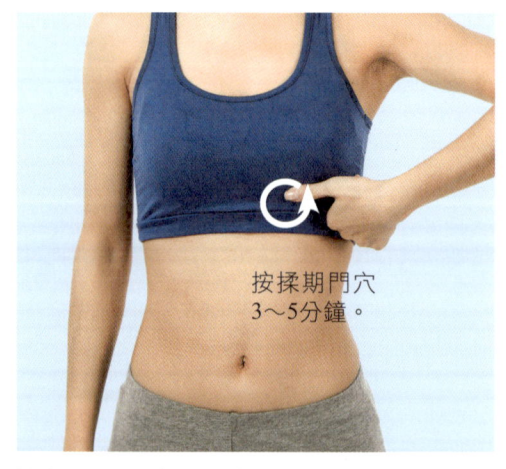

按揉期門穴3～5分鐘。

按摩方法 用拇指指腹按揉太衝穴3～5分鐘。

按摩方法 用拇指指腹按揉期門穴3～5分鐘。

❻ 按揉手部血壓反射區

　　高血壓、低血壓患者都可以經常對手部的血壓反射區進行刺激，若是血壓比較高的話，則能發揮降壓功效；若是血壓比較低的話，則能發揮升壓作用，還可以有效緩解高血壓所導致的眩暈、頭痛。

按摩方法　用拇指指腹揉按此反射區10～20分鐘，每日1次。

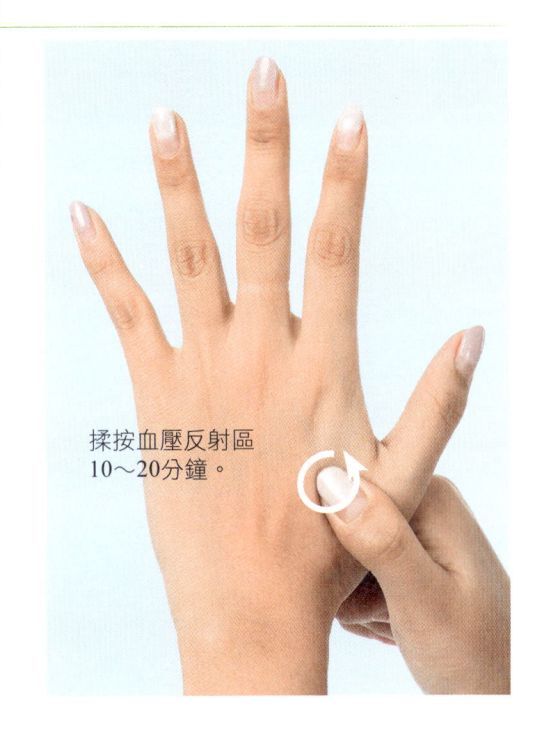

揉按血壓反射區10～20分鐘。

❼ 耳尖反射區可改善多種肝病

　　耳尖反射區也能發揮降壓的效果。經常對耳尖反射區進行刺激，不僅能降壓，還能降脂，對於肝炎也能發揮一定的調理效果。耳尖反射區在耳郭向前對折的上部尖端處。

按摩方法　用拇、食兩指捏揉，由輕到重按摩1～3分鐘，以能忍受為度，按摩後耳輪發紅並有熱感為佳。

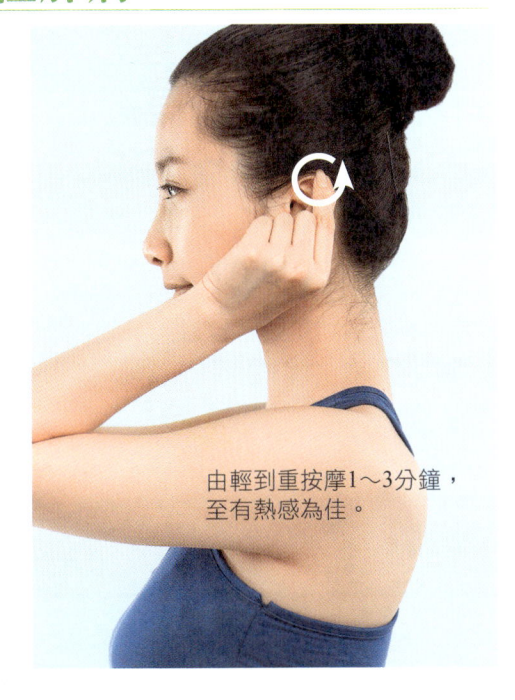

由輕到重按摩1～3分鐘，至有熱感為佳。

肝癌

[關鍵是培補正氣]

生氣或疲勞過度，患有某種肝病都會誘使肝癌發生。另外，飲酒過量導致濕熱邪毒，結於肝膽，也是主要原因之一。對於肝癌的防治應該從補正氣、除邪氣著手來進行調理，清濕熱、活血化瘀、舒暢情志都是常用的治療手法。

❶ 白花蛇舌草能抗腫瘤

白花蛇舌草性寒，具有清熱解毒、消痛散結等作用，能發揮一定的防癌抗癌效果。現代藥理學研究證明，白花蛇舌草能增強身體免疫力，抑制腫瘤細胞的生長，為此肝癌患者可使用進行食療。

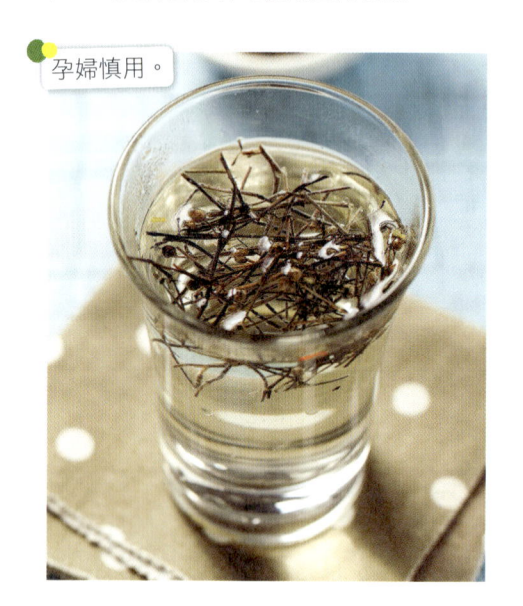

孕婦慎用。

白花蛇舌草茶

材料｜白花蛇舌草15克。
做法｜將白花蛇舌草放入砂鍋中，加適量清水，大火煮沸，轉小火煎15分鐘，代茶飲用即可。

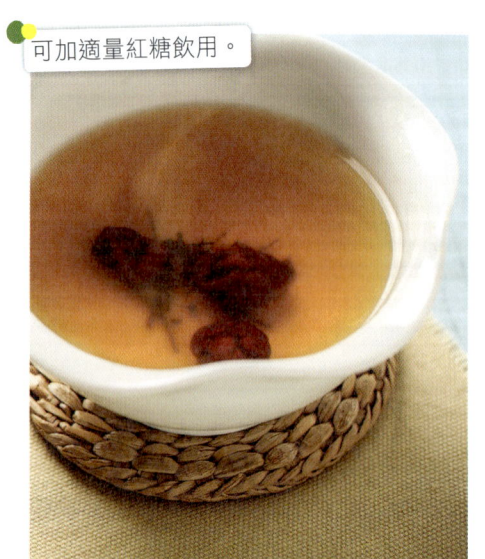

可加適量紅糖飲用。

白花蛇舌草茶

材料｜白花蛇舌草15克。
做法｜將白花蛇舌草放入砂鍋中，加適量清水，大火煮沸，轉小火煎15分鐘，代茶飲用即可。

❷ 柴胡的主要功效是疏肝

柴胡為傘形科柴胡屬植物，其味苦、性涼，入肝、膽經。具有調和表裡、疏肝解鬱、昇陽等功效。近年來研究表明，柴胡護肝主要是透過對肝癌細胞的增殖進行破壞與抑制，並誘導肝癌細胞凋亡，提高免疫力，以及逆轉肝癌細胞的抗藥性等而發揮抗肝癌作用。

柴胡茶

材料｜柴胡10克，綠茶3克。
做法｜放入茶杯中，用適量滾水沖泡飲用。

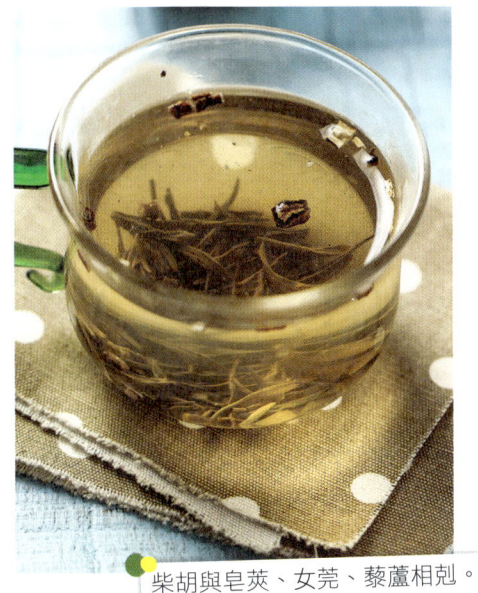

柴胡與皂莢、女莞、藜蘆相剋。

❸ 半枝蓮能抑制癌細胞生長

半枝蓮性寒，具有清熱解毒、活血祛瘀、消腫止痛、抗癌等功能，肝癌患者可以其進行食療。現代藥理學研究證明，白花蛇舌草能增強身體免疫力，抑制腫瘤細胞生長，為此肝癌患者可以用其進行食療。

白花蛇舌草半枝蓮茶

材料｜半枝蓮60克，白花蛇舌草30克。
做法｜將準備好的材料放到砂鍋中，加適量清水，大火煮沸，轉小火煎20分鐘，分兩次飲用。

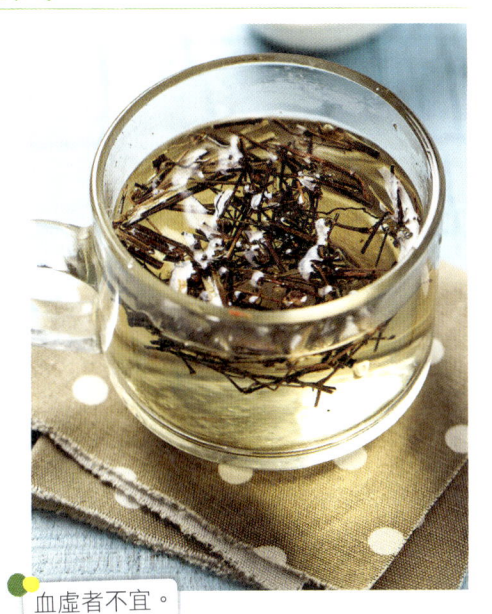

血虛者不宜。

❹ 按摩穴位，提高肝臟功能

平時應做到防患於未然，才能預防肝癌的發生。並且可以按揉有助於提高肝臟功能的穴位，經常刺激這些穴位，有助於增強肝臟的免疫能力，這對肝癌的預防非常有幫助。建議肝臟虛的人經常對肝俞穴、中封穴、中都穴等穴位進行刺激，有疏肝利膽、通經活絡的效果。對膝關穴、曲泉穴、陰包穴等穴位進行刺激，能夠除濕熱、禦寒邪，為肝臟提供一個適宜的環境，清除危及肝臟的邪氣，這對促進肝臟的好轉也大有助益。

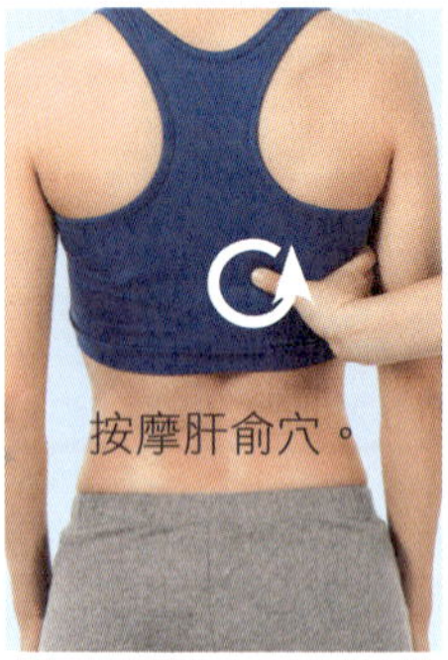

按摩肝俞穴。

按摩中封穴。

按摩中都穴。

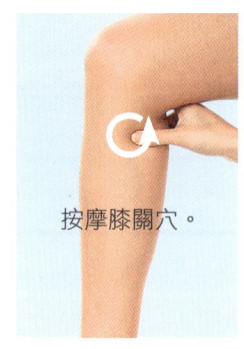

按摩膝關穴。

按摩方法 用拇指指腹按揉肝俞穴，大約3～5分鐘。

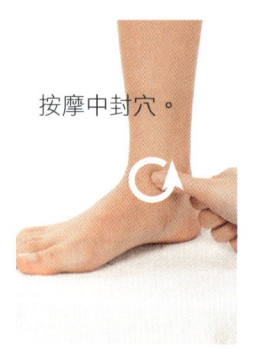

按摩方法 用拇指指腹按揉中封穴，大約3～5分鐘。

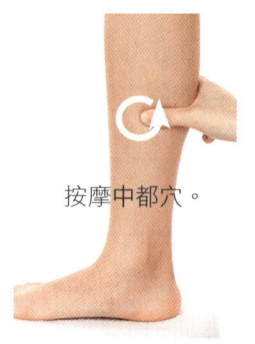

按摩方法 用拇指指腹按揉中都穴，大約3～5分鐘。

按摩方法 用拇指指腹按揉膝關穴，大約3～5分鐘。

❺ 容易生氣的人應該常按的腧穴

有些人容易生氣，中醫認為氣鬱則結，不僅會使人容易頭痛，也容易誘發眾多病症，甚至是癌症。為此容易生氣的人可以對風池穴、太陽穴、羶中穴、太衝穴等穴位進行按揉，能清除肝火，舒暢情志，防止肝氣鬱結，同時也有助於明目醒腦、緩解疲勞、焦慮。

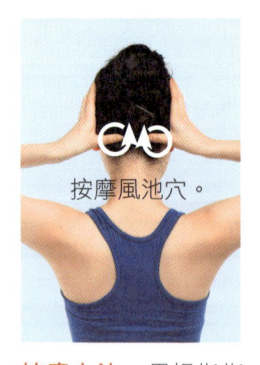

按摩風池穴。

按摩太陽穴。

按摩羶中穴。

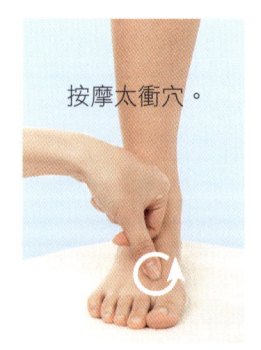

按摩太衝穴。

按摩方法 用拇指指腹按揉風池穴，大約3～5分鐘。

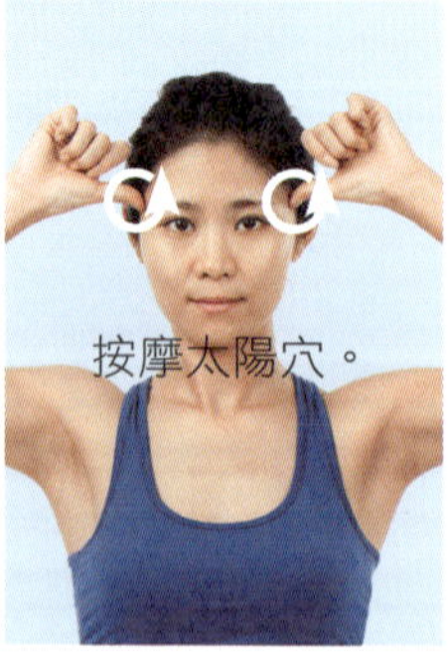

按摩方法 用拇指指腹按揉太陽穴，大約3～5分鐘。

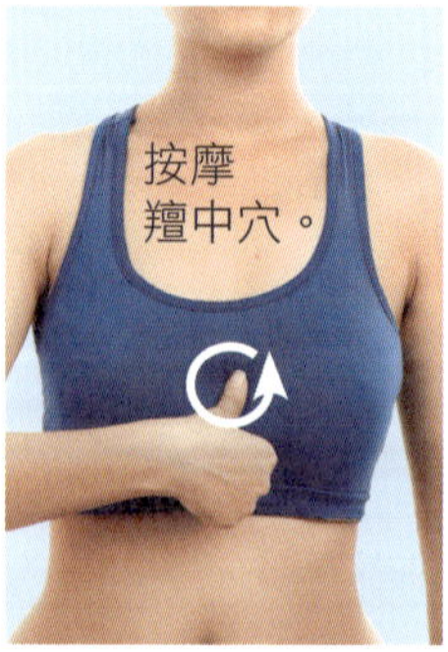

按摩方法 用拇指指腹按揉羶中穴，大約3～5分鐘。

按摩方法 用拇指指腹按揉太衝穴，大約3～5分鐘。

❻ 罹患肝癌，可按活血化瘀的穴位

　　肝癌患者可以經常對血海穴和膈俞穴進行按揉，這兩個穴位不但能補血，還具有活血功效，血虛或者是血瘀的話，都可以對這兩個穴位進行適當刺激，能滋養肝體，增強肝臟的免疫能力，在一定程度上可以防止癌細胞進一步損傷肝臟。

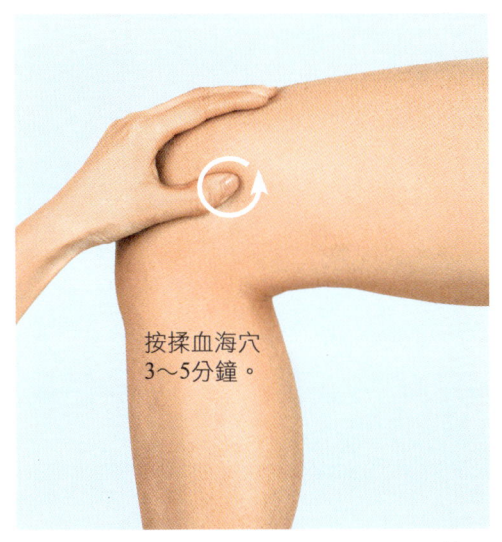

按揉血海穴3～5分鐘。

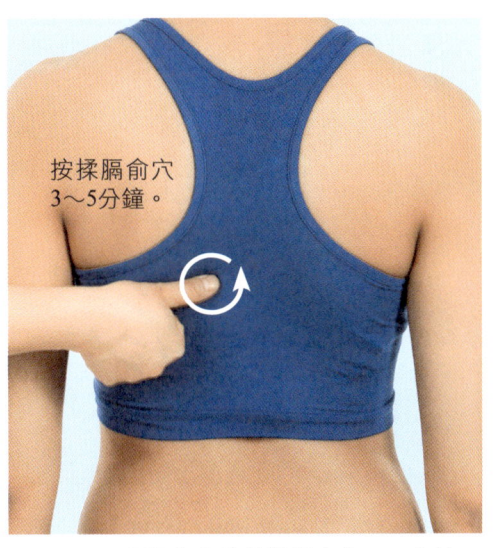

按揉膈俞穴3～5分鐘。

按摩方法　用拇指指腹按揉血海穴3～5分鐘。

按摩方法　用拇指指腹按揉膈俞穴3～5分鐘。

❼ 補肝陰、養肝血，增強肝臟的抗癌能力

　　肝虛的人肝臟失養，抵抗能力降低，所以容易導致肝病。肝臟虛弱的人，應重視補肝陰、養肝血，以增強肝臟的抗癌能力。可以經常對湧泉穴、太溪穴、三陰交穴等穴位進行按揉，有較好的強肝護肝作用。

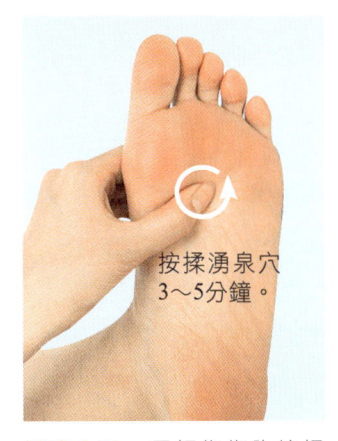

按揉湧泉穴3～5分鐘。

按揉太溪穴3～5分鐘。

按揉三陰交穴3～5分鐘。

按摩方法　用拇指指腹按揉湧泉穴3～5分鐘。

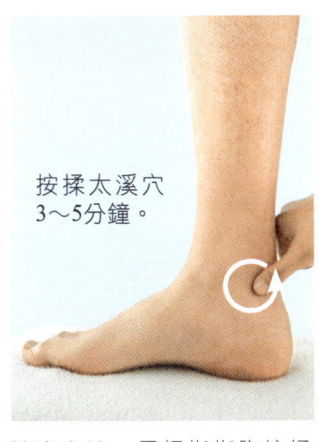

按摩方法　用拇指指腹按揉太溪穴3～5分鐘。

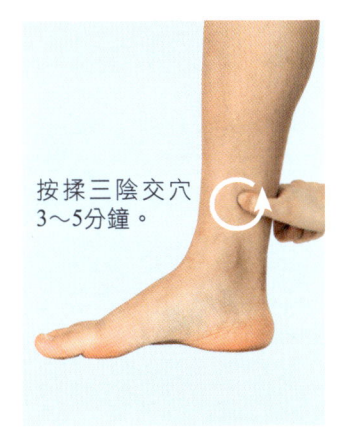

按摩方法　用拇指指腹按揉三陰交穴3～5分鐘。

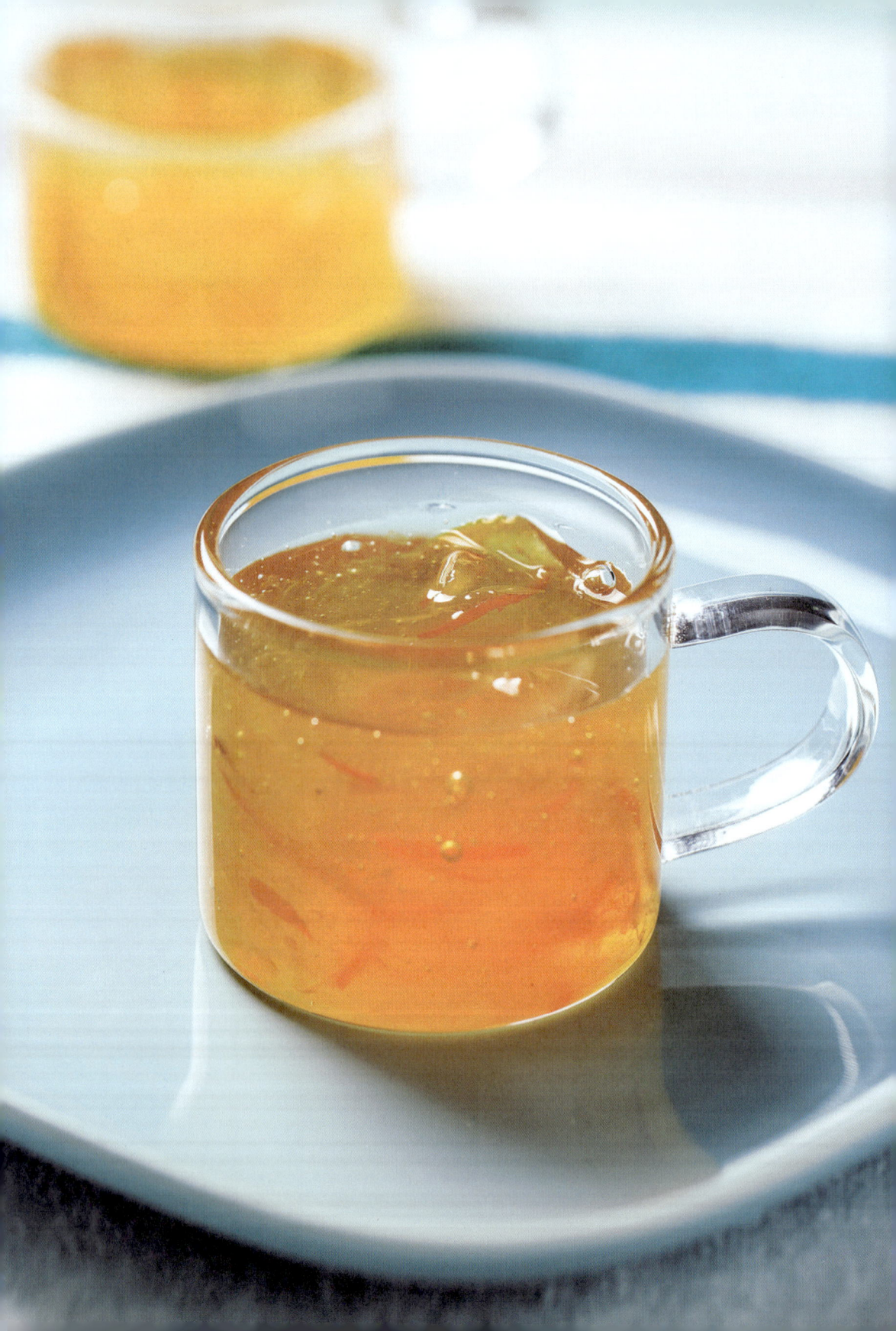

第九章

不同人群的養肝方案

　　每個人都應重視對肝臟的養護，但是在日常生活中，不同的人養肝的重點也略有不同。學生經常看書學習，主要是損耗肝血，影響眼睛的健康，因此學生應重點補血養肝；上班族總是傷身傷神，往往容易疲勞，所以在提供肝臟更好的營養同時，還應注意疏肝；應酬族和肉食者，平時總是吃很多油膩的食物，不利於肝臟脂肪代謝，飲食上應吃一些幫助肝臟解毒及有助於消化的食物。總之，只要根據自己的實際情況，選擇最適應的調養方法，就能維繫肝臟健康。

學生族
[清火明目]

中醫認為用眼的過程就是耗損肝血，使肝受累的過程，學生就是這樣的一群人。為了保護眼睛健康，不要過度用眼，看一會書就要休息一會，再者可以通過飲食、按摩等方法預防近視的發生。

❶ 吃點豬肝能補血養肝

經常用眼，或是經常看書學習，這都會耗損大量的肝血，因此導致肝血不足，眼睛失養，出現眼睛不適等症狀。為了使眼睛得到更好的養護，學生族可以每週喝一兩次豬肝紅棗湯，也可以食用木耳炒豬肝，補血養肝的功效較佳。

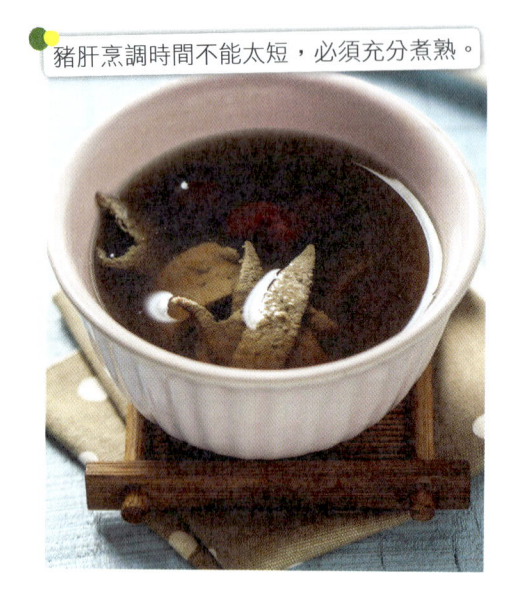

> 豬肝烹調時間不能太短，必須充分煮熟。

豬肝紅棗湯

材料 | 豬肝300克，紅棗5枚，鹽、香油、植物油、胡椒粉、蔥末、料酒各適量。

做法 |
① 豬肝洗淨切片。
② 紅棗洗淨去核。
③ 將炒鍋置於爐火上，鍋熱後倒入適量植物油，油熱後放入豬肝、紅棗，煸炒2分鐘。
④ 加適量的清水、料酒，大火煮沸，轉小火煮至熟透入味，放入胡椒粉、蔥末、鹽、香油調味即可食用。

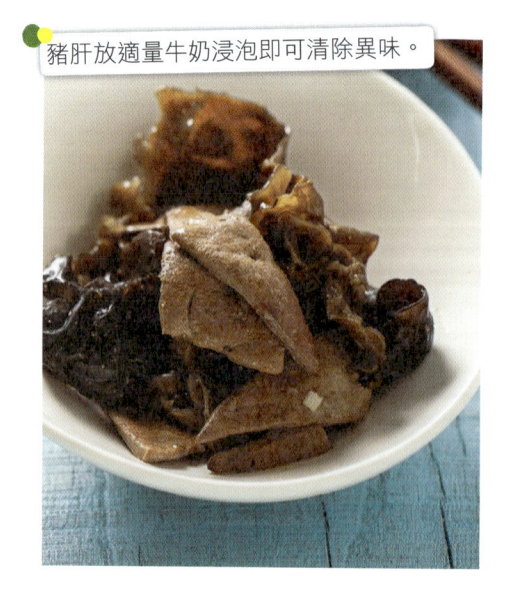

> 豬肝放適量牛奶浸泡即可清除異味。

木耳炒豬肝

材料 | 木耳25克，豬肝200克，植物油、薑末、料酒、蔥花、鹽各適量。

做法 |
① 木耳用冷水泡發，去雜後撕成塊並洗淨。
② 豬肝洗淨切片。
③ 炒鍋置於爐火，倒油燒至六成熱，放蔥花、薑末煸炒。
④ 放入豬肝片，烹入料酒，豬肝快熟時加入木耳，炒至木耳透香時，加鹽調味即可。

❷ 金銀花、菊花一起泡水喝

長期用眼會出現乾澀、酸脹，甚至會引起視力減退，這往往與肝火旺盛有關，有這樣情形的學生，可以將金銀花和菊花一起泡茶。菊花能清肝降火；金銀花宣散風熱的功效也比較好，而且還具有一定的解毒功效。二者一起泡茶，能夠加強降肝火的效用，此外，也可以將菊花和決明子一起泡茶，清肝明目的效果也比較佳。

菊花金銀花茶

材料 | 菊花5克，金銀花2克，冰糖適量。
做法 | 將準備好的材料一起放入水杯中，加適量滾水沖泡即可飲用。飲用時也可以加適量的冰糖調味。

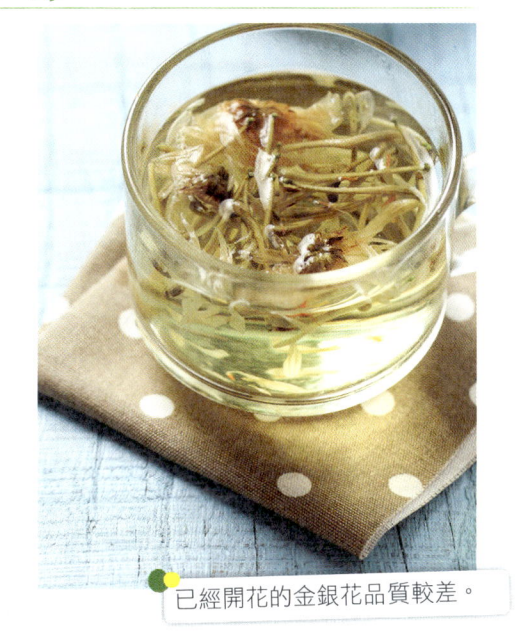

已經開花的金銀花品質較差。

❸ 閉目養神

中醫認為，用眼的過程就是耗損肝血，使肝受累的過程，閉目養神則有助於肝血潛藏。肝血藏得好，眼睛就養得好，所以經常用眼的人可工作一段時間後，就閉上眼睛休息一會。

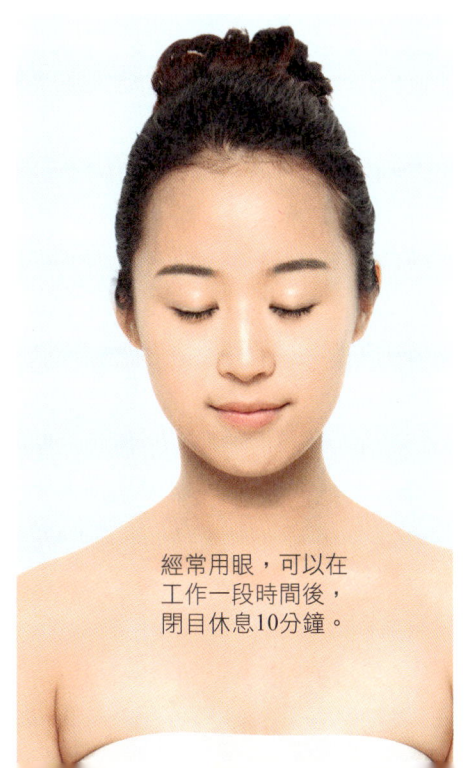

經常用眼，可以在工作一段時間後，閉目休息10分鐘。

❹ 按摩眼周穴位

按摩眼周穴位能夠迅速緩解視力疲勞，同時有助於促進氣血循環，使眼睛得到充分滋養。學生族可以經常對眼部的睛明穴、四白穴、瞳子髎穴等穴位，利用食指的指腹反覆進行按揉，用力適中，每次按揉1分鐘即可，每天可按摩2次。

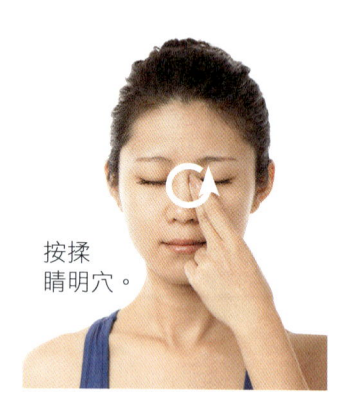

按揉睛明穴。

按揉四白穴。

按揉瞳子髎穴。

睛明穴 在面部，目內眥角稍上方凹陷處。

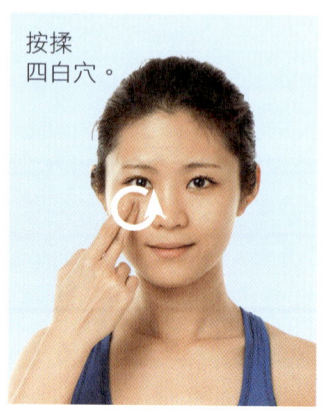

四白穴 目正視，瞳孔直下，當眶下孔凹陷處。

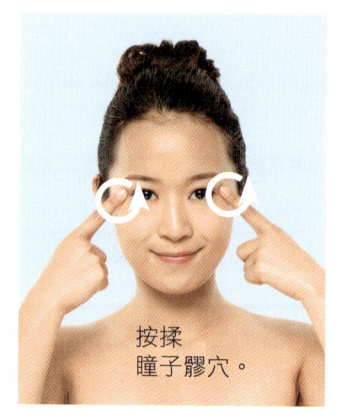

瞳子髎穴 在面部，目外眥外側0.5吋凹陷中。

❺ 按摩補血，肝脾同養的穴位

氣血充盈，各個臟腑的生理功能就得以正常運行，肌膚能白皙光滑，筋骨會強壯，頭髮可柔順，眼睛則有神。脾能將飲食轉化為氣血，並且能統籌大局，及時進行調度，將氣血派往各處，進行濡養，所以養護眼睛就應肝脾同養，以使氣血充盈。可以經常按摩足三里穴、三陰交穴，有助於增強肝脾的氣血化生、藏血行血的功能。

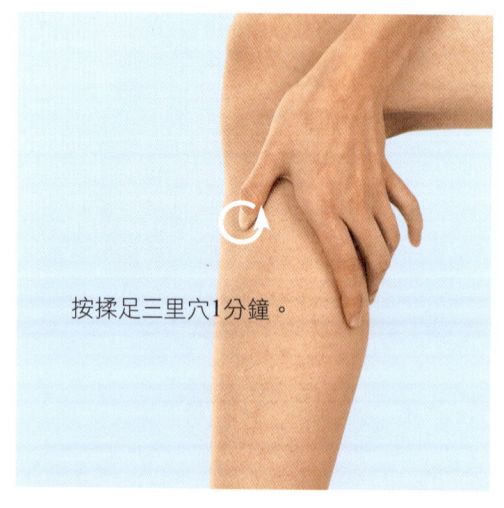

按揉足三里穴1分鐘。

按揉三陰交穴1分鐘。

足三里穴 在小腿前外側，犢鼻穴下3寸，脛骨前脊外1吋。

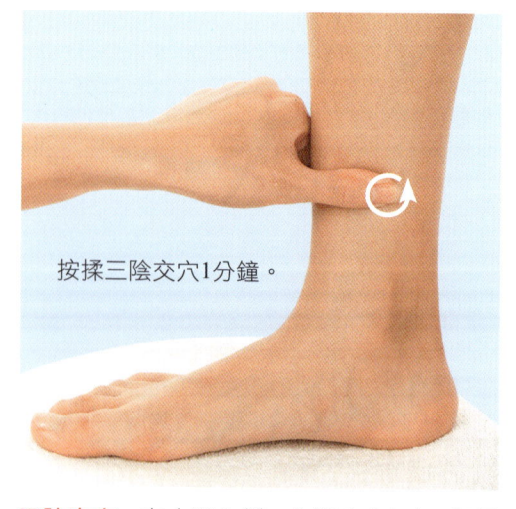

三陰交穴 在小腿內側，內踝尖上3寸，脛骨內側緣後際。

❻ 用牛奶、菊花水洗眼

　　用菊花水洗眼，能降肝火，有效改善目赤、眼睛酸痛等症狀。將菊花10朵，用滾水沖泡，然後用其洗眼睛即可。也可以將紗布摺疊後，浸泡在菊花水中，然後將小塊紗布覆蓋在眼皮上20分鐘，也有較好效用。

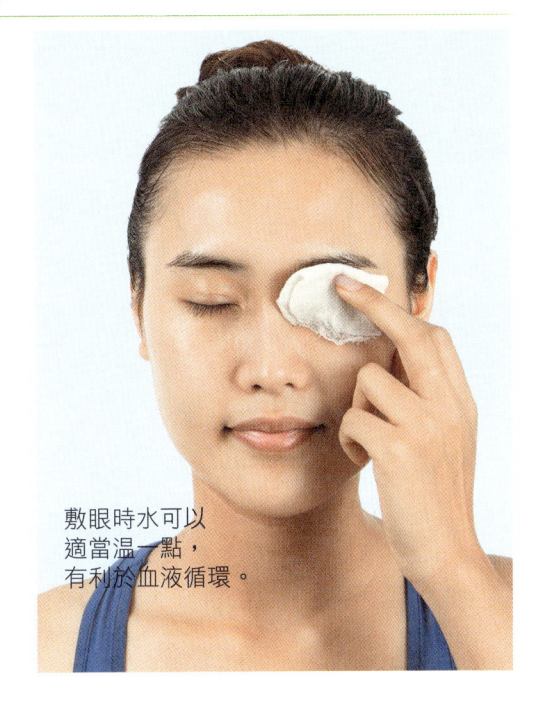

敷眼時水可以適當溫一點，有利於血液循環。

❼ 熨目能明目提神

　　熨目，就是將手掌摩擦生熱，然後閉上眼睛，分別將兩手掌放到眼睛上，可以促進眼部的氣血循環，減輕眼部疲勞，有效預防近視的發生，還能發揮提神醒腦功效。等手掌心的熱氣消退的時候可以再次摩擦，並重複一次相同的動作。每天可做3～5遍。

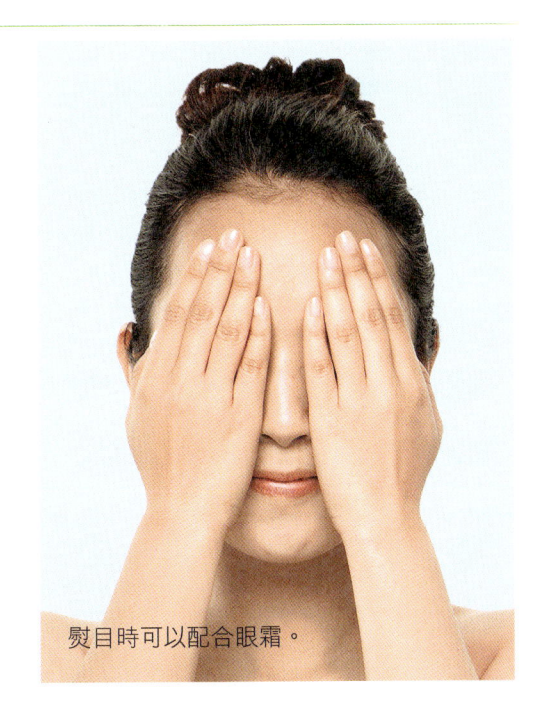

熨目時可以配合眼霜。

上班族
【精力旺盛不疲憊】

上班族經常用腦，工作壓力大，容易導致肝血耗損過度、肝氣不疏。有些上班族還經常熬夜加班，造成血液不能有效滋養肝臟，導致肝臟的解毒能力下降。因此上班族要改變不良的生活方式，減輕肝臟負擔，讓精力更充沛。

❶ 海帶木耳雞肉湯

海帶能利水降脂，木耳能補血養肝。木耳還有助於排除身體中的毒素，有人體「清道夫」之稱，這是因為木耳中含有植物膠原成分，具有較強的吸附作用，能吸附身體中的有害物質。當天空氣中有很多懸浮微粒時，這些微粒會損害肺的健康，食用木耳能減輕懸浮微粒對肺臟的侵害，也能發揮強肺護肺功效。

雞肉能為肝臟提供蛋白質，且富含維生素A、維生素C、鈣、磷、鐵等多種營養成分，容易消化，可促進肝細胞的修復，增強肝細胞的再生功能。

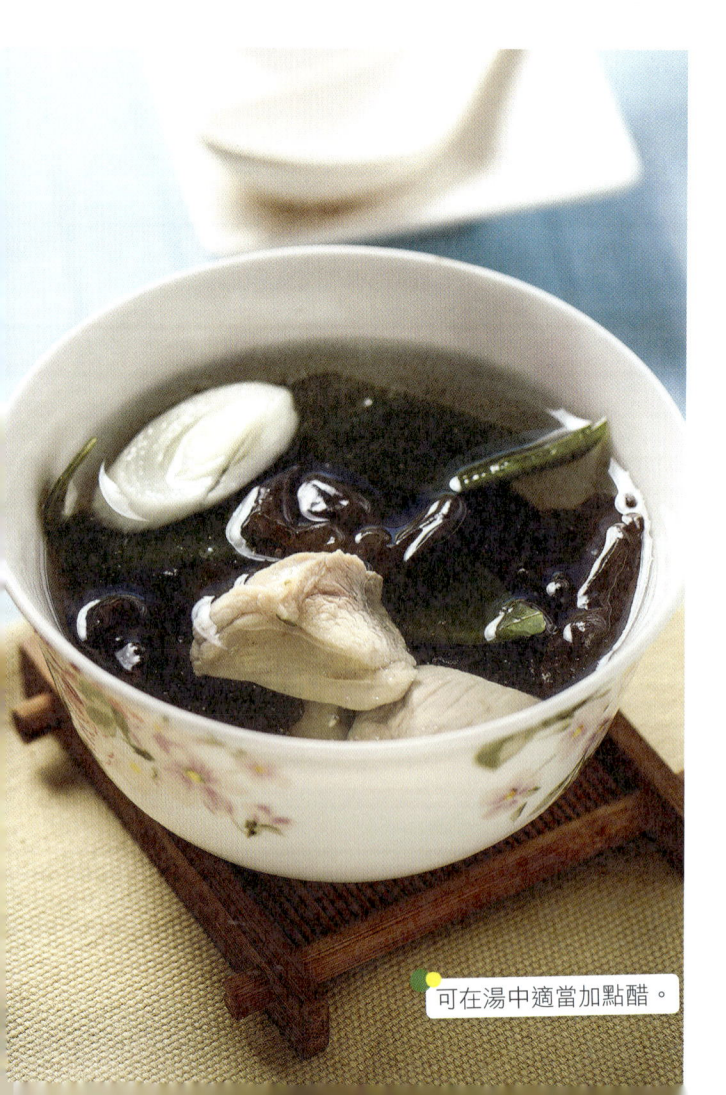

海帶木耳雞肉湯

材料｜雞肉200克，木耳4朵，海帶100克，鹽、料酒、生薑片各適量。

做法｜
① 將雞肉洗乾淨，用滾水汆一下。
② 木耳用清水泡發，洗淨撕小塊。
③ 海帶洗淨切塊。
④ 將準備好的材料放入壓力鍋中，加適量清水，放入生薑片，烹入料酒，大火煮沸，轉小火燉40分鐘，加入適量的鹽調味即可食用。

可在湯中適當加點醋。

❷ 補血益氣的穴位可以常按揉

氣血是維持生命活力的基本要素,能維持臟腑器官正常的生理功能,讓我們保持充足的精力。若是氣血不足,人就會容易疲倦,工作時感覺力不從心。這類型的人可以經常按摩血海穴、關元穴、膻中穴、足三里穴等具有補血益氣功效的穴位,可用拇指進行按揉,也可以進行按壓。有助於養護肝臟,讓人一整天都精力充沛。

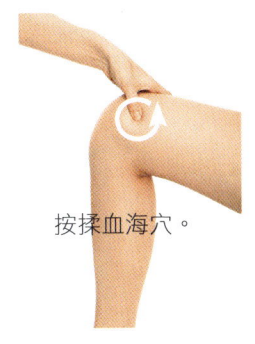

按揉血海穴。

按揉關元穴。

按揉膻中穴。

按揉足三里穴。

血海穴 在股前區,髕底內側端上2寸,股內側肌隆起處。

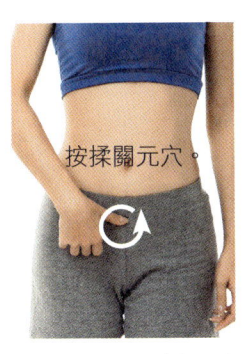

關元穴 在下腹部,臍中下3吋,前正中線上。

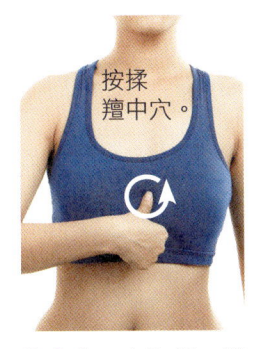

膻中穴 在胸部,橫平第4肋間隙,前正中線上。

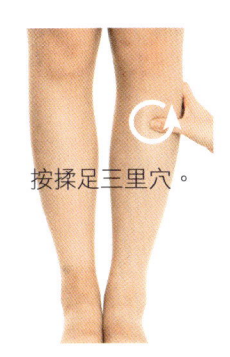

足三里穴 在小腿前外側,犢鼻穴下3吋,脛骨前脊外1吋。

❸ 神志不安刮拭三陰交穴

古人說:「血者,神氣也。」中醫在經過大量的觀察和研究後,發現無論是血液量不足,還是血液運行失常,都會引起一些神志方面的變化。若是脾化生氣血不足,肝藏血功能下降會導致煩躁、恍惚、昏迷等神志失常的症狀。這些症狀的出現會嚴重影響工作效率,這樣的人可以重點對三陰交穴進行刺激。

三陰交穴是足太陰脾經、足少陰腎經、足厥陰肝經的交會之處,對此穴進行刺激,能養血補肝,強壯肝、脾、腎三臟,另外還能增強脾和腎的生理功能,將肝、脾、腎調養好,氣血補足,自然精神狀態就會好。可用刮痧板的一邊,由上而下刮,每次刮5分鐘即可。

由上而下刮拭三陰交穴5分鐘。

三陰交穴 在小腿內側,內踝尖上3吋,脛骨內側緣後際。

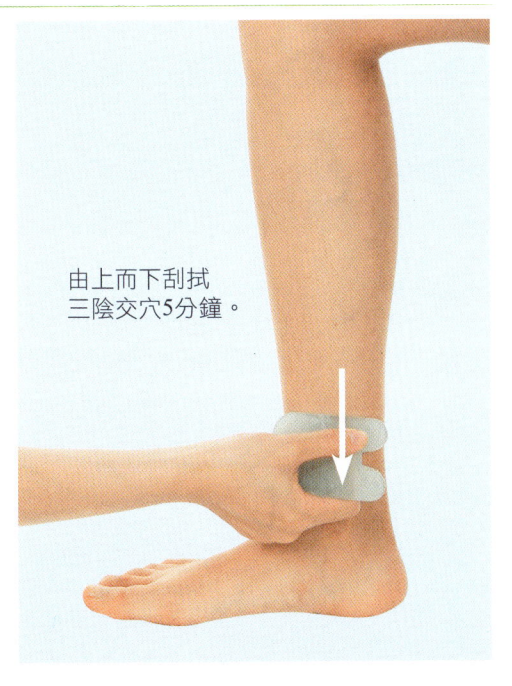

❹ 按摩頭部穴位讓精神更好

對頭部的相關穴位進行刺激，可以促進頭部的血液循環，減輕頭部累積的緊張感。這樣可以讓思維更活躍，有助於提高工作效率。可以用食指的指腹按揉太陽穴，用拇指的指腹按揉印堂穴、百會穴，每次可按揉3～5分鐘，就能發揮較好的提神醒腦效果。

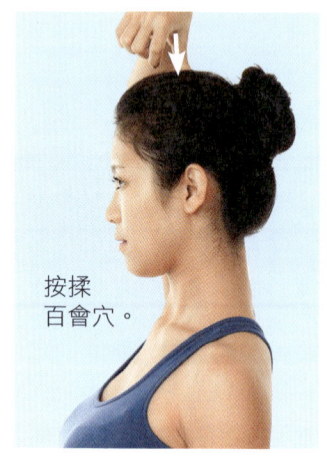

按揉百會穴。

按揉太陽穴。

按揉印堂穴。

百會穴 在頭部，前髮際正中直上5吋。

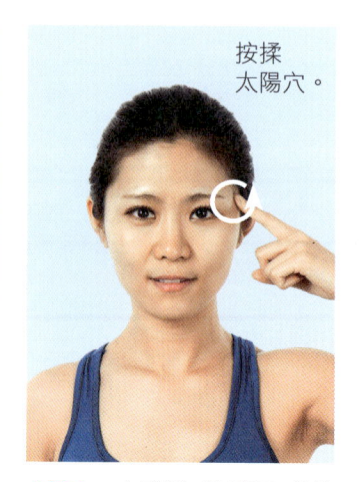

太陽穴 在頭部，眉梢與目外眥之間，向後約1橫指凹陷處。

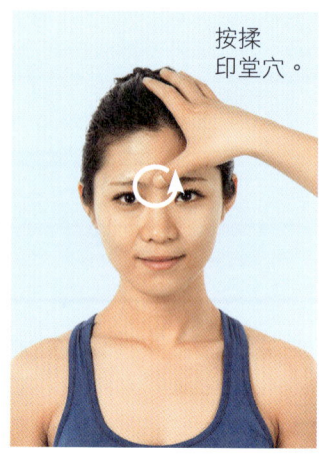

印堂穴 在頭部，兩眉毛內側端中間凹陷處。

❺ 按摩神門穴、安眠穴

上班族往往會遇到一些讓自己不順心的事情，因此導致心神不寧。中醫認為，經常心神不寧也會導致身體容易疲倦，所以養心安神可以經常按揉神門穴、安眠穴，也有助於讓體力、精力都更充沛。

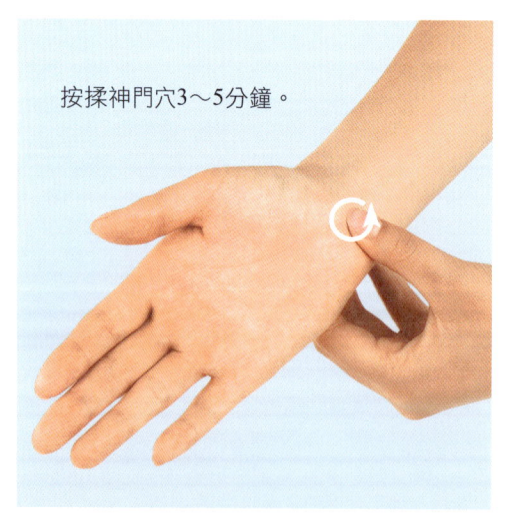

按揉神門穴3～5分鐘。

按揉安眠穴3～5分鐘。

神門穴 在腕前區，腕掌側遠端橫紋尺側端，尺側腕屈肌腱的橈側凹陷處。

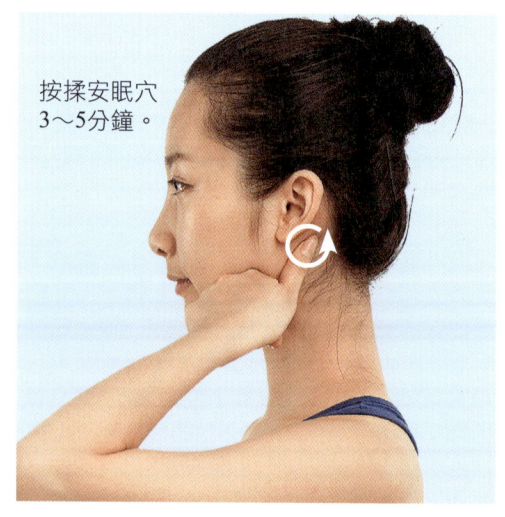

安眠穴 在翳風穴與風池穴連線的中點。

❻ 按揉手部肝、脾、腎反射區

脾能化生氣血,腎是一個人的先天之本,肝能藏血、疏洩氣血,所以照顧好這三個臟腑,就會體力好、精神足。若想使精力充沛,可以用刮痧板刮手上的肝、脾、腎反射區,對這些反射區進行刺激,有助於強壯肝、脾、腎三臟。

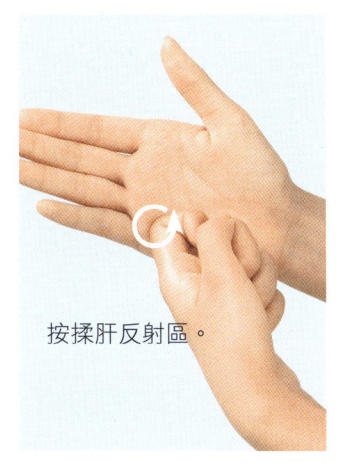

按揉肝反射區。

按揉脾反射區。

按揉腎反射區。

肝反射區 右手掌側,第4、第5掌骨體之間近掌骨頭處。

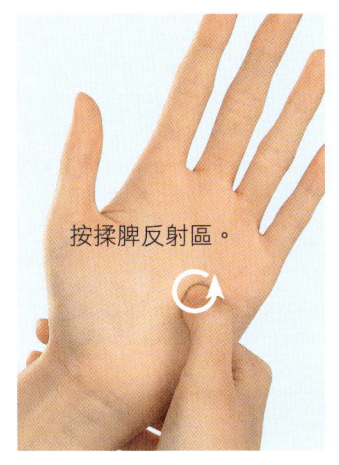

脾反射區 在左手掌面,第4、第5掌骨遠端之間。

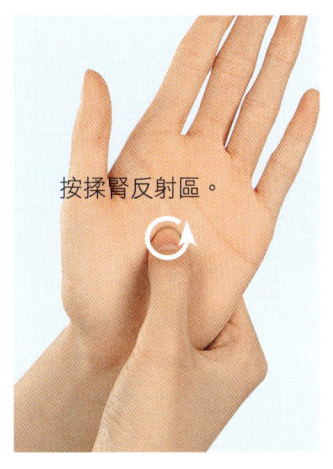

腎反射區 在雙手掌面第3掌骨中點,即手心處,相當於勞宮穴的位置。

❼ 靜瑜伽,讓身心狀態更好

靜瑜伽能寧心安神、益氣行血,增強身體的自我調節功能,也有助於愉悅情緒,讓身心狀態都更好。

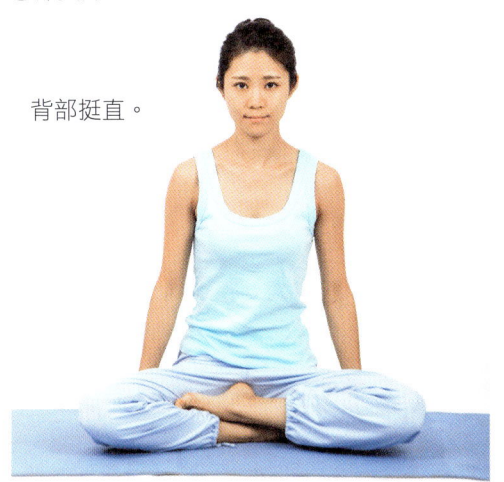

背部挺直。

雙手置於膝蓋,身心放鬆,靜思冥想。

兩腿自然交叉盤坐在一起。

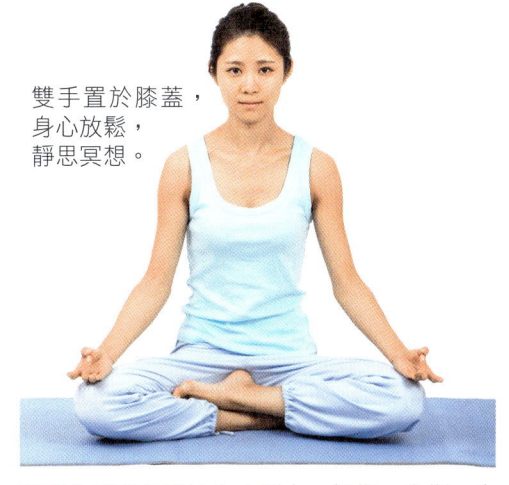

兩手的手背分別放在大腿上,拇指、食指、中指相對。靜心凝神,在腦海中浮現出一些美麗的風景,讓心逐漸沉靜下來。

217

應酬族
[解酒排毒]

應酬族因為應酬所需，難免要飲酒。飲酒過量就會損傷肝臟，誘發酒精性肝病，甚至導致肝癌的發生。應酬族在應酬時儘可能少飲酒，也可以在喝酒前多吃一些蔬菜，或者邊吃邊喝，這樣能降低酒精對肝臟的損傷。另外，飲酒後應及時吃一些解酒的食物，或喝一些解酒的茶飲，以此捍衛肝臟的健康。

❶ 葛花可改善飲酒後導致的症狀

葛花為豆科植物葛的乾燥花蕾。中醫認為葛花能解除酒毒，改善飲酒過度所導致的頭痛頭昏、煩渴嘔吐等症狀。飲酒後可以用葛花泡茶喝，也可以用其煮粥食用，均有較好效用。

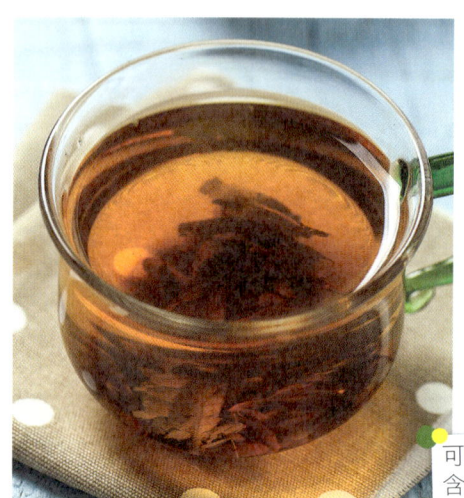

葛花茶

材料｜葛花5克。
做法｜葛花放入水杯中，用適量滾水沖泡。

可以配合多吃一點維生素C含量高的水果。

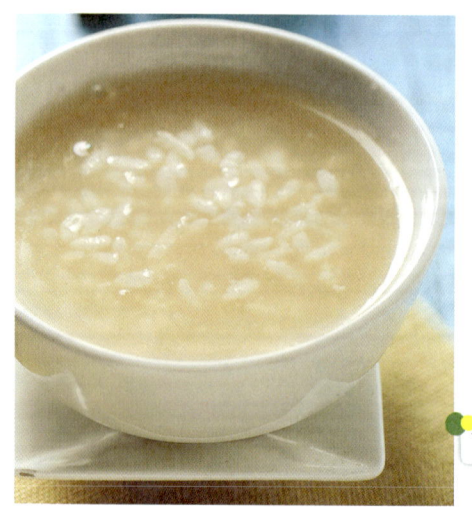

葛花粥

材料｜葛花10克，白米50克。
做法｜
① 將葛花放入砂鍋中，大火煮沸，轉小火煎20分鐘，取汁。
② 白米淘洗乾淨，煮熟時放入藥汁，再次煮沸，即可食用。

可加適量白砂糖調味。

❷ 甘蔗也能醒酒

　　甘蔗中含有豐富的糖分、水分，還含有對人體新陳代謝非常有益的各種維生素、蛋白質、有機酸、鈣、鐵等物質，能為肝臟補充營養。甘蔗性涼，具有清熱解毒、生津止渴、和胃止嘔、解酒毒等諸多功效，飲酒後不妨喝點甘蔗汁醒酒。

甘蔗汁

材料｜甘蔗300克。
做法｜甘蔗去皮，放入榨汁機中榨汁飲用。

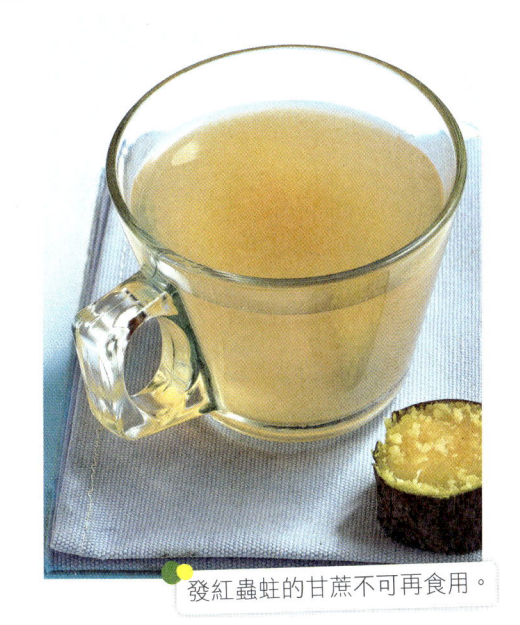

● 發紅蟲蛀的甘蔗不可再食用。

❸ 夏季飲酒，吃西瓜可解酒毒

　　西瓜性寒，味甘甜，有清熱解暑、生津止渴、利尿除煩的功效。因為西瓜利尿的功效比較好，所以有助於酒精的排除，幫助肝臟排毒。喝酒後，不妨喝一杯西瓜汁，能改善飲酒後導致的頭暈、口渴等症狀。

西瓜汁

材料｜西瓜500克。
做法｜取西瓜肉，放入榨汁機中榨汁，取汁，飲用即可。

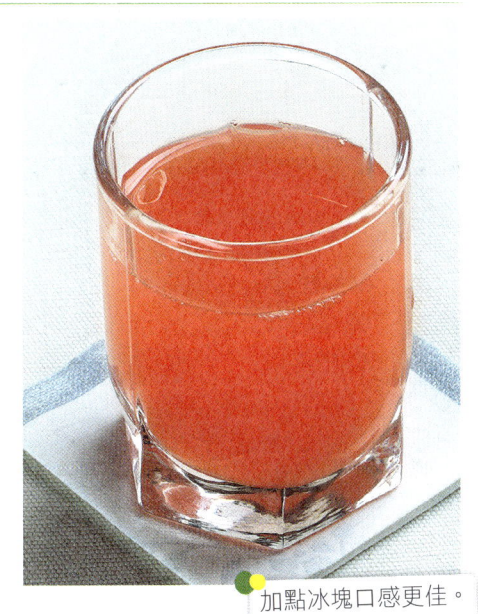

● 加點冰塊口感更佳。

❹ 按摩頭暈穴位防頭暈

飲酒後往往會出現頭暈頭痛的問題，這是因為酒精的主要代謝產物容易引起血管擴張，導致臉部發紅、頭痛、頭暈。這種情況下可以按揉頭部的百會穴、天柱穴、太陽穴，能緩解頭暈頭痛症狀。

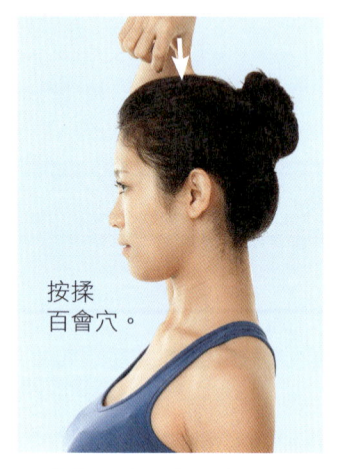

百會穴 在頭部，前髮際正中直上5吋。

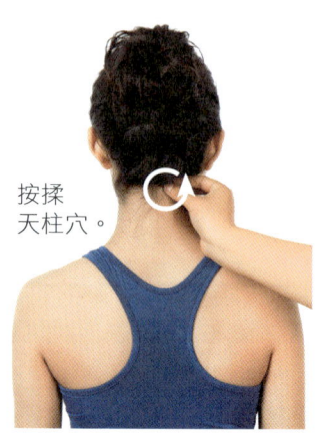

天柱穴 在頸後區，橫平第2頸椎棘突上際，斜方肌外緣凹陷中。

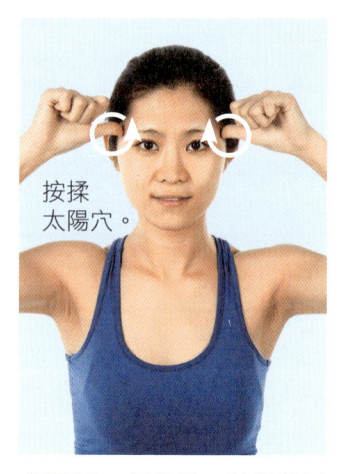

太陽穴 在頭部，眉梢與目外眥之間，向後約1橫指的凹陷之處。

❺ 嘔吐可以按揉腹部穴位

有些人飲酒過量會嘔吐，這是因為過度飲酒，酒精會刺激胃黏膜，導致胃痙攣，產生嘔吐症狀。比較難受的嘔吐者可以按摩腹部的上脘穴、中脘穴、下脘穴，能讓脾胃舒暢起來。用拇指的指腹按揉即可，每次按揉3分鐘左右即可。

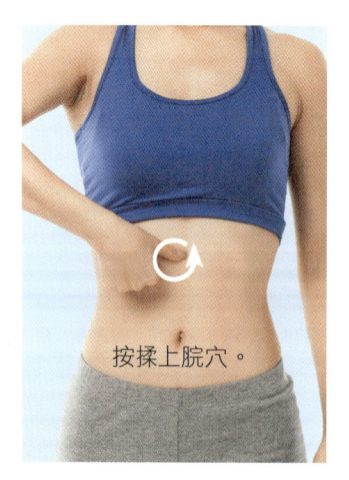

上脘穴 在上腹部，臍中上5吋，前正中線上。

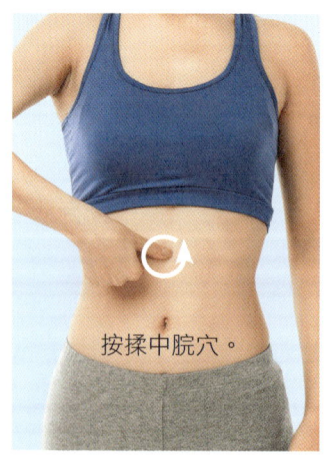

中脘穴 在上腹部，臍中上4吋，前正中線上。

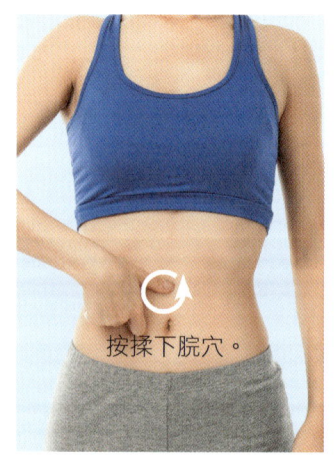

下脘穴 在上腹部，臍中上2吋，前正中線上。

❻ 按摩手上的胃腸點

胃酸偏多的患者可以刺激手上的胃腸點，可改善胃酸偏多所導致的不適症狀。可用拇指的指尖對胃腸點進行掐按，也可以用髮夾、牙籤對其進行反覆刺激，每次刺激到有輕微疼痛感即可。

手上的胃腸點　手掌生命線的正中央。

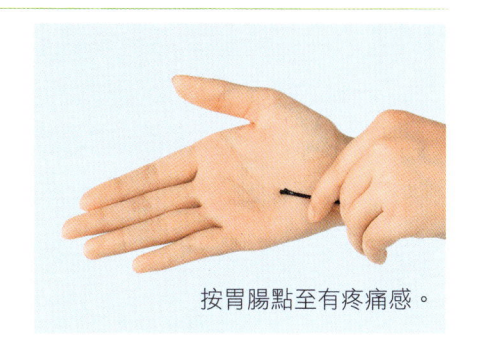

按胃腸點至有疼痛感。

❼ 胃酸多的人應按摩足部反射區

胃酸過多者可用拇指的指腹推按足部的腹腔神經叢、胃、胰臟、十二指腸、肝等反射區，每次推按5分鐘即可，可改善胃酸過多導致的灼熱感、打嗝、溢酸等症狀。

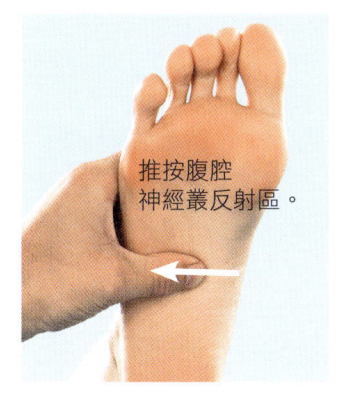

推按腹腔神經叢反射區。

推按胃反射區。

推按胰臟反射區。

腹腔神經叢反射區　雙足足掌中心，第2、3、4蹠骨中段。

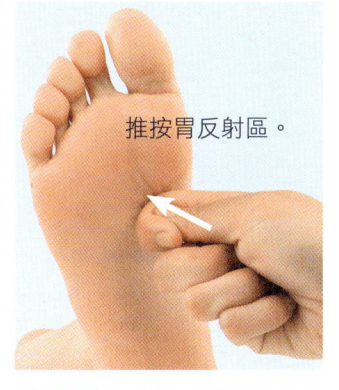

胃反射區　雙足足掌第1蹠骨中段。

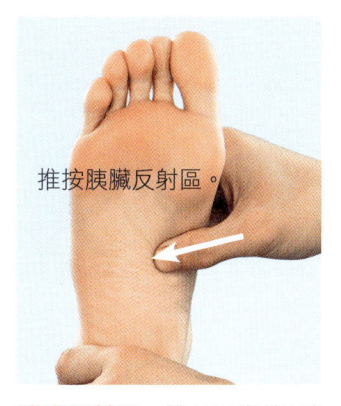

胰臟反射區　雙足足掌第1蹠骨體後緣，胃與十二指腸反射區之間。

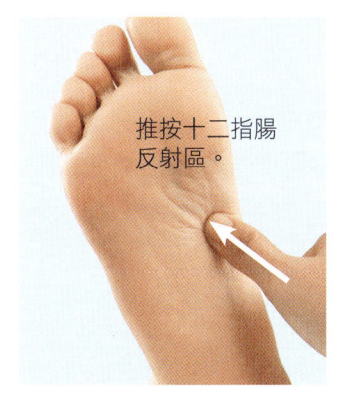

推按十二指腸反射區。

推按肝反射區。

十二指腸反射區　雙足足掌第1蹠骨下端與楔骨關節處。

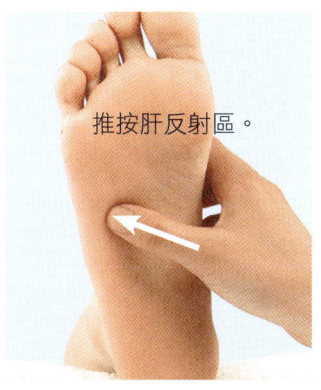

肝反射區　右足足掌第4、5蹠骨上端。

[消脂解膩]「肉食」族

肉類脂肪含量較高。肝臟所分泌的膽汁酸鹽，可促進脂肪的乳化及吸收。若是吃太多的肉，會加重肝臟負擔，也很容易導致脂肪堆積在肝臟裡，誘發肝病。肉食族吃肉應當適量，尤其是身體肥胖的人。飲食上可以增加蛋白質含量高、脂肪含量低的食物攝取量，有助於為肝臟提供充足的營養，減輕肝臟的負擔，如多吃一些豆腐、深海魚類、脫脂牛奶等。

❶ 喝點白蘿蔔湯，消脹、解油膩

若肝臟功能不好，消化脂肪的功能會下降。脂肪得不到有效消化，就很容易導致腹脹。這樣的人就可以吃點白蘿蔔。白蘿蔔中維生素C的含量比較高，具有解油膩、助消化的功效。中醫認為白蘿蔔還具有下氣的作用，有助於緩解胃腸脹氣。

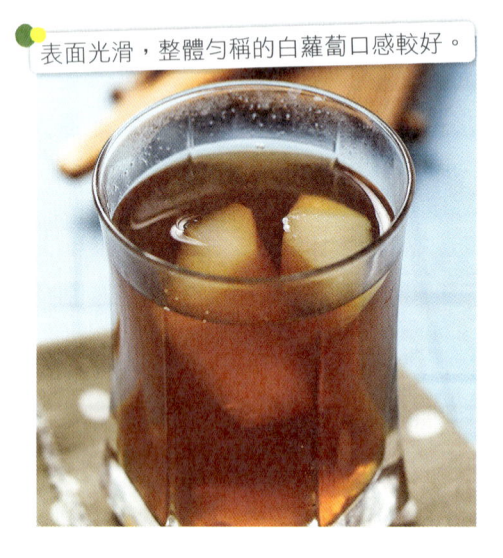

> 表面光滑，整體勻稱的白蘿蔔口感較好。

蘿蔔蜂蜜汁

材料｜白蘿蔔200克，蜂蜜20克。
做法｜
① 將白蘿蔔洗淨切塊，加水煎煮10分鐘後取汁。
② 在蘿蔔汁中加入蜂蜜，即可飲用。

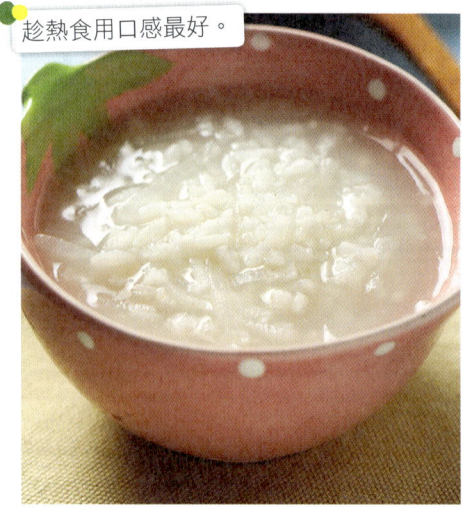

> 趁熱食用口感最好。

蘿蔔粥

材料｜白蘿蔔半個，白米50克。
做法｜
① 白蘿蔔去皮，洗淨，切絲。
② 白米淘洗乾淨。
③ 二者一起煮粥，煮熟後即可食用。

❷ 喝點蜂蜜柚子茶能減脂

　　柚子中含有大量的維生素C，可以降低血液中的膽固醇，有助於預防血栓的形成，可以抗血脂、降血壓。柚子中富含膳食纖維、果膠、有機酸，可以促進消化液分泌，不僅能解油膩，還能加速腸道運動，促進膽固醇的代謝，對脂肪肝的形成有一定的預防功效。喜歡吃肉的人，在飲食上應控制肉類的攝取量，吃肉後可以吃點柚子，也可以用柚子泡茶喝，解油膩的效果比較好。

蜂蜜柚子茶

材料｜柚子500克，蜂蜜適量。

做法｜
① 柚子去皮，取果肉。
② 將柚子肉放到榨汁機中榨汁。
③ 加入適量的蜂蜜調味即可飲用。

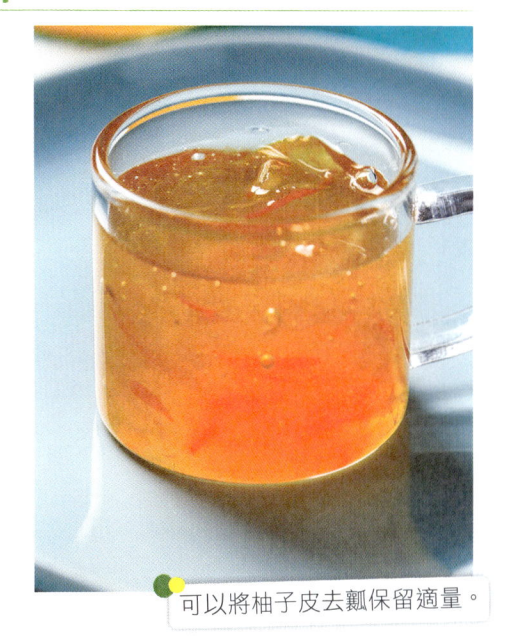

可以將柚子皮去瓤保留適量。

❸ 過年過節期間準備山楂

　　過年過節期間，餐桌上往往都是大魚大肉，這些食物都比較油膩，不容易消化，因此在這些假期時，不妨準備一些山楂。山楂中含有多種脂酶，能促進肉類等油膩食物的消化，對消除過量食用肉類或油膩食物後所產生的腹脹、腹痛、腹瀉、不思飲食等效果尤佳。

山楂茶

材料｜山楂3顆，蜂蜜適量。

做法｜
① 山楂洗淨，去核切片。
② 將山楂放到水杯中，用適量滾水沖泡。
③ 等水變溫後，加適量的蜂蜜調味即可飲用。

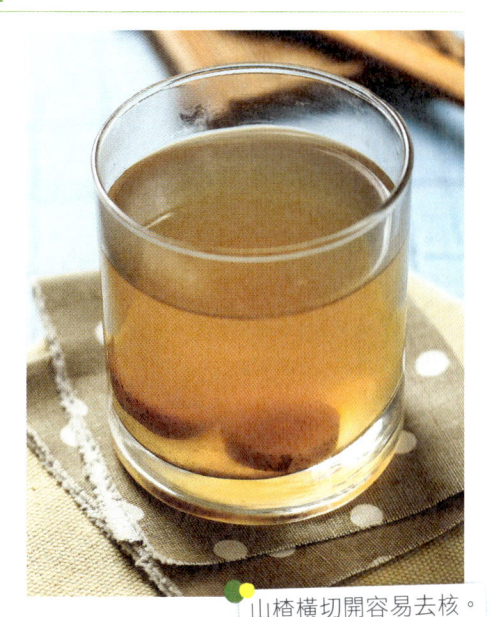

山楂橫切開容易去核。

❹ 刮脾經，促消化

　　肝功能不好的人，吃多了肉類食物很容易出現腹脹的問題，這是消化吸收功能不好所導致。食物得不到有效消化，不但會加重肝臟的負擔，也不利於脾胃健康。飲食上應儘量控制肉類的攝取量，也可以在飯後2小時用刮痧板刮脾經，能夠促進消化，預防脂肪在肝臟內堆積，防止肝臟受到損傷。

刮拭方法　手拿刮痧板，由上而下輕輕刮拭脾經的循行部位。手法一定要輕，且要先塗抹刮痧油再刮，以防刮傷皮膚。每次刮拭5分鐘即可，隔天再進行1次。

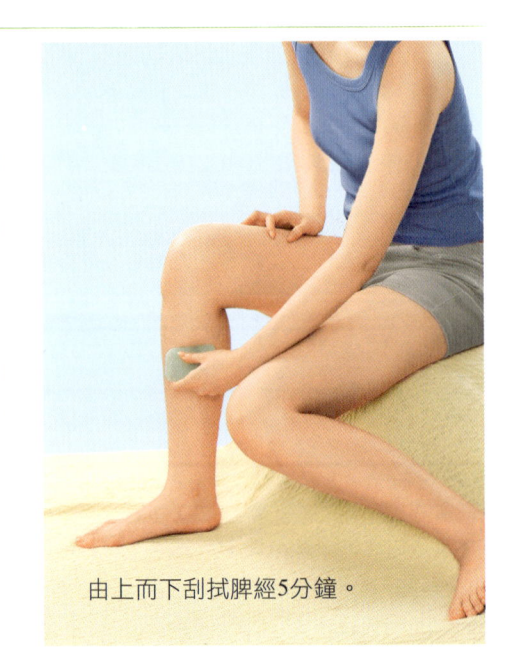

由上而下刮拭脾經5分鐘。

❺ 飯後2小時活動一下

　　大魚大肉之後，稍作休息，之後可以散散步，有助於促進食物的消化。若是不願意出去活動，也可以在飯後2小時，坐在椅子上活動肢體，也能健脾胃、助消化。

活動方法　坐在椅子上，手指頭在背後交叉，然後掌心向外翻轉，慢慢將手臂向上舉，並且儘可能往高舉，上身保持平直。閉目養神，保持一會。然後兩手臂向兩側伸展，慢慢落下，全身放鬆。也可以將兩手交叉，放置於胸前，慢慢向左轉身，保持一會，再向右轉。每個動作反覆做5次。

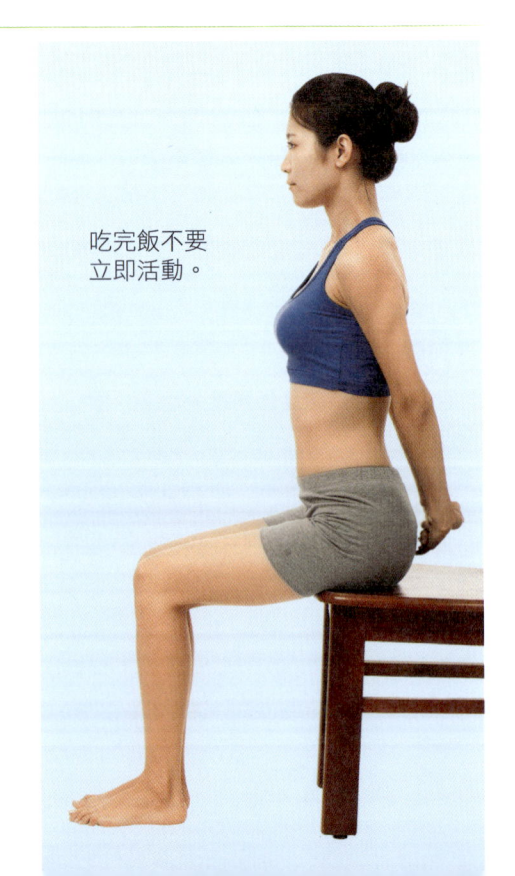

吃完飯不要立即活動。

❻ 刮足部的肝、脾反射區

平時或放假時，可經常推按足上的肝、脾反射區，有助於增強對脂肪的消化吸收功能，避免食肉過多造成肝臟損傷。

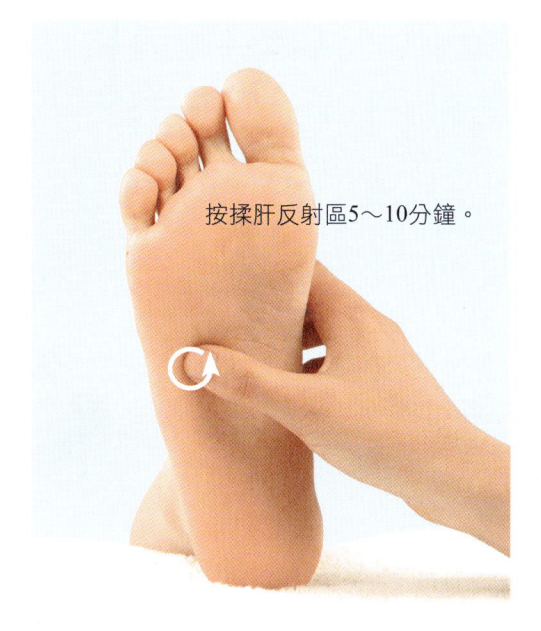

按揉肝反射區5～10分鐘。

按揉脾反射區5～10分鐘。

肝反射區　右足足掌第4、5蹠骨上端。

脾反射區　左足足掌第4、5蹠骨下端。

❼ 用手摩擦肚子

將手掌摩擦生熱，放到神闕穴所在處，順時針進行按揉，每次按揉到微微發熱就可以了。適合飯後2個小時做，有助於增強脾胃的消化吸收功能，減輕肝脾負擔。

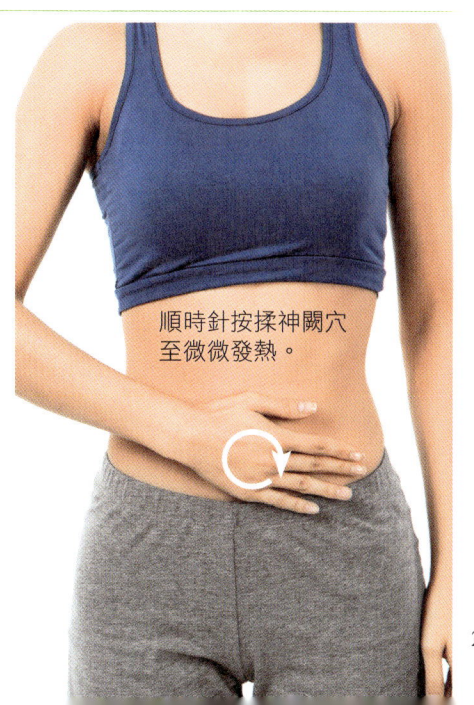

順時針按揉神闕穴至微微發熱。

中醫養肝全書
有效調理常見6大肝病，改善12種肝不適症狀！

作　　者	吳中朝
發 行 人	林敬彬
主　　編	楊安瑜
編　　輯	黃暐婷、林子揚
內頁編排	吳海妘
封面設計	陳語萱
行銷企劃	徐巧靜
編輯協力	陳于雯、高家宏
出　　版	大都會文化事業有限公司
發　　行	大都會文化事業有限公司
	11051台北市信義區基隆路一段432號4樓之9
	讀者服務專線：（02）27235216
	讀者服務傳真：（02）27235220
	電子郵件信箱：metro@ms21.hinet.net
	網　　址：www.metrobook.com.tw
郵政劃撥	14050529 大都會文化事業有限公司
出版日期	2025年04月初版一刷
定　　價	540元
ＩＳＢＮ	978-626-7621-10-3
書　　號	Health$^+$217

©2015 吳中朝 主編
◎本書由江蘇科學技術出版社授權繁體字版之出版發行。
◎本書如有缺頁、破損、裝訂錯誤，請寄回本公司更換。

版權所有‧翻印必究　Printed in Taiwan. All rights reserved.
Cover Photography: Shutterstock / 272342072.

國家圖書館出版品預行編目（CIP）資料

中醫養肝全書：有效調理常見6大肝病，改善12種肝不適
症狀!/ 吳中朝 著—初版.—
臺北市：大都會文化事業有限公司, 2025.04
272 面；17x23 公分— (Health$^+$217)

ISBN 978-626-7621-10-3（平裝）

1. 中醫治療學 2. 肝病 3. 食療

413.344　　　　　　　　　　　　　　　　114003285

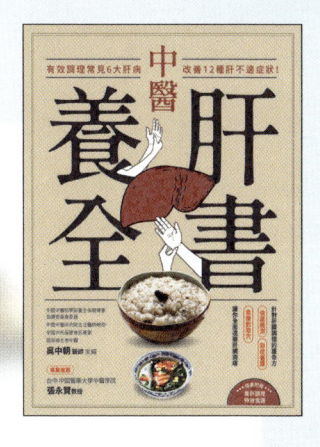

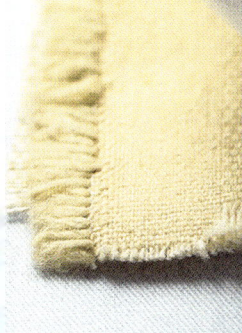

養肝調理特效食譜

豬肝

菠菜豬肝湯

材料｜豬肝200克，菠菜250克，麻油、鹽、醬油各適量。

做法｜
1. 將豬肝洗淨，切薄片；菠菜洗淨切段。
2. 砂鍋內放入適量清水，水開後放入豬肝，加醬油。
3. 再次沸騰後，以小火煮5分鐘，接著再放入菠菜，加上適量的麻油、鹽調味，煮沸後關火後即可。

養肝功效｜豬肝富含維生素B群、鐵和葉酸，菠菜同樣富含葉酸，同食可預防貧血，消除肝功能異常所導致的疲勞。

番茄豬肝湯

材料｜豬肝200克，番茄1顆，薑片、料酒、鹽、蔥花、香油各適量。

做法｜
1. 豬肝洗淨切片，將其放到小碗中，加料酒、蔥花、鹽醃10分鐘。
2. 番茄洗淨，切小塊。
3. 將番茄放入砂鍋，加適量清水，大火煮沸，放入豬肝和薑片，煮熟後加適量的鹽、蔥花、香油調味即可。

養肝功效｜補肝養血，改善貧血。

胡蘿蔔豬肝湯

材料｜豬肝200克，胡蘿蔔1根，料酒、鹽、蔥花、香油各適量。

做法｜
1. 豬肝洗淨切片，將其放到小碗中，放入料酒、蔥花、鹽醃10分鐘。
2. 胡蘿蔔去皮，洗淨，切片。
3. 將胡蘿蔔和豬肝放到砂鍋中，加適量清水，大火煮沸，轉小火煮熟，加鹽、蔥花、香油調味即可。

養肝功效｜豬肝和胡蘿蔔都有補血、養肝明目的功效，適用於肝血不足所導致的兩目昏花，以及缺乏維生素A所導致的夜盲症。

枸杞葉豬肝湯

材料｜鮮枸杞葉、豬肝各200克，料酒、鹽、蔥花、薑末、香油各適量。

做法｜
1. 豬肝洗淨，切片，放入料酒、鹽、蔥花、薑末醃10分鐘。
2. 枸杞葉洗淨，切碎。
3. 將豬肝放入砂鍋中，加適量清水，大火煮沸，放入枸杞葉，放適量的香油、鹽，小火煮熟即可食用。

養肝功效｜補肝，祛風，明目，可改善風熱目赤、雙目流淚、視力減退等症狀。

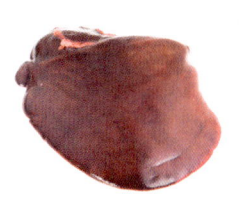

枸杞豬肝湯

材料｜豬肝200克，枸杞30克，鹽適量。

做法｜
1. 豬肝洗淨切片。
2. 枸杞洗淨。
3. 將豬肝和枸杞都放入砂鍋中，加適量清水，大火煮沸，轉小火煮至豬肝熟透，加鹽調味即可。

養肝功效｜可滋補肝腎，適用於肝腎虛所導致的頭暈、視力欠佳、迎風流淚等症狀。

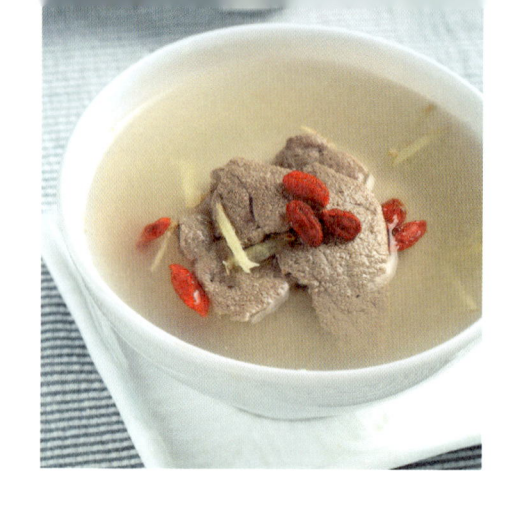

馬鈴薯豬肝芹菜湯

材料｜馬鈴薯1顆，豬肝200克，芹菜1根，料酒、胡椒粉、鹽、薑末、蔥末各適量。

做法｜
1. 馬鈴薯去皮，洗淨切片；芹菜洗淨，切小段。
2. 豬肝洗淨，切片，放入鹽、料酒、胡椒粉、薑末、蔥末醃10分鐘。
3. 將芹菜、馬鈴薯片放入砂鍋中，加適量清水，大火煮沸，轉小火煮至馬鈴薯塊熟時，放入豬肝煲熟，加鹽、胡椒粉調味即可。

養肝功效｜補肝，祛風，明目，可改善風熱目赤，雙目流淚，視力減退等症狀。

大白菜豬肝湯

材料｜豬肝200克，大白菜100克，太白粉、鹽、薑末、蔥花、料酒、油各適量。

做法｜
1. 豬肝洗淨，切薄片，放入太白粉、鹽、薑末、蔥花、料酒醃10分鐘。
2. 大白菜洗淨切片。
3. 炒鍋放火上，油熱後放入白菜片，煸炒出香味後加適量清水，大火煮沸，放入豬肝，轉小火煮熟，加鹽調味即可。

養肝功效｜補血，清熱，有助於改善目赤、眩暈等症狀。

豬血

豬血菠菜湯

材料｜菠菜3棵，豬血100克，蔥花、鹽、香油各適量。

做法｜
1. 菠菜洗淨切段；豬血洗淨切塊。
2. 砂鍋內放入適量清水，將蔥花放入煮沸後，再放入豬血煮至水再次滾沸，加入菠菜段、鹽和香油，煮至菠菜變色即可。

養肝功效｜菠菜和豬血都能補血養肝，二者同食養肝的功效更好。

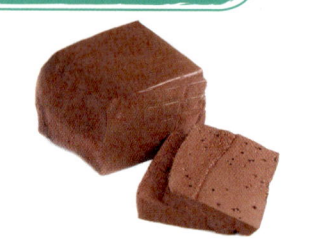

豬血豆芽湯

材料｜黃豆芽50克，豬血250克，料酒、蒜末、蔥末、薑末、鹽、香油各適量。

做法｜
1. 豬血洗淨，切小塊；豆芽洗淨。
2. 砂鍋內加適量清水，倒入料酒、蒜末、蔥末、薑末，再放入豆芽、豬血，煮熟，加鹽、香油調味即可。

養肝功效｜補血養肝，可改善貧血。

豬血木耳湯

材料｜豬血200克，木耳2朵，薑末、料酒、鹽、香油各適量。

做法｜
1. 豬血洗淨，切小塊。
2. 木耳用清水泡發，洗淨撕小塊。
3. 將木耳放到砂鍋中，加適量清水，大火煮沸，轉小火煲10分鐘，放入豬肝，加薑末、料酒、鹽、香油調味，煮熟即可。

養肝功效｜補血養肝，可改善貧血。

豬血菠菜粉絲湯

材料｜豬血200克，菠菜3棵，粉絲1小把，鹽、料酒、薑末、香油各適量。

做法｜
1. 豬血洗淨，切小塊；菠菜洗淨，切段，用滾水焯一下；粉絲用清水泡發，洗淨。
2. 將粉絲和薑末放入砂鍋內，加適量清水，大火煮沸，煮熟後放入豬血、菠菜，加鹽、料酒、香油調味即可。

養肝功效｜補血養肝，可改善肝血不足導致的面色無華、眩暈等症狀。

雞肝

雞肝枸杞湯

材料｜雞肝200克，枸杞、菠菜、薑末、蔥末、料酒、香油、胡椒粉、鹽各適量。

做法｜
1. 雞肝洗淨切片；菠菜洗淨切段；枸杞洗淨。

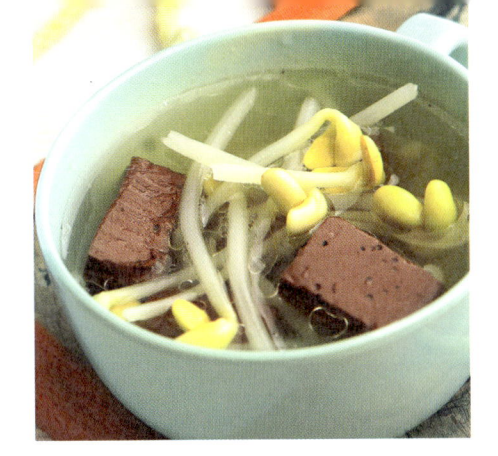

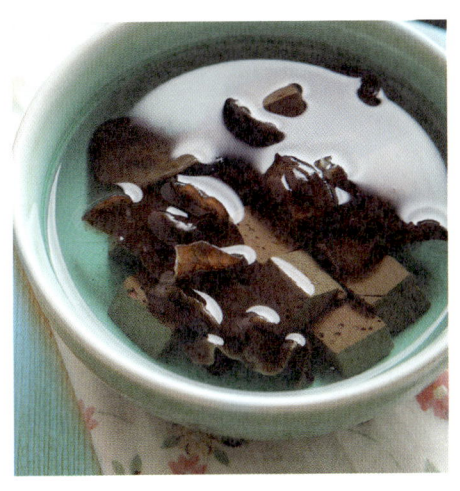

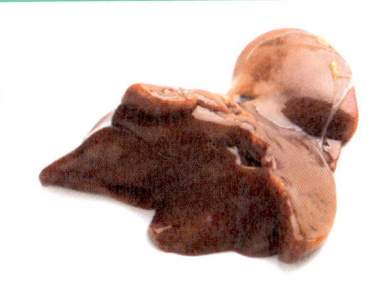

❷ 砂鍋內加水煮沸，放入枸杞、薑末、蔥末、料酒，倒入雞肝、菠菜，煮熟，加上適量的香油、鹽、胡椒粉調味即可。

養肝功效｜補血養肝、明目，可改善肝血不足導致的眼睛乾澀、視力減退、眼睛疼痛等症狀。

雞肝湯

材料｜雞肝50克，鹽、生薑、香菜各適量。
做法｜
❶ 雞肝洗淨切成片，入沸水中汆一下。
❷ 生薑、香菜分別洗淨、切成末。
❸ 將雞肝、薑末一同放入砂鍋中，加適量清水，大火煮沸，轉小火煮到雞肝熟爛，加鹽、香菜末調味即可食用。

養肝功效｜雞肝中維生素A含量最高，有養肝明目的功效。

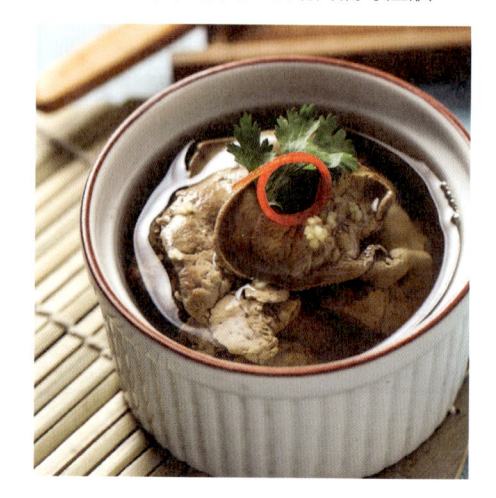

銀杞雞肝湯

材料｜銀耳半朵，雞肝200克，枸杞、太白粉、料酒、薑汁、鹽各適量。
做法｜
❶ 雞肝洗淨切片，用鹽、薑汁、料酒、太白粉拌勻，醃一會。
❷ 枸杞洗淨；銀耳用清水泡發，洗淨撕小塊。
❸ 砂鍋加水煮沸，加枸杞和銀耳，煮至銀耳成膠狀。
❹ 放入雞肝煮熟，加適量的鹽調味即可。

養肝功效｜養肝補血、明目、滋陰清熱，可改善肝血不足所導致的眼睛乾澀。

番茄雞肝湯

材料｜番茄2顆，雞肝200克，花椰菜100克，雞湯、胡蘿蔔、黃酒、蔥花、薑末、鹽、胡椒粉各適量。
做法｜
❶ 花椰菜洗淨，切小塊；胡蘿蔔去皮洗淨，切小塊。
❷ 雞肝洗淨切片，用薑末、蔥花、黃酒、胡椒粉醃一會。
❸ 番茄洗淨切塊。
❹ 砂鍋內放入適量的雞湯，加入番茄、花椰菜、胡蘿蔔，大火煮沸，煮10分鐘，放入雞肝，加鹽、胡椒粉調味即可食用。

養肝功效｜補肝明目，可以讓眼睛炯炯有神，還能改善夜盲症。

雞肉

雞肉紅棗湯

材料｜雞1隻，去核紅棗10枚，去心蓮子20顆，薑片、料酒、鹽各適量。

做法｜
1. 把雞處理乾淨剁塊，用滾水汆一下。
2. 去核紅棗、去心蓮子分別洗淨。
3. 將準備好的材料放入砂鍋中，加適量清水，大火煮沸，烹入料酒，轉小火煮1個半小時，加適量的鹽調味即可食用。

養肝功效｜補血養肝，增強肝細胞的活力，有助於受損肝細胞的修復。

冬瓜雞肉湯

材料｜雞肉100克，冬瓜200克，紅棗、薑、蔥花、鹽各適量。

做法｜
1. 雞肉洗淨切塊，焯一下；冬瓜去皮切片。
2. 紅棗用溫水泡透。
3. 除了蔥花、冬瓜外，將準備好的材料放入砂鍋中，加清水，大火煮沸，轉小火煮40分鐘，放入冬瓜煮10分鐘，加鹽、蔥花調味即可食用。

養肝功效｜雞肉可促進肝臟自身的修復能力；冬瓜能利水，對改善脂肪肝有一定效果。

雞肉香菇湯

材料｜雞半隻，香菇8朵，薑片、料酒、鹽各適量。

做法｜
1. 把雞處理乾淨剁塊，用滾水汆一下。
2. 香菇洗淨，切小塊。
3. 將雞和香菇放入砂鍋中，加適量清水，大火煮沸，烹入料酒，轉小火煮1個半小時，加鹽調味即可食用。

養肝功效｜抗病毒，增強肝細胞的再生功能，適合B肝患者患者用其食療。

雞肉蓮藕湯

材料｜雞半隻，蓮藕半根，薑片、料酒、鹽各適量。

做法｜
1. 把雞處理乾淨剁塊，用滾水汆一下。
2. 蓮藕洗淨，切成大塊。

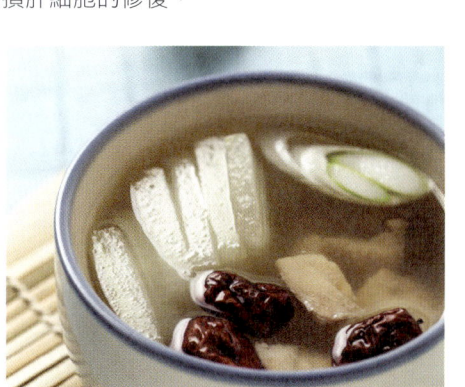

❸ 將雞和香菇放入砂鍋中，加適量清水，大火煮沸，烹入料酒，轉小火煮1個半小時，加鹽調味即可。

養肝功效｜為肝臟補充充足營養，增強肝臟的免疫能力，預防肝病發生。

木耳雞湯

材料｜雞半隻，木耳6朵，薑片、料酒、鹽各適量。

做法｜

❶ 把雞洗淨剁塊，用滾水汆一下。
❷ 木耳用清水泡發，洗淨後撕小朵。
❸ 將準備好的材料放入砂鍋中，加適量清水，大火煮沸，烹入料酒，轉小火煮1個半小時，加鹽調味即可食用。

養肝功效｜補血養肝，增強肝的免疫能力。

雞肉枸杞湯

材料｜雞1隻，枸杞、薑片、料酒、鹽各適量。

做法｜

❶ 把雞洗淨剁塊，用滾水汆一下。
❷ 枸杞洗淨。
❸ 將準備好的材料放入砂鍋中，加適量清水，大火煮沸，烹入料酒，轉小火煮1個半小時，加鹽調味即可食用。

養肝功效｜增強肝臟的免疫能力，促進受損肝細胞再生。

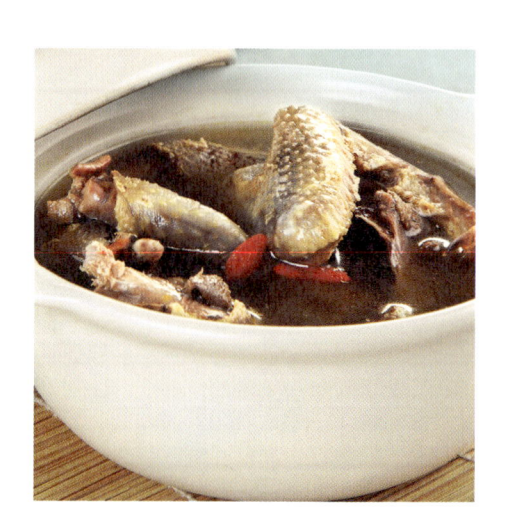

兔肉

山藥百合兔肉湯

材料｜山藥、百合各30克，兔肉200克，薑片、鹽、料酒、蔥花各適量。

做法｜

❶ 先將兔肉洗淨，切成小塊；山藥、百合分別洗淨。
❷ 將準備好的材料一同放入砂鍋中，加入適量清水，放入料酒，用小火煲2個小時，倒入蔥花、鹽調味即可食用。

養肝功效｜能增強肝臟的免疫能力，預防肝病的發生。

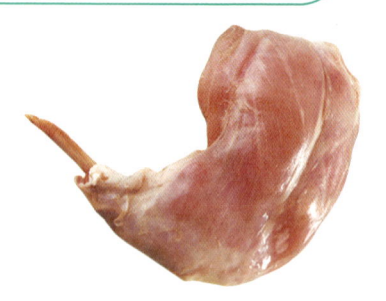

兔肉煲枸杞湯

材料｜兔肉500克，枸杞15克，山楂乾30克，紅棗20克，鹽適量。

做法｜
1. 將兔肉洗淨切塊，用滾水汆一下。
2. 將枸杞、山楂、紅棗分別洗淨。
3. 將準備好的材料放入湯煲中，加適量清水，大火煮沸，轉小火燉2個半小時，加適量的鹽調味即可食用。

養肝功效｜兔肉和枸杞、山楂一同搭配食用能疏肝理氣。

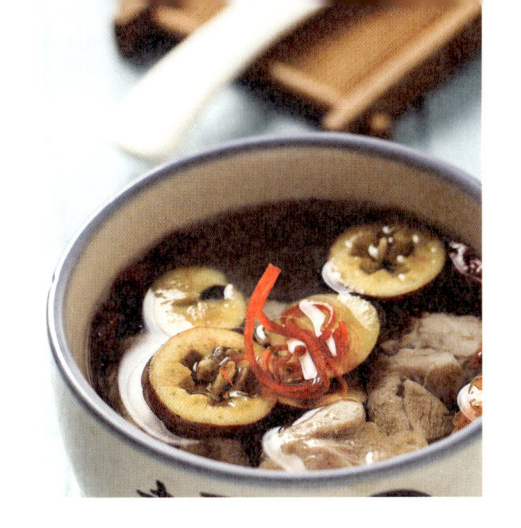

山藥兔肉湯

材料｜兔肉500克，山藥300克，薑片、鹽、料酒、蔥花各適量。

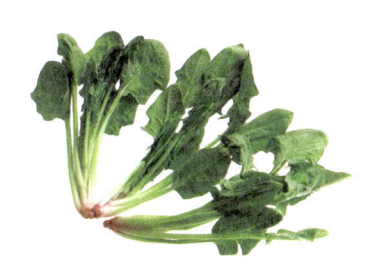

做法｜
1. 兔肉洗淨，切小塊，用滾水汆一下。
2. 山藥去皮，洗淨切塊。
3. 將準備好的材料放入砂鍋中，加適量清水，大火煮沸，烹入料酒，轉小火煲到熟爛，加鹽、蔥花調味即可食用。

養肝功效｜補肝益腎，強健脾胃，有助於改善肝病導致的體虛乏力、精神不佳。

菠菜

菠菜雞蛋湯

材料｜菠菜200克，雞蛋2顆，油、鹽、蔥花、薑末、太白粉各適量。

做法｜
1. 菠菜洗淨切段，用滾水焯一下；雞蛋打散，調入鹽、太白粉攪拌均勻。
2. 鍋內放油，入蔥花、薑末，炒出香味後，加適量清水，大火煮開，放入菠菜、雞蛋，轉小火再次煮開，加鹽調味即可。

養肝功效｜為肝臟提供維生素C、蛋白質等，能發揮養肝明目之效。

菠菜瘦肉湯

材料｜豬瘦肉、菠菜各200克，鹽、薑片、料酒各適量。

做法｜
1. 菠菜洗淨切段，用滾水焯一下。

❷ 豬瘦肉洗淨，切小塊，用滾水汆一下。
❸ 將豬瘦肉、薑片放入砂鍋中，加適量清水，大火煮沸，烹入料酒，轉小火煲到熟時，加入菠菜，再次煮沸，加鹽調味即可。

養肝功效｜為肝臟補充蛋白質，增強肝臟的免疫能力，促進肝病好轉。

決明子菠菜煲雞肝湯

材料｜決明子5克，菠菜、雞肝各100克，鹽適量。
做法｜
❶ 菠菜洗淨汆水；雞肝切片，用滾水汆2分鐘。
❷ 將雞肝、決明子放入砂鍋中，大火煮沸轉小火煲1小時；放入菠菜煮熟，加鹽調味。

養肝功效｜雞肝能養肝明目；菠菜富含β-胡蘿蔔素，能在體內轉變成維生素A，預防「乾眼症」。

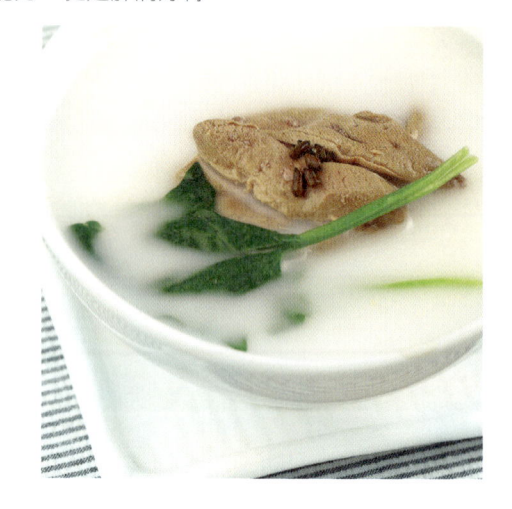

木耳

黃瓜木耳湯

材料｜黃瓜1根，木耳5朵，香油、鹽、蔥花各適量。
做法｜
❶ 木耳用清水泡發，去蒂洗淨，撕小塊；黃瓜洗淨切片。
❷ 將木耳放砂鍋中，加水煮熟。
❸ 加入黃瓜片煮沸，加鹽、香油、蔥花調味即可食用。

養肝功效｜黃瓜和木耳互相搭配味道清淡爽口，能增強食慾，還有助於促進脂肪代謝。

雙耳湯

材料｜木耳、銀耳各20克，冰糖適量。
做法｜
❶ 木耳、銀耳用清水泡發，洗淨撕小朵。
❷ 將準備好的材料放入砂鍋中，加適量清水，大火煮沸，轉小火煲1個小時，加冰糖調味即可。

養肝功效｜滋陰補血，可以改善肝陰虛、肝血不足所導致的面色發黃、肌膚乾燥、咽喉乾燥等症狀。

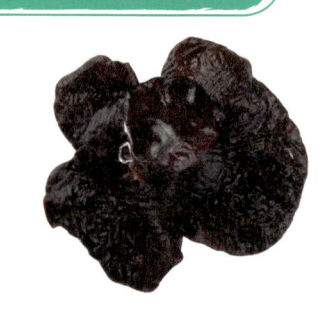

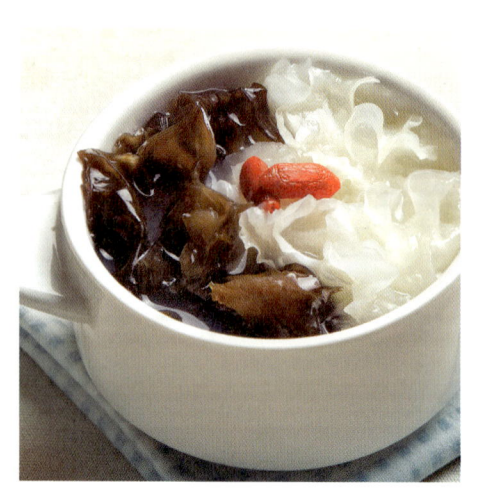

清燉木耳香菇湯

材料｜木耳6朵，香菇8朵，蔥花、薑末、鹽、油、胡椒粉各適量。
做法｜
1. 木耳用清水泡發，洗淨撕小朵。
2. 香菇洗淨，切小朵，用滾水焯一下。
3. 炒鍋內放適量食用油，油熱後放入薑末、蔥花，投入香菇炒香，再加適量清水，放入木耳，大火煮沸，轉小火煲40分鐘，加適量的鹽、胡椒粉調味即可。

養肝功效｜益氣補血，補肝排毒，有助於增強肝臟的免疫能力。

木耳紅棗湯

材料｜紅棗3枚，木耳5朵，紅糖適量。
做法｜
1. 木耳用清水泡發，去蒂洗淨，撕小塊。
2. 紅棗洗淨去核。
3. 將準備好的材料放入砂鍋中，加適量清水，大火煮沸，轉小火煲40分鐘，加入適量的紅糖調味即可。

養肝功效｜木耳紅棗湯有清腸補血的功效。

銀耳

銀耳紅棗湯

材料｜銀耳1朵，紅棗5枚，枸杞、葡萄乾、百合、冰糖各適量。
做法｜
1. 銀耳用清水泡發，撕小朵。
2. 紅棗洗淨去核；枸杞、葡萄乾、百合洗淨。
3. 將準備好的材料放入砂鍋中，倒入適量清水，煮至銀耳熟爛，加上適量的冰糖調味即可。

養肝功效｜滋陰補血，有助於改善肝陰虛、肝血不足導致的肌膚乾燥、咽乾口燥等症狀。

銀耳雪梨湯

材料｜雪梨1顆，銀耳1朵，冰糖適量。
做法｜
1. 銀耳洗淨，用清水泡發，撕小朵；雪梨洗淨，去皮切塊。

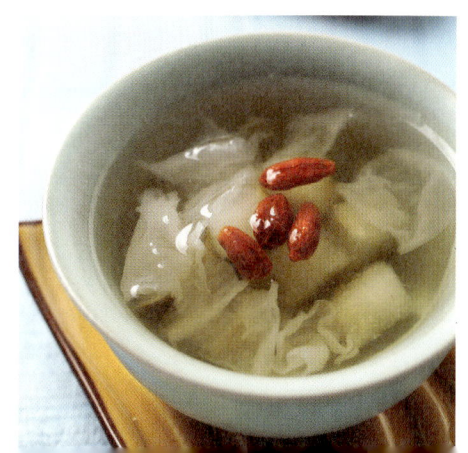

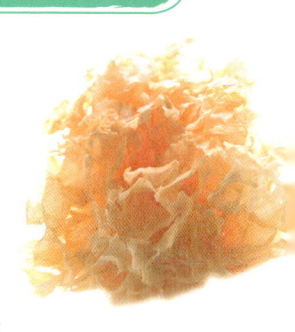

❷ 將準備好的材料放入砂鍋中，加入適量清水，大火煮沸，轉小火煲40分鐘，加上適量的冰糖調味即可。

養肝功效｜滋陰養肝，可以改善肝陰虛導致的兩目乾澀、面部烘熱或顴紅、口燥咽乾，五心煩熱等症狀。

冬瓜

冬瓜玉米湯

材料｜冬瓜300克，甜玉米1根。

做法｜
❶ 冬瓜去皮，洗淨切片；玉米洗淨剁塊。
❷ 將玉米放入砂鍋中，加適量清水，玉米煮熟，放入冬瓜，煮熟後即可食用。

養肝功效｜利水，促進脂肪代謝，比較適合脂肪肝患者食用。

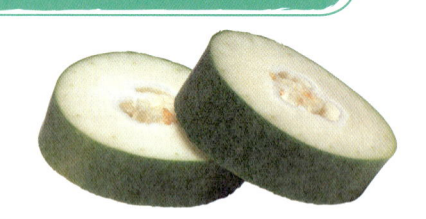

冬瓜丸子粉絲湯

材料｜冬瓜200克，雞蛋2顆，豬肉餡、粉絲、蔥花、薑末、香菜末、鹽各適量。

做法｜
❶ 冬瓜去皮，洗淨切片。
❷ 將蔥花、薑末放入豬肉餡內，打入雞蛋，攪拌均勻，捏成丸子。
❸ 砂鍋內放入適量清水，燒至溫熱時，倒入丸子、粉絲，小火煮開，放入冬瓜片煮熟，加上香菜末、鹽調味即可。

養肝功效｜為肝臟補充蛋白質，促進脂肪代謝，適合脂肪肝患者進行食療。

冬瓜海帶湯

材料｜冬瓜200克，海帶、食用油、鹽、蔥花各適量。

做法｜
❶ 海帶用清水泡發，洗淨切小塊；冬瓜去皮，洗淨切片。
❷ 將鍋放置爐火上，倒入食用油，煸香海帶，加適量清水。
❸ 大火煮沸，放入冬瓜，煮熟後加鹽、蔥花調味即可。

養肝功效｜清熱利水，解毒消積，適合肝炎、脂肪肝、肝癌患者食用。

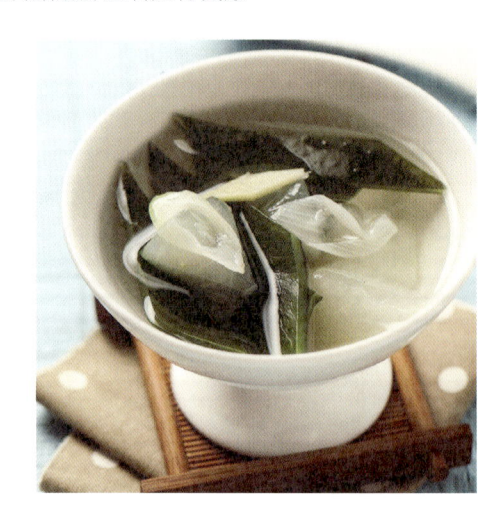

冬瓜湯

材料｜冬瓜300克，豬瘦肉、蔥花、薑末、鹽、胡椒粉各適量。

做法｜
1. 冬瓜去皮，洗淨切片。
2. 豬瘦肉洗淨，切小丁。
3. 砂鍋內倒入適量清水，放入豬肉丁、薑末，大火煮沸，轉小火煮開，加入冬瓜，再放入蔥花、薑末、鹽、胡椒粉調味即可。

養肝功效｜利水，促進脂肪代謝，適合脂肪肝患者食用。

番茄

番茄紅棗湯

材料｜番茄2顆，紅棗8枚，玉米麵粉、白糖各適量。

做法｜
1. 紅棗洗淨；番茄洗淨，切小丁。
2. 將紅棗、番茄一同放入砂鍋中，加適量清水煮熟。
3. 將玉米麵粉調成稀糊，倒入鍋裡，加入白糖，煮熟即可。

養肝功效｜二者同用，能夠補虛健胃、益肝養血。

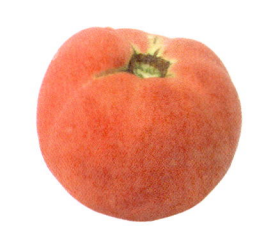

番茄豆腐湯

材料｜番茄2顆，豆腐1塊，食用油、蔥花、鹽各適量。

做法｜
1. 番茄洗淨，切小塊；豆腐切塊。
2. 將炒鍋放置爐火上，鍋熱後倒入適量食用油，油熱後放入番茄，煸炒出香味後加入適量清水，至煮糊狀。
3. 放入豆腐，煮熟，加鹽、蔥花調味即可。

養肝功效｜補血養肝，清熱解毒。

番茄蔬菜湯

材料｜番茄2顆，香菇3朵，小白菜、蔥花、胡椒粉、鹽、食用油各適量。

做法｜
1. 番茄、香菇分別洗淨，切小塊；小白菜洗淨。
2. 炒鍋置於爐火上，倒入適量食用油，煸香番茄、香菇，加適量清水，至煮糊狀。
3. 加小白菜、蔥花、胡椒粉、鹽，再次煮沸即可。

養肝功效｜補血疏肝，適合肝血不足、肝氣不疏的人食用。

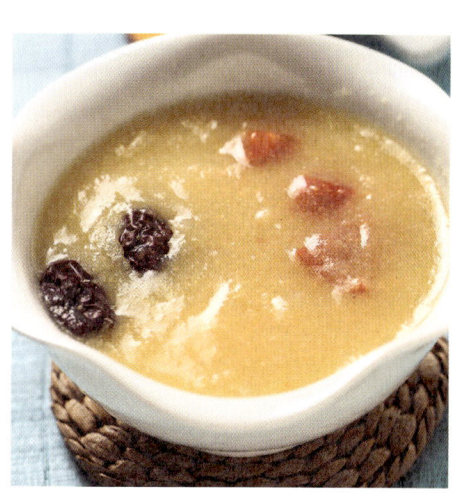

豆腐

苦瓜豆腐湯

材料｜苦瓜1條，豆腐300克，香油、鹽各適量。

做法｜
1. 苦瓜洗淨，去子切條；豆腐切片。
2. 將苦瓜和豆腐放入砂鍋中，加入適量清水，大火煮沸，轉小火煲20分鐘，加鹽調味，淋上香油即可。

養肝功效｜有助於清除肝熱，利尿涼血，解勞清心。

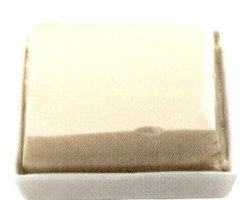

鯽魚豆腐湯

材料｜鯽魚1條，豆腐1塊，薑片、蔥花、料酒、鹽、食用油各適量。

做法｜
1. 鯽魚處理乾淨，用料酒、鹽醃約10分鐘。
2. 炒鍋置於爐火上，油熱後將鯽魚煎至兩面金黃。
3. 放適量清水、薑片、料酒，大火煮沸，轉小火燉半小時。放入切塊豆腐，加鹽、蔥花調味後即可食用。

養肝功效｜鯽魚和豆腐能為肝臟提供足夠的蛋白質，加強受損肝細胞的修復。

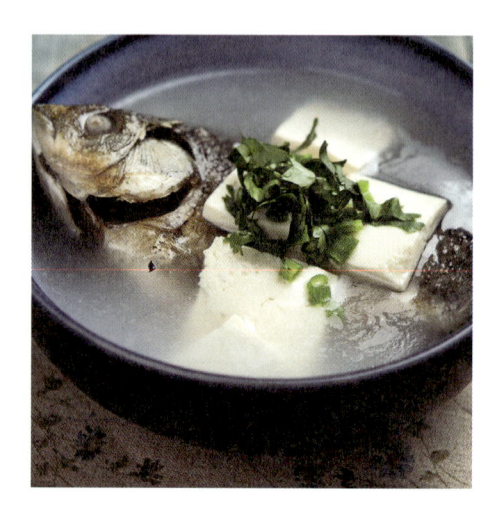

綠豆

綠豆紅棗湯

材料｜綠豆50克，紅棗5枚，紅糖適量。

做法｜
1. 綠豆洗淨；紅棗洗淨去核。
2. 將綠豆和紅棗放入砂鍋中，加適量清水，大火煮沸，轉小火煮至綠豆開花，加上適量的紅糖調味即可。

養肝功效｜清熱解毒，補血養肝，適合肝火旺的人。

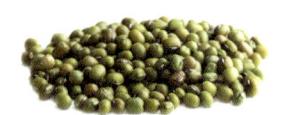

綠豆百合湯

材料｜綠豆50克，鮮百合30克，冰糖適量。

做法｜
1. 綠豆、百合分別洗淨。
2. 將鍋置爐火上，加清水煮沸，放入綠豆、百合煮沸，撇去浮沫，改用小火煮至綠豆開花、百合瓣熟爛時即可。

養肝功效｜清熱解毒、安神，適合肝火旺睡眠不佳者。

綠豆山楂湯

材料｜綠豆50克，山楂5顆，紅棗3枚，冰糖適量。

做法｜
1. 綠豆洗淨；紅棗洗淨去核；山楂洗淨去核。
2. 將綠豆和紅棗放入砂鍋中，加入適量清水，大火煮沸，轉小火煮至綠豆開花，加冰糖調味即可。

養肝功效｜清熱解毒，促進脂肪代謝，比較適合脂肪肝患者用其食療。

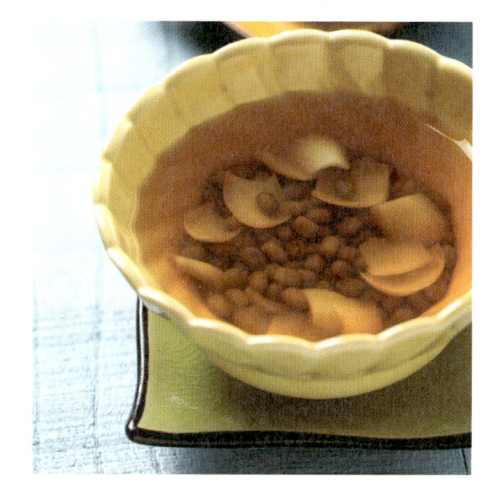

羹

豆腐

豆腐蔬菜羹

材料｜豆腐1塊，香菇3朵，小白菜、薑末、胡椒粉、高湯、鹽各適量。

做法｜
1. 豆腐切塊；香菇洗淨切片；小白菜洗淨。
2. 將豆腐、香菇放入砂鍋中，加入高湯，快要煮熟時，放入小白菜、薑末、胡椒粉、鹽，煮熟即可。

養肝功效｜清熱解毒，疏肝理氣。

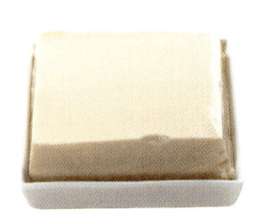

肉末豆腐羹

材料｜豆腐1塊，木耳2朵，肉末、食用油、鹽、胡椒粉、薑末、蔥花、香油各適量。

做法｜
1. 豆腐切塊；木耳用清水泡發，洗淨後撕小塊。
2. 將炒鍋置於爐火上，鍋內放入適量的食用油，油熱後倒入肉末、薑末，煸炒片刻。
3. 加適量清水，倒入木耳、豆腐，煮熟後放入鹽、胡椒粉、蔥花、香油調味即可。

養肝功效｜為肝臟補充營養，清熱解毒。

銀耳

銀耳蓮子羹

材料｜銀耳半朵，蓮子、冰糖各適量。

做法｜
1. 用冷水泡發蓮子、銀耳。
2. 銀耳洗淨，去蒂後撕小塊，與蓮子一同放入砂鍋中，倒入適量清水，燉至銀耳軟爛，加上適量的冰糖調味即可。

養肝功效｜銀耳、蓮子同用，滋陰降火功效更好。肝火旺的人食用，可有效改善眩暈、內熱、煩躁、失眠等症狀。

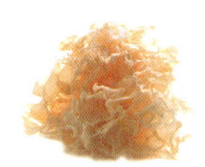

冰糖銀耳羹

材料｜銀耳1朵，蓮子、冰糖各適量。

做法｜
1. 銀耳用清水泡發，洗淨後撕小朵；蓮子洗淨。
2. 將準備好的材料放入砂鍋中，加適量清水，大火煮沸，轉小火煲到黏稠，加適量的冰糖調味即可。

養肝功效｜滋陰去火，適合肝陰虛、肝火旺的人以其食療，可有效改善眩暈、內熱、煩躁、失眠等症狀。

銀耳冰糖枸杞羹

材料｜銀耳1朵，枸杞、冰糖各適量。

做法｜
1. 銀耳用清水泡發，洗淨後撕小朵；蓮子、枸杞分別洗淨。
2. 將準備好的材料放入砂鍋中，倒入適量清水，大火煮沸，轉小火煲到黏稠，加上適量的冰糖調味即可。

養肝功效｜滋陰去火，可有效改善眩暈、內熱、煩躁、失眠等症狀。

銀耳紅棗羹

材料｜銀耳1朵，紅棗3枚，冰糖適量。

做法｜
1. 將銀耳用清水泡發，洗淨後撕小朵；紅棗洗淨去核。
2. 將準備好的材料放入砂鍋中，加適量清水，大火煮沸，轉小火煲到黏稠，加上適量的冰糖調味即可。

養肝功效｜滋陰去火，補血養肝。適合肝血不足、肝陰虛的人，可改善面色發黃、肌膚乾燥、咽喉乾燥等症狀。

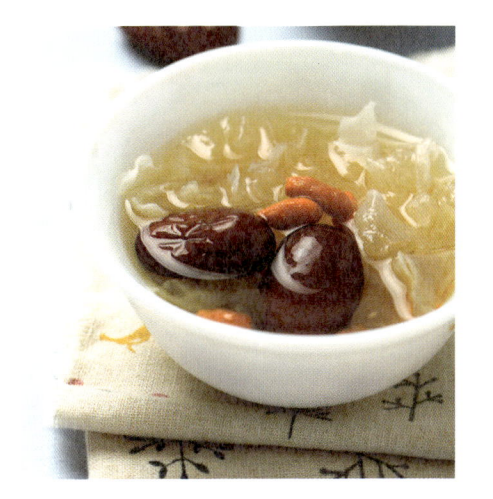

銀耳雪梨羹

材料｜銀耳1朵，雪梨半顆，冰糖各適量。

做法｜
1. 銀耳用清水泡發，洗淨後撕小朵；雪梨洗淨，去皮切小塊。
2. 將準備好的材料放入砂鍋中，加適量清水，大火煮沸，轉小火煲到黏稠，加上適量的冰糖調味即可。

養肝功效｜滋陰去火，可有效緩解肝火旺導致咽喉不適。

百合

百合蓮子羹

材料 | 銀耳1朵，蓮子、枸杞、冰糖各適量。

做法 |

❶ 銀耳用清水泡發，洗淨撕小朵。蓮子、枸杞分別洗淨。

❷ 將準備好的材料放入砂鍋中，加適量清水，大火煮沸，轉小火煲到黏稠，加上適量的冰糖調味即可。

養肝功效 | 滋陰去火，安神助眠，可以改善肝火上炎導致的睡眠不安。

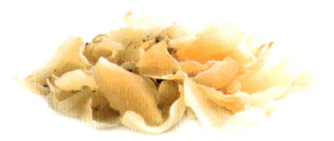

玉米

枸杞玉米羹

材料 | 甜玉米2根，枸杞、蔥花、食用油、鹽各適量。

做法 |

❶ 玉米洗淨，用擦菜板擦碎，放入適量清水拌勻；枸杞洗淨。

❷ 炒鍋放置爐火上，倒入食用油，放入擦好的碎玉米、枸杞，大火煮沸，改小火煮熟，加蔥花、鹽調味即可。

養肝功效 | 補血養肝，促進脂肪代謝，可防治脂肪肝，還能預防肝癌。

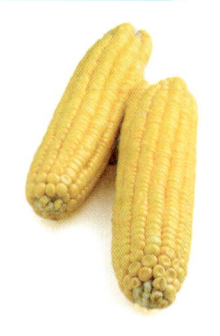

粥

雞肝

雞肝胡蘿蔔粥

材料｜雞肝2塊，胡蘿蔔半根，白米50克，鹽、蔥花各適量。

做法｜
1. 雞肝洗淨，切小塊；胡蘿蔔去皮，洗淨後切丁；將白米淘洗乾淨。
2. 白米煮成粥後，加入雞肝，快要煮熟時，再放入胡蘿蔔丁，煮到熟，加上鹽和蔥花調味即可。

養肝功效｜不僅能養肝明目，還能增強肝臟的免疫能力。

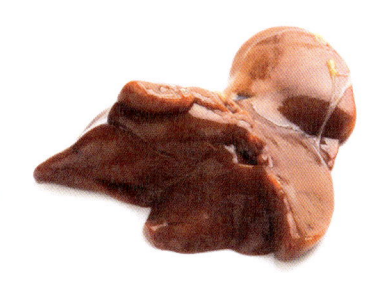

雞肝芝麻粥

材料｜雞肝15克，白米100克，雞湯、熟黑芝麻各適量。

做法｜
1. 雞肝洗淨，用滾水汆一下。
2. 白米淘洗乾淨，加雞清湯煮粥，煮熟後放入雞肝、熟黑芝麻，再次煮沸即可。

養肝功效｜雞肝和黑芝麻含有多種營養素，可補血明目。

雞肝小米粥

材料｜雞肝2塊，小米50克，蔥花、胡椒粉、鹽、枸杞各適量。

做法｜
1. 雞肝洗淨，切成絲；小米洗淨，浸泡4小時。
2. 將鍋置於火爐上，放入小米和適量水，大火燒沸後改小火，放入雞肝，煮熟後加鹽、胡椒粉調味，再加蔥花、枸杞即可。

養肝功效｜雞肝小米粥能補肝益腎、補血養血。

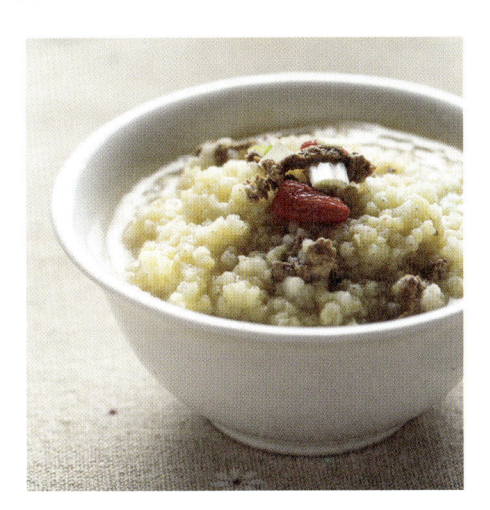

雞肉

雞肉菠菜粥

材料 | 白米50克,雞肉200克,菠菜1把,蔥花、薑末、鹽各適量。

做法 |

1. 雞肉洗淨切丁;白米淘洗乾淨;菠菜洗淨切碎,用滾水焯一下。
2. 白米煮成粥後加入雞肉,快要煮熟時放入菠菜、蔥花、薑末、鹽,再次煮沸即可。

養肝功效 | 養肝明目,補血補鐵。

雞肉枸杞粥

材料 | 白米50克,雞肉200克,枸杞、蔥花、薑末、鹽各適量。

做法 |

1. 雞肉洗淨,切丁;白米淘洗乾淨;枸杞洗淨。
2. 白米煮成粥後加入雞肉,快要煮熟時放入枸杞、蔥花、薑末、鹽再次煮沸即可。

養肝功效 | 雞肉搭配枸杞,能夠養肝明目,增強肝臟的免疫能力。

雞肉香菇粥

材料 | 白米50克,雞肉200克,香菇5朵,胡蘿蔔1根,蔥花、薑末、鹽各適量。

做法 |

1. 雞肉洗淨切丁;白米淘洗乾淨。
2. 香菇洗淨,用滾水焯一下,切丁。
3. 胡蘿蔔去皮,洗淨切丁。
4. 用準備好的材料一起煮粥,快要煮熟時放入蔥花、薑末、鹽調味即可。

養肝功效 | 能增強肝臟的免疫能力。

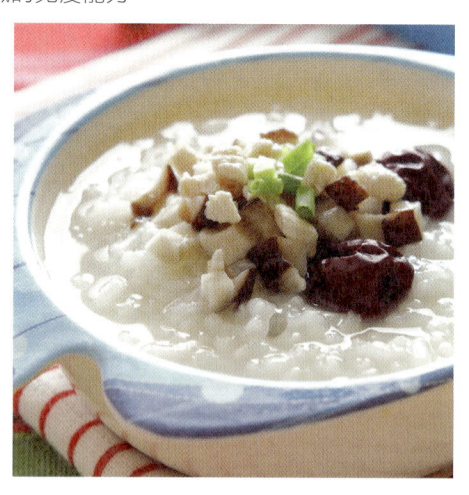

豬肝

豬肝菠菜粥

材料 | 豬肝200克,菠菜1棵,白米50克,鹽適量。

做法 |

1. 白米淘洗乾淨,加適量水熬煮成粥。
2. 豬肝洗淨,切成薄片;菠菜洗淨,切成小段。

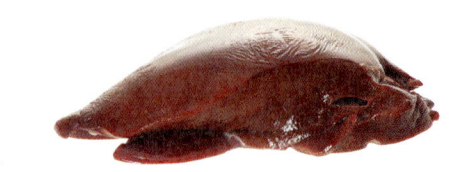

❸ 將豬肝片加入粥中煮熟，下菠菜煮沸，加鹽調味即成。
養肝功效｜補血養肝，可以改善肝血不足所導致的眼花、夜盲、視力減退、兩目乾澀等症狀。

豬肝粥

材料｜豬肝200克，白米、香油、薑末、蔥花、鹽、料酒各適量。
做法｜
❶ 白米淘洗乾淨。
❷ 豬肝洗淨切丁，用香油、薑末、鹽、料酒醃一下。
❸ 用白米煮粥，快要煮熟時放入豬肝，煮熟，加適量的鹽調味即可。
養肝功效｜補血養肝，保護視力。

豬肝青菜粥

材料｜豬肝200克，白米、小白菜、香油、薑末、蔥花、鹽、料酒各適量。
做法｜
❶ 白米淘洗乾淨；小白菜洗淨。
❷ 豬肝洗淨切片，用香油、薑末、蔥花、鹽、料酒醃一下。
❸ 用白米煮粥，快要煮熟時放入豬肝，豬肝煮熟後，再將小白菜放入，加適量的鹽調味即可。
養肝功效｜補血養肝，可以改善肝血不足所導致的視力減退、兩目乾澀等症狀。

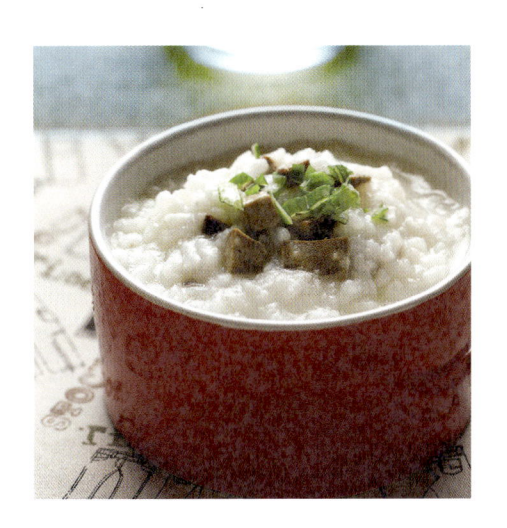

鴨肉

鴨肉粥

材料｜鴨肉200克，白米100克，薑絲、蔥花、鹽、料酒各適量。
做法｜
❶ 白米淘洗乾淨。
❷ 鴨肉洗淨切絲，用薑絲、蔥花、鹽、料酒醃10分鐘。
❸ 將準備好的材料一起煮粥，煮熟即可食用。
養肝功效｜滋陰養肝，可以改善肝陰虛導致的五心潮熱、火氣大等症狀。

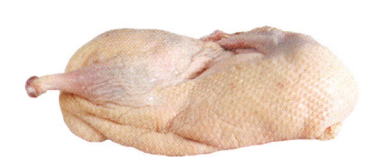

扇貝

扇貝粥

材料｜白米100克，扇貝肉300克，蔥花、薑絲、鹽、胡椒粉各適量。

做法｜
1. 白米洗淨；扇貝肉洗淨，加入薑絲、鹽和胡椒粉略醃。
2. 白米煮成粥，放入扇貝肉煮熟，加鹽、胡椒粉調味，撒上蔥花即可。

養肝功效｜能增強身體的免疫能力，脂肪肝、動脈硬化等患者均可食用。

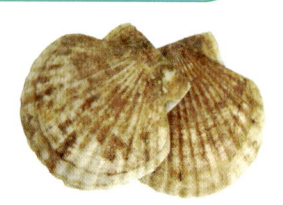

菠菜

菠菜粥

材料｜菠菜1把，白米100克，鹽適量。

做法｜
1. 白米淘洗乾淨；菠菜洗淨，用滾水焯一下後切碎。
2. 白米煮粥，快要煮熟時，放入菠菜，加鹽調味即可。

養肝功效｜適合肝火旺導致的血壓升高者。

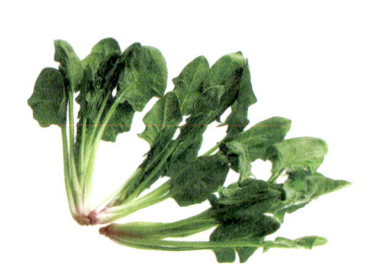

芹菜

芹菜瘦肉粥

材料｜芹菜150克，白米100克，瘦肉末、鹽、薑末各適量。

做法｜
1. 白米淘洗乾淨；芹菜洗淨切碎。
2. 白米煮成粥，加瘦肉末和芹菜碎，快要煮熟時再加適量的鹽調味即可。

養肝功效｜清熱解毒、補肝益腎、降血脂之功效，適合脂肪肝患者。

芹菜菠菜粥

材料｜芹菜、菠菜各150克，白米100克，鹽適量。

做法｜
1. 白米淘洗乾淨。
2. 芹菜切碎；菠菜洗淨，用滾水焯一下後切碎。
3. 先用芹菜和白米一起煮粥，煮熟後放入菠菜，加適量的鹽調味，再次煮沸即可。

養肝功效｜補血養肝，清熱降火，適合高血壓、頭暈目眩者用其食療。

芹菜粥

材料｜芹菜150克，白米100克，鹽適量。
做法｜
❶ 白米淘洗乾淨；芹菜洗淨切碎。
❷ 二者一起煮粥，快要煮熟時，加適量的鹽調味。
養肝功效｜適合肝火旺導致的血壓升高者，並且能改善因肝火旺導致的頭痛、眩暈目赤等症狀。

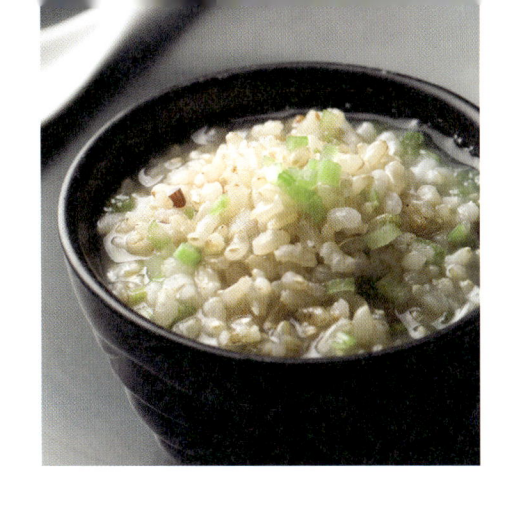

冬瓜

冬瓜粥

材料｜白米100克，冬瓜適量。
做法｜
❶ 白米淘洗乾淨；冬瓜去皮洗淨，切小塊。
❷ 用準備好的原料一起煮粥，煮熟即可食用。
養肝功效｜利小便，消水腫，清熱毒、止煩渴，適合脂肪肝患者、肝硬化腹水患者用其食療。

冬瓜枸杞粥

材料｜冬瓜200克，白米100克，枸杞適量。
做法｜
❶ 白米淘洗乾淨；冬瓜去皮洗淨，切小塊；白米洗淨。
❷ 用白米、枸杞煮粥，快要煮熟時放入冬瓜煮熟即可。
養肝功效｜利水消腫，適合脂肪肝患者、肝硬化腹水患者用其食療。

冬瓜瘦肉粥

材料｜冬瓜、豬瘦肉各100克，白米100克，鹽、香油、蔥花各適量。
做法｜
❶ 白米淘洗乾淨；冬瓜去皮洗淨，切小塊。
❷ 豬瘦肉洗淨剁碎。
❸ 用白米煮粥，快煮熟時放入豬瘦肉、冬瓜，煮熟後加適量的鹽、香油、蔥花調味即可。
養肝功效｜利水消腫，適合脂肪肝患者、肝硬化腹水患者以其食療。

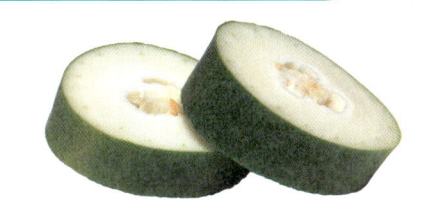

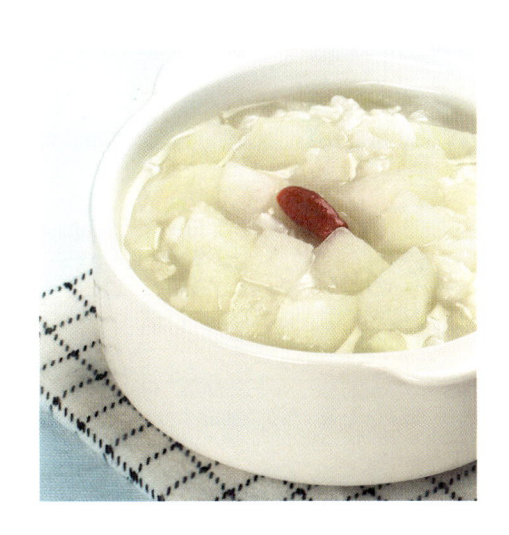

山藥

小米山藥粥

材料｜小米100克，山藥1段，紅棗3枚。

做法｜

1. 白米淘洗乾淨；山藥去皮，洗淨切塊；紅棗洗淨去核。
2. 將準備好的材料一起煮粥，煮到黏稠即可食用。

養肝功效｜補肝益腎，能增強肝臟的免疫能力，預防肝臟疾病發生。

山藥紅棗粥

材料｜小米100克，山藥1段，紅棗3枚，冰糖適量。

做法｜

1. 白米淘洗乾淨。
2. 山藥去皮，洗淨切塊；紅棗洗淨去核。
3. 將準備好的材料一起煮粥，煮到黏稠加適量的冰糖調味即可食用。

養肝功效｜補肝益腎，能增強肝臟的免疫能力，預防肝臟疾病發生。

山藥枸杞粥

材料｜白米100克，山藥、枸杞、冰糖各適量。

做法｜

1. 山藥去皮，洗淨切塊。
2. 白米淘洗乾淨；枸杞洗淨。
3. 將準備好的材料一起煮粥，煮熟後加適量的冰糖調味即可。

養肝功效｜補肝益腎，能增強肝臟的免疫能力，預防肝臟疾病發生。

山楂

山楂粥

材料｜山楂5顆，黑棗3枚，白米100克，冰糖適量。

做法｜

1. 白米洗淨。
2. 山楂洗淨去核；黑棗洗淨。
3. 用準備好的材料一起煮粥，煮熟後加冰糖調味即可。

養肝功效｜益腎強肝，活血化瘀，適合脂肪肝患者用其食療。

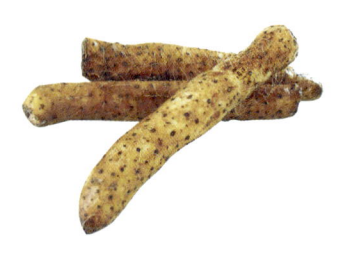

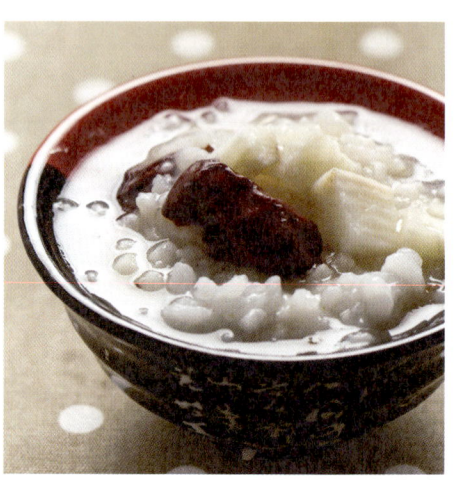

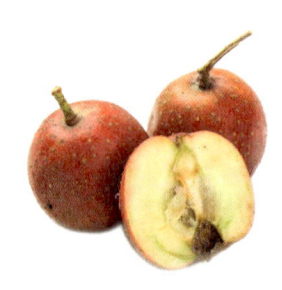

山楂銀耳粥

材料｜山楂、銀耳各10克，白米100克，冰糖適量。

做法｜
1. 白米淘洗乾淨；山楂洗淨去核；銀耳用清水泡發，洗淨後撕小塊。
2. 將準備好的食材一起煮粥，加冰糖調味即可。

養肝功效｜銀耳能提高肝臟解毒能力，保護肝臟。山楂能促進食慾，為肝臟提供更多營養，還有助於促進膽固醇轉化，發揮一定的降脂功效。

青皮山楂木瓜粥

材料｜青皮10克，山楂30克，木瓜1個，白米100克。

做法｜
1. 山楂去子；木瓜去皮去子、切塊；白米淘洗乾淨。
2. 將準備好的材料放入砂鍋中，加適量清水，煮粥即可。

養肝功效｜青皮能疏肝，防止不舒暢的肝氣侵犯脾氣；山楂能疏肝健脾，木瓜能平肝和胃。三者同用，可改善肝脾不和所導致的食慾缺乏、消化不良等症狀。

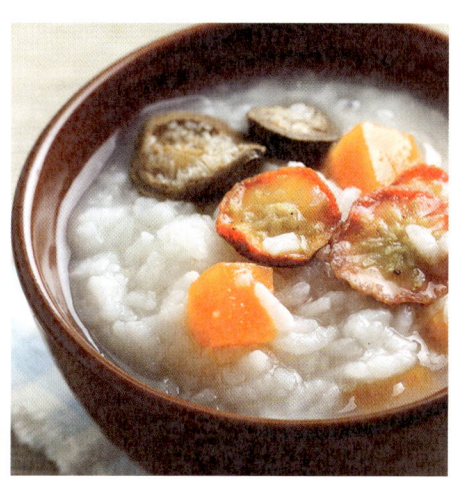

雪梨

雪梨粥

材料｜雪梨1顆，白米50克。

做法｜
1. 白米洗淨。
2. 雪梨洗淨，去核後切成小塊。
3. 先將白米放入鍋中，加適量清水，熬煮成粥，再放入雪梨塊，稍煮片刻即可。

養肝功效｜雪梨有潤肺清燥、養陰清熱的功效，可幫助排出肝毒。

枸杞雪梨粥

材料｜雪梨1顆，枸杞10克，白米50克。

做法｜
1. 白米、枸杞分別洗淨。
2. 雪梨洗淨去核，切成小塊。
3. 先將白米放入鍋中，加適量清水，熬煮成粥，再放入雪梨塊、枸杞，稍煮片刻即可。

養肝功效｜枸杞養肝護肝，搭配雪梨，清熱潤燥，適合冬季養肝食用。

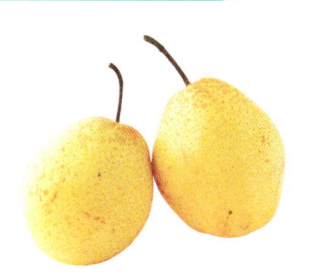

銀耳雪梨粥

材料｜銀耳1朵，雪梨1顆，白米50克。

做法｜
1. 白米洗淨；銀耳用清水泡發，去蒂且撕成小朵。
2. 雪梨洗淨，去核後切成小塊。
3. 先將白米、銀耳放入鍋中，加適量清水，熬煮成粥，再放入雪梨塊，稍煮片刻即可。

養肝功效｜銀耳搭配雪梨，止咳潤肺、清熱解毒，對五臟都有好處。

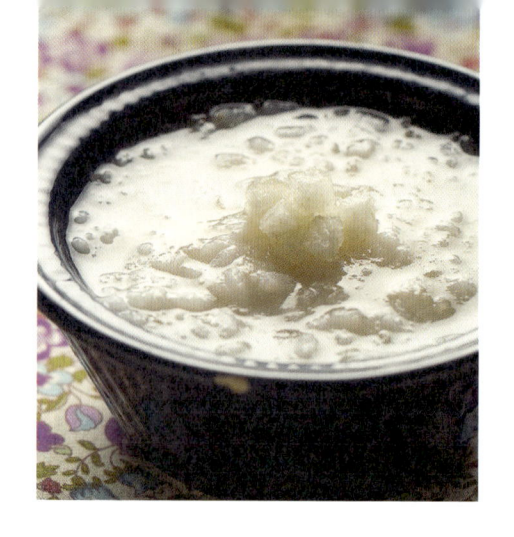

枸杞

枸杞粥

材料｜枸杞10克，白米50克。

做法｜
1. 白米、枸杞分別洗淨。
2. 將白米和枸杞放入鍋中，加適量清水，熬煮成粥即可。

養肝功效｜枸杞對肝臟有護養作用，煮成粥食用易被人體消化吸收。

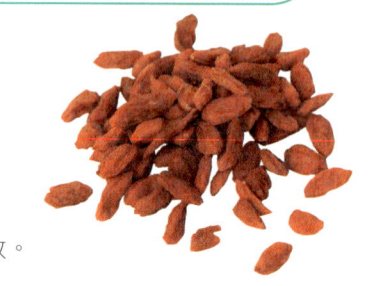

枸杞銀耳粥

材料｜銀耳1朵，枸杞10克，白米50克。

做法｜
1. 白米、枸杞分別洗淨。
2. 銀耳用清水泡發，去蒂洗淨，撕成小朵。
3. 將白米、銀耳、枸杞放入鍋中，加適量清水，熬煮成粥即可。

養肝功效｜滋陰補血，有助於改善肝陰虛、肝血不足導致的肌膚乾燥、咽乾口燥等症狀。

紅棗枸杞粥

材料｜枸杞10克，紅棗5枚，白米50克。

做法｜
1. 白米、枸杞、紅棗分別洗淨。
2. 將白米、枸杞、紅棗放入鍋中，加適量清水，熬煮成粥即可。

養肝功效｜枸杞、紅棗有養肝補血的功效。

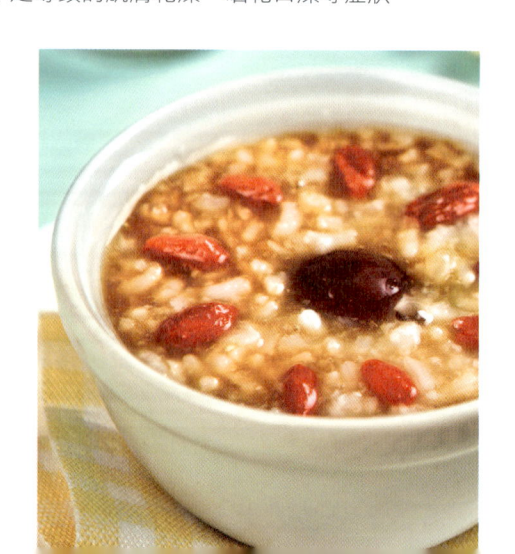

赤小豆

紅棗赤小豆粥

材料｜赤小豆200克，紅棗5枚，糖桂花、白糖各適量。

做法｜
1. 赤小豆、紅棗分別洗淨。
2. 將赤小豆放入砂鍋中，加適量清水，大火煮沸，小火煮至豆子開花。
3. 將紅棗放入，煮沸15分鐘，放入糖桂花和白糖調味即可食用。

養肝功效｜此粥富含蛋白質、膳食纖維等營養素，適合肝炎患者、肝硬化患者食用。

蓮子百合赤小豆粥

材料｜赤小豆30克，蓮子10顆，百合10克，白米50克，冰糖適量。

做法｜
1. 赤小豆、蓮子、百合分別洗淨，白米淘洗乾淨。
2. 將赤小豆放入砂鍋中，加適量清水，大火煮沸，轉小火煮半小時。
3. 將除了冰糖之外的剩餘材料放入，小火煮至熟爛。
4. 加適量的冰糖調味即可食用。

養肝功效｜利水消腫、清心寧神、滋補強身，適合肝炎患者、脂肪肝患者、肝硬化腹水患者食用。

赤小豆薏仁粥

材料｜赤小豆30克，薏米20克，冰糖適量。

做法｜
1. 赤小豆、薏仁分別淘洗乾淨。
2. 將赤小豆放入砂鍋中，加適量清水，大火煮沸，轉小火煮半小時。
3. 放入薏仁後小火煮至熟爛，加冰糖調味即可。

養肝功效｜利水消腫、清心寧神、滋補強身，適合肝炎患者、脂肪肝患者、肝硬化腹水患者食用。

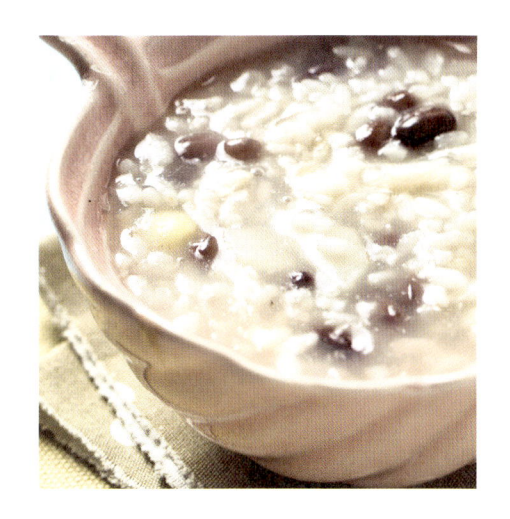

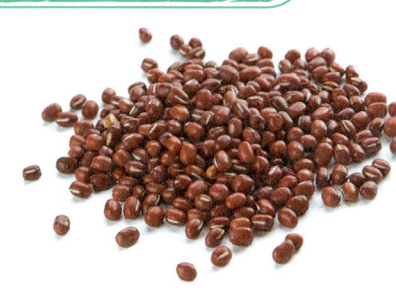

紅棗

紅棗粥
材料｜紅棗5枚，白米100克，蓮子、冰糖各適量。
做法｜
❶ 白米淘洗乾淨；紅棗洗淨去核；蓮子洗淨。
❷ 用準備好的原料一起煮粥，煮熟加適量的冰糖調味即可。
養肝功效｜補血安神，適合肝血不足神志不寧、睡眠不佳者。

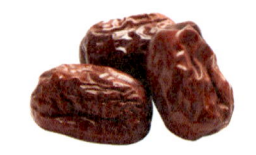

紅棗山藥粥
材料｜紅棗5枚，白米100克，山藥1段，冰糖適量。
做法｜
❶ 白米淘洗乾淨；紅棗洗淨去核。
❷ 山藥去皮，洗淨切塊。
❸ 將準備好的原料一起煮粥，煮熟加適量的冰糖調味即可。
養肝功效｜補血安神，補腎生精，適合肝腎俱虛的人以其食療。

桑葚紅棗粥
材料｜乾桑葚30克，白米100克，冰糖適量。
做法｜
❶ 白米淘洗乾淨；乾桑葚泡發、洗淨。
❷ 將準備好的原料一起煮粥，煮熟加適量的冰糖調味即可。
養肝功效｜肝腎同養，可改善肝腎虛導致的容易疲勞，還能增強身體的免疫能力。

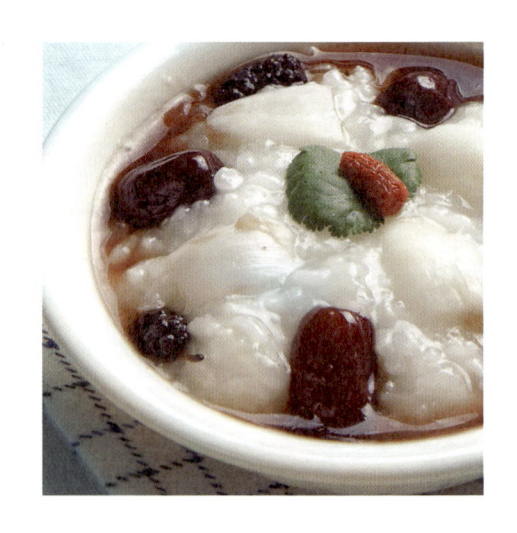

茶

紅棗

牛奶紅棗粥
材料｜牛奶500毫升，紅棗7枚，白米100克。
做法｜
❶ 白米淘洗乾淨，紅棗洗淨去核。
❷ 將白米和紅棗一起煮粥，煮熟後放入牛奶，燒開即可。
養肝功效｜紅棗和牛奶一起煮粥，有助於修復受損的肝細胞，增強抵抗力。

枸杞紅棗茶
材料｜紅棗8枚，枸杞、冰糖各適量。
做法｜
❶ 紅棗洗淨去核；枸杞洗淨。
❷ 將紅棗和枸杞放入砂鍋中，加適量清水，大火煮沸，轉小火煮30分鐘，加冰糖調味，代茶飲。
養肝功效｜補血養肝，肝血虛的人可常飲。

蜂蜜桂圓紅棗茶
材料｜紅棗4枚，桂圓3顆，蜂蜜適量。
做法｜
❶ 紅棗洗淨去核；桂圓洗淨。
❷ 將紅棗和桂圓一同放入水杯中，用滾水沖泡，等其變溫後，加適量蜂蜜調味即可飲用。
養肝功效｜補血養肝，肝血虛的人可常飲。

玫瑰花

玫瑰花菊花茶
材料｜玫瑰花、菊花各6克。
做法｜二者一起放入水杯中，用滾水沖泡即可飲用。
養肝功效｜疏肝氣，降肝火，適合失眠、惱怒、脾氣暴躁、胸脘鬱悶不舒暢等患者飲用。

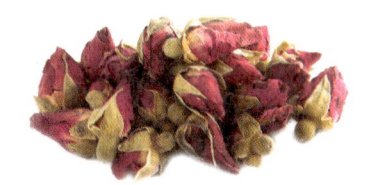

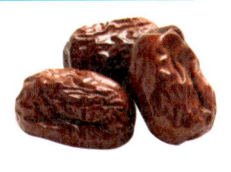

玫瑰花枸杞茶

材料｜紅棗8枚，玫瑰花、枸杞、冰糖各適量。

做法｜
1. 紅棗洗淨去核；枸杞洗淨。
2. 將紅棗、玫瑰花和枸杞放入砂鍋中，加適量清水，大火煮沸，轉小火煮30分鐘，加適量的冰糖調味，代茶飲。

養肝功效｜補血養肝，肝血虛的人可常飲。

山楂玫瑰花茶

材料｜山楂、紅棗各3枚，玫瑰花6朵，冰糖適量。

做法｜
1. 紅棗洗淨去核；山楂洗淨去核。
2. 將準備好的原料放入水杯中，以適量滾水沖泡，加入冰糖調味即可飲用。

養肝功效｜補血養肝，活血化瘀，適合脂肪肝患者用其食療。

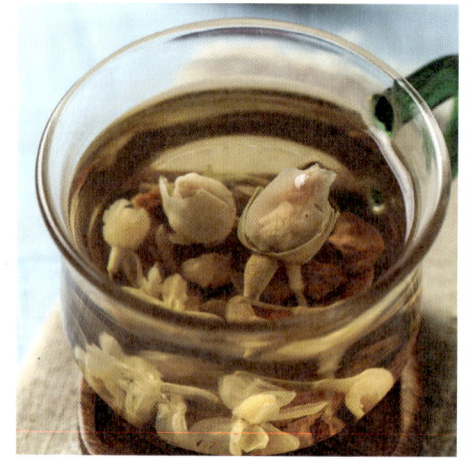

合歡花

合歡梅花茶

材料｜合歡花、梅花各5克，綠茶10克。

做法｜將三者一同放入水杯中，用滾水沖泡即可飲用。沖飲至味淡為止。

養肝功效｜疏肝解鬱、健脾和胃，即有助於安神助眠，對於增強肝病患者的食慾也有一定幫助。

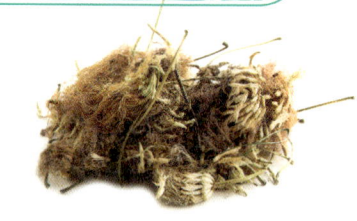

合歡花白芍茶

材料｜合歡花5克，白芍3克。

做法｜二者一同放入水杯中，用滾水沖泡即可飲用。沖飲至味淡為止。

養肝功效｜疏肝理氣、活血化瘀，可以改善肝氣不舒導致的頭痛、情緒不悅等。

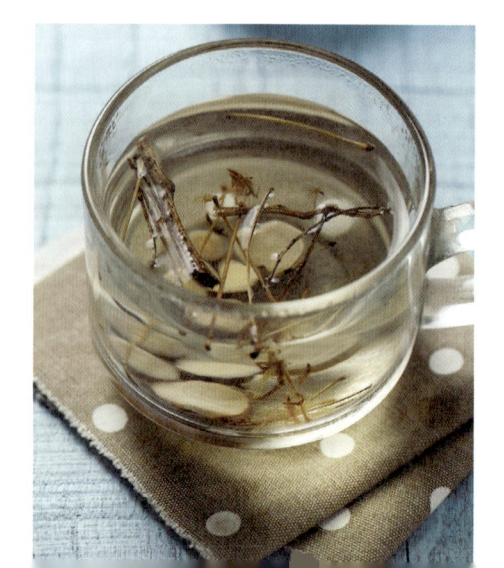

合歡花茶

材料｜合歡花5克。
做法｜將合歡花放入水杯中，用滾水沖泡即可飲用。沖飲至味淡為止。
養肝功效｜疏肝理氣、活血化瘀，適合肝氣不舒者。

女貞子

女貞子枸杞茶

材料｜女貞子10克，枸杞15克。
做法｜將二者一起放入杯中，以適量滾水沖泡，飲用。
養肝功效｜滋陰，益血，強肝腎。

女貞子覆盆子茶

材料｜女貞子、覆盆子各5克，枸杞10克。
做法｜將女貞子、覆盆子、枸杞一起放到杯中，以適量滾水沖泡飲用即可。
養肝功效｜強肝腎，改善肝腎不足。

女貞子紅棗茶

材料｜女貞子10克，紅棗3枚。
做法｜
❶ 女貞子洗淨。
❷ 紅棗洗淨，去核撕小塊。
❸ 放入杯中，用適量滾水沖泡，飲用。
養肝功效｜滋肝陰，養肝血，可促進受損肝細胞再生。

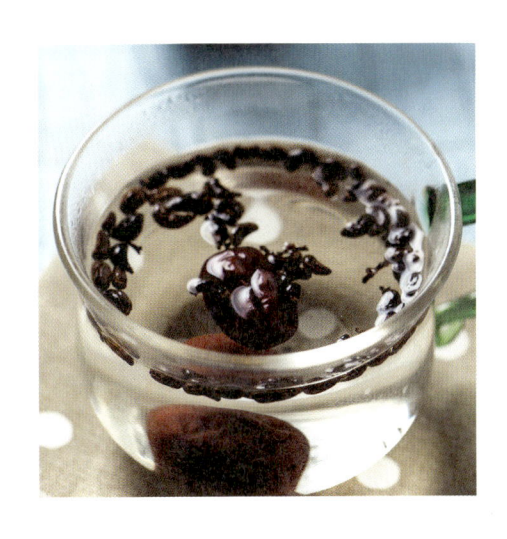

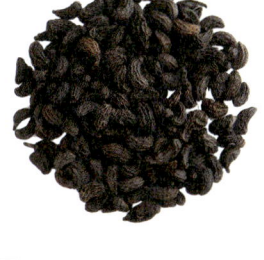

決明子

決明子紅棗茶

材料｜決明子5克，紅棗3枚，冰糖適量。

做法｜

❶ 紅棗洗淨去核；決明子洗淨。

❷ 將準備好的原料放入水杯中，用適量滾水沖泡，加適量冰糖調味飲用即可。

養肝功效｜清肝明目，平肝潛陽。

決明子菊花茶

材料｜枸杞10克，菊花3克，決明子8克。

做法｜將準備好的材料放到茶杯中，用滾水沖泡5分鐘即可飲用。

養肝功效｜涼血平肝，適合肝火旺的人。

決明子鉤藤茶

材料｜決明子5克，鉤藤6克，綠茶10克。

做法｜

❶ 將決明子和鉤藤放入砂鍋中，加適量清水，大火煮沸，轉小火煮20分鐘。

❷ 用藥汁沖泡綠茶飲用。

養肝功效｜二者都有平肝熱功效，同用降肝火的功效更好。可改善肝陽上亢所導致的高血壓、頭暈目眩、神經衰弱等症狀。

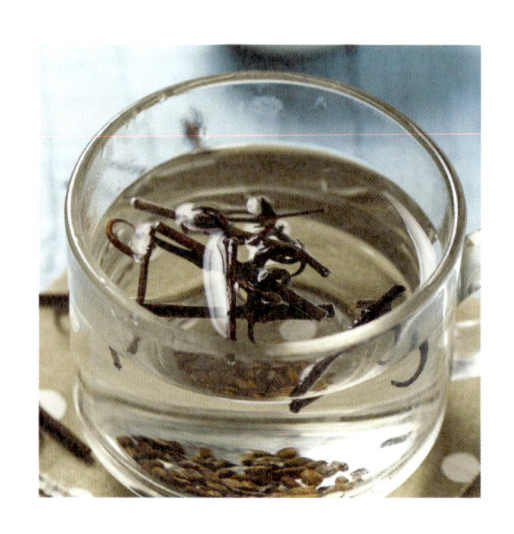

紅花

鬱金紅花茶

材料｜鬱金5克，紅花2克，蜂蜜適量。

做法｜

❶ 鬱金研末與紅花同放入砂鍋中。

❷ 加適量清水，大火煮沸，轉小火煎20分鐘，加適量的蜂蜜調味，代茶飲用。

養肝功效｜活血化瘀、疏肝調經，適合月經血塊多、閉經、痛經等患者飲用。

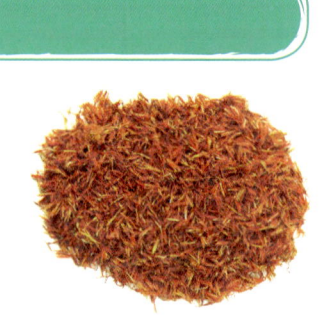

紅花陳皮茶

材料 | 紅花2克，鮮山楂5顆，陳皮6克。
做法 |
1. 山楂洗淨去核；陳皮洗淨。
2. 將準備好的材料放入砂鍋中，加適量清水，大火煮沸，轉小火煎20分鐘，代茶飲用。

養肝功效 | 具有消食導滯，祛瘀降脂的功效。適用於氣滯血瘀型脂肪肝。

當歸紅花茶

材料 | 當歸5克，紅花10克。
做法 | 將準備好的原料放到砂鍋中，加適量清水，小火煎20分鐘，代茶飲用。
養肝功效 | 活血化瘀、疏肝調經，適合月經血塊多、閉經、痛經等患者飲用。

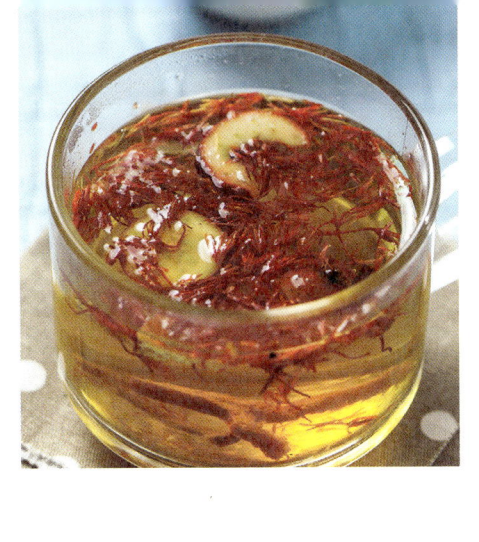

五味子

五味子紅棗茶

材料 | 五味子5克，紅棗3枚，冰糖適量。
做法 | 將準備好的材料放到水杯中，以滾水沖泡飲用即可。
養肝功效 | 補肝血、滋肝陰。

五味子枸杞茶

材料 | 五味子5克，枸杞3克，冰糖適量。
做法 | 將準備好的材料放到水杯中，以滾水沖泡飲用即可。
養肝功效 | 滋補肝腎、強壯身心、安神助眠。

杜仲五味子茶

材料 | 杜仲20克，五味子9克。
做法 |
1. 將二者研磨成粉，一同放入杯中。
2. 以滾水沖泡，蓋上蓋子悶15~20分鐘，即可飲用。

養肝功效 | 補肝益腎，滋腎澀精，強健筋骨。

五味子茶

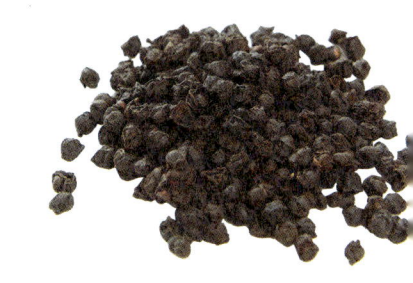

材料 | 五味子5克，冰糖適量。
做法 | 將準備好的材料放到水杯中，以滾水沖泡飲用即可。
養肝功效 | 補肝血、滋肝陰。

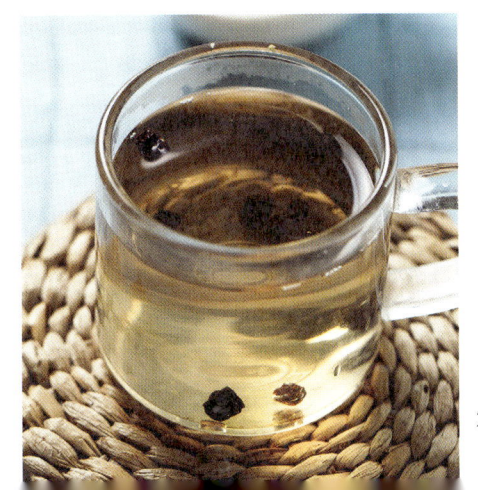

炒菜

豬肝

苦瓜炒豬肝

材料｜苦瓜1根，豬肝250克，蒜、醬油、黃酒、麻油、油、薑絲、鹽各適量。

做法｜
1. 將苦瓜洗淨、切塊，加鹽醃製5分鐘去苦味。
2. 豬肝洗淨，切成薄片，加黃酒、鹽醃製10分鐘，用滾水氽一下，瀝乾；蒜切末待用。
3. 炒鍋置於爐火上，倒入油燒熱，下蒜末爆香，放苦瓜翻炒幾下，再放入醬油、黃酒略烹，加入豬肝翻炒，淋麻油，撒薑絲點綴便完成。

養肝功效｜降肝火，適合肝火旺的人。

芹菜炒豬肝

材料｜芹菜200克，豬肝300克，生抽、料酒、太白粉、白糖、生薑汁、油、鹽、胡椒粉各適量。

做法｜
1. 將豬肝洗淨切塊，用滾水氽一下，加適量生抽、料酒、太白粉、白糖、生薑汁等醃料，進行醃漬浸泡。
2. 芹菜洗淨切段，用滾水燙一下瀝水。
3. 熱鍋燒油，油熱後下豬肝煸炒，再加芹菜段，繼續炒，加入鹽、胡椒粉和生薑汁炒勻便完成。

養肝功效｜補血養肝，明目。

馬鈴薯片炒豬肝

材料｜豬肝150克，馬鈴薯1顆，胡蘿蔔半根，薑片、鹽、食用油各適量。

做法｜
1. 將豬肝洗淨切塊，用滾水氽一下；馬鈴薯去皮，切片；胡蘿蔔去皮，切片。
2. 炒鍋熱後放入適量食用油，油熱後放入薑片，放入豬肝片煸炒至變色，加入馬鈴薯片、胡蘿蔔片炒熟，加鹽調味即可。

養肝功效｜補血養肝，適合肝血不足的患者以其食療。

雞肉

雞肉炒甜椒

材料｜雞肉200克，甜椒1顆，蒜末、胡椒粉、食用油、鹽各適量。

做法｜
1. 雞肉、甜椒分別洗淨，切小塊。
2. 炒鍋置於爐火上，油熱後放入蒜末、雞肉翻炒，加入甜椒，煸炒至熟，加鹽調味即可。

養肝功效｜可提高肝臟的免疫能力，預防肝病發生。

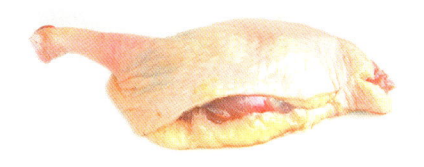

雞肉炒胡蘿蔔

材料｜雞肉適量，胡蘿蔔1根，薑片、蒜片、乾辣椒、鹽、醬油、油各適量。

做法｜
1. 胡蘿蔔去皮，洗淨切片；雞肉洗淨切片。
2. 鍋置於爐火上，油熱後煸香薑片、蒜片、乾辣椒，放入雞肉迅速翻炒，再加入胡蘿蔔，繼續翻炒。
3. 加入醬油、鹽調味即可。

養肝功效｜可提高肝臟的免疫能力，預防肝病發生。

綠花椰菜炒雞肉

材料｜雞肉200克，綠花椰菜、蒜末、胡椒粉、剁椒、食用油、鹽各適量。

做法｜
1. 雞肉洗淨，切小塊；綠花椰菜洗淨，切小朵。
2. 炒鍋置於爐火上，倒入食用油，油熱後放入蒜末、胡椒粉、剁椒，再加入雞肉，快要炒熟時，放入綠花椰菜，煸炒至熟，加鹽調味即可。

養肝功效｜為肝臟補充營養，增強肝臟的免疫能力。

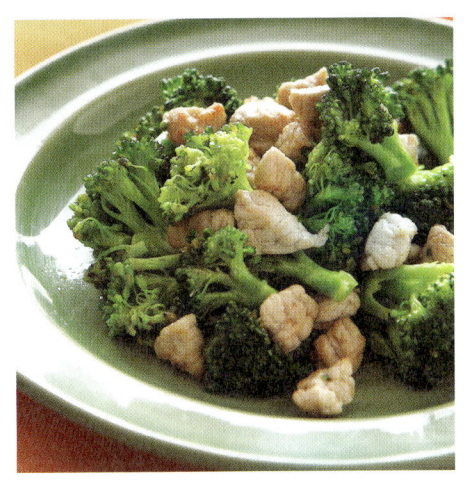

香菇

冬筍炒香菇

材料｜香菇、冬筍各50克，鹽、白糖、太白粉、食用油各適量。

做法｜

1. 香菇洗淨，去蒂切片；冬筍洗淨切片。
2. 取一只小碗，加入太白粉、鹽、白糖，倒進適量清水，攪拌均勻後備用。
3. 將炒鍋燒熱，倒入油，油熱後先後放入香菇、冬筍，翻炒後加入調料，大火翻炒均勻即可。

養肝功效｜生津止渴、清熱利尿，可以增強肝病患者的免疫能力。

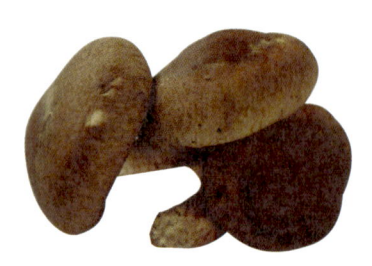

香菇炒萵筍

材料｜香菇100克，萵筍1根，食用油、香油、鹽、太白粉、雞湯各適量。

做法｜

1. 萵筍洗淨，切成薄片；香菇去蒂洗淨，一切兩半。
2. 炒鍋放置於爐火上，倒入食用油燒至七成熱，將萵筍片煸炒幾下，加入香菇，再放入鹽、雞湯，用小火煸炒1分鐘。
3. 再用大火燒開，以太白粉勾芡，淋上香油，盛入盤內即可。

養肝功效｜此菜餚富含維生素C及鈣、鐵等營養素，特別適合於肝炎患者食用。

山藥香菇雞

材料｜胡蘿蔔、山藥各1根，雞腿1支，水發香菇3朵，料酒、醬油、鹽各適量。

做法｜

1. 山藥洗淨，去皮切片；胡蘿蔔洗淨，切小塊；香菇去蒂洗淨，切成小塊；雞腿洗淨，剁成小塊，汆水後沖淨。
2. 將雞腿放鍋內，加入香菇、料酒、醬油、鹽和適量水，一起煮至水滾後改小火。10分鐘後加入胡蘿蔔、山藥至煮熟，將湯汁收為稍乾即可盛出。

養肝功效｜香菇、胡蘿蔔、山藥搭配雞腿，富含蛋白質和多種微量元素，多種蔬菜還可以中和雞肉的油膩感。

山藥

清炒山藥

材料｜山藥600克，蔥末、鹽、食用油各適量

做法｜
1. 將山藥去皮，切成菱形片，用沸水焯一下，撈出瀝乾水分。
2. 炒鍋置於爐火上，鍋熱後倒入適量食用油，油熱後放入蔥末。
3. 放入山藥，煸炒至熟，加鹽調味即可。

養肝功效｜補腎生精，強大肝臟，增強肝臟的免疫能力。

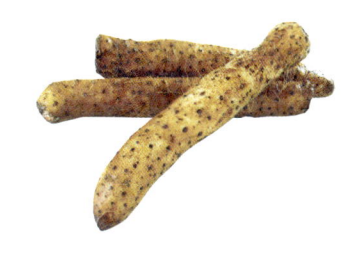

山藥炒肉

材料｜豬瘦肉200克，山藥、蔥末、鹽、食用油各適量

做法｜
1. 豬瘦肉洗淨切片；山藥去皮，洗淨切片。
2. 炒鍋置於爐火上，鍋熱後倒入適量食用油，油熱後放入蔥末。
3. 放入豬瘦肉，煸炒出香味後放入山藥，炒熟後加鹽調味即可食用。

養肝功效｜補腎生精，益氣補血，強大肝臟。

山藥炒四季豆

材料｜山藥300克，四季豆250克，食用油、蒜片、鹽各適量。

做法｜
1. 山藥去皮，切成菱形片；四季豆洗淨，切成菱形片。
2. 油鍋燒熱，煸香蒜片，倒入四季豆翻炒，四季豆熟後放入山藥翻炒，加鹽調味即可。

養肝功效｜生津益肺、補腎補脾，對五臟有滋養功效。

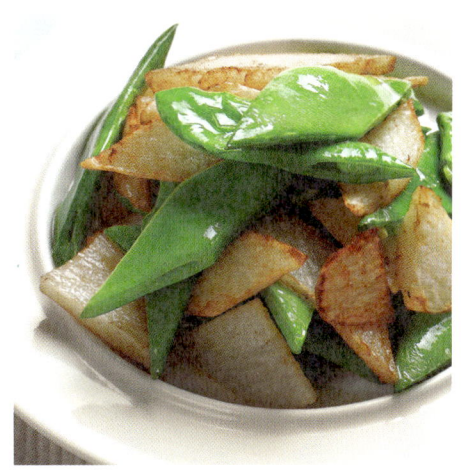

木耳

木耳炒肉

材料｜豬瘦肉200克，木耳6朵，食用油、蔥花、蒜末、鹽各適量。

做法｜
1. 豬瘦肉洗淨切片。
2. 木耳用清水泡發，洗淨後撕小塊。

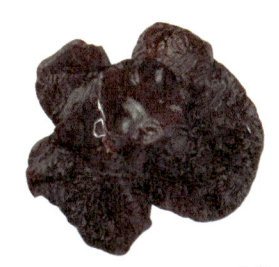

❸ 鍋中放油燒熱，倒入蔥花、蒜末煸香，放入豬瘦肉，快要炒熟時加入木耳，炒熟後加鹽調味即可。

養肝功效｜補血養肝，有助於增強肝臟的免疫能力，還能發揮一定的排毒功效。

金針花炒木耳

材料｜木耳20克，金針花80克，食用油、蔥花、太白粉、鹽各適量。

做法｜
❶ 金針花用滾水焯一下，洗淨切段；木耳泡發，洗淨後撕小塊。
❷ 鍋中放油燒熱，倒入蔥花煸香，放入木耳、黃花菜煸炒，再加鹽煸炒至木耳、金針花熟入味，用太白粉勾芡便完成。

養肝功效｜木耳有一定的排毒功效，還能補肝養血。木耳與金針花一起食用，即有助於幫助肝排毒，消除肝臟炎症，還能為肝補充營養，提高肝臟的免疫能力。

木耳炒雞蛋

材料｜雞蛋2顆，木耳、食用油、鹽、蔥花各適量。

做法｜
❶ 木耳泡發洗淨，撕成小朵。
❷ 雞蛋打散，加鹽、蔥花，攪拌均勻。
❸ 油鍋燒熱，放入蛋液翻炒，盛出。
❹ 鍋中留少許油，放入木耳翻炒，再放入雞蛋，加鹽調味即可。

養肝功效｜補血，排毒，養肝。

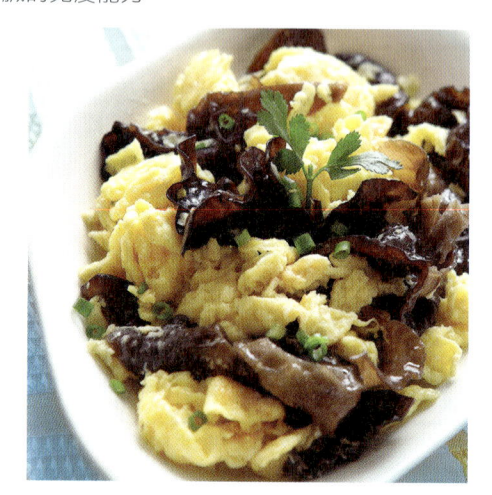

黃瓜

素炒黃瓜

材料｜黃瓜2根，胡蘿蔔1根，蔥花、蒜末、鹽、食用油各適量。

做法｜
❶ 黃瓜洗淨切片；胡蘿蔔去皮，洗淨切片。
❷ 炒鍋置於爐火上，倒入適量食用油，油熱後加入蔥花、蒜末炒香。
❸ 放入胡蘿蔔、黃瓜，炒熟，加適量的鹽調味即可。

養肝功效｜清熱利水，適合脂肪肝患者食療。

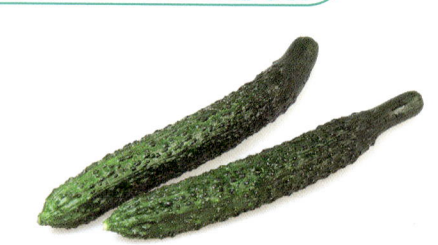

黃瓜炒蝦仁

材料｜黃瓜2根，蝦仁、蔥花、薑末、蒜末、鹽、食用油各適量。

做法｜
1. 黃瓜洗淨切條；蝦仁處理乾淨。
2. 炒鍋置於爐火上，倒入食用油，煸香薑末、蒜末、蔥花。
3. 放入蝦仁，快熟時，再放入黃瓜，加適量的鹽調味，炒熟即可食用。

養肝功效｜蝦有助於提高身體免疫力、促進肝細胞修復與再生。與黃瓜搭配，有助於清除肝中的火熱邪氣。

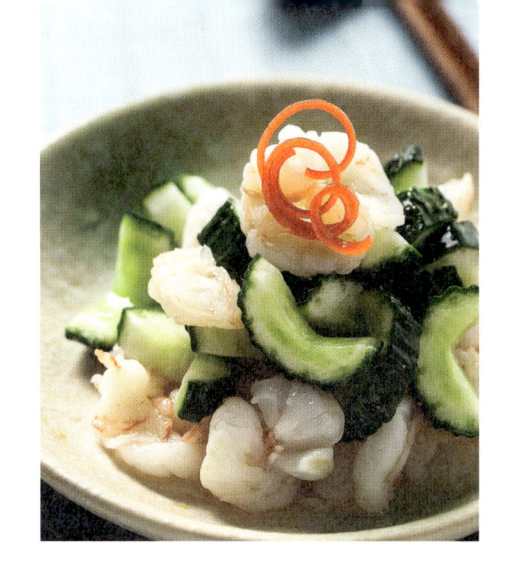

黃瓜炒雞蛋

材料｜雞蛋2顆，黃瓜1根，蔥花、鹽、食用油各適量。

做法｜
1. 雞蛋打散；黃瓜洗淨切片。
2. 炒鍋置於爐火上，倒入適量食用油，油熱後灑上蔥花，放入蛋液翻炒，盛出。
3. 鍋內留少許油，放入黃瓜片，煸炒至熟，放入雞蛋，加適量的鹽調味即可。

養肝功效｜清熱排毒，還可補充蛋白質。

綠花椰菜

雙耳綠花椰菜

材料｜銀耳半朵，木耳5朵，綠花椰菜100克，蔥花、薑末、蒜末、油、蠔油、生抽、太白粉、鹽、白糖各適量。

做法｜
1. 銀耳、木耳分別泡發，洗淨撕小塊；綠花椰菜用淡鹽水泡3分鐘，洗淨切小塊。
2. 炒鍋置於爐火上，油熱後煸香蔥花、薑末、蒜末，將綠花椰菜入鍋翻炒，再放入銀耳、木耳。
3. 調入蠔油、鹽、生抽、糖，加太白粉勾薄芡，再翻炒幾下即可。

養肝功效｜銀耳、木耳、青花菜一同搭配，能為肝臟補充營養，提高肝臟的解毒能力。

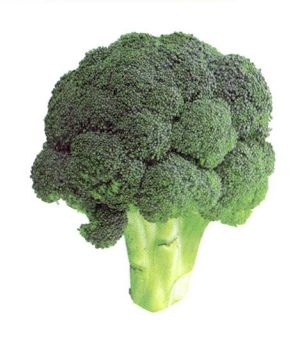

綠花椰菜炒蝦仁

材料｜蝦仁10個，綠花椰菜、食用油、鹽各適量。

做法｜

1. 將蝦仁處理乾淨。
2. 綠花椰菜用淡鹽水泡3分鐘，洗淨切小塊，用滾水焯一下。
3. 炒鍋置於爐火上，倒入適量食用油，油熱後放入蝦仁煸炒，再放入青花菜翻炒，加適量的鹽調味即可食用。

養肝功效｜蝦中含有的微量元素硒，能預防癌症。綠花椰菜也有一定的防癌抗癌效果。

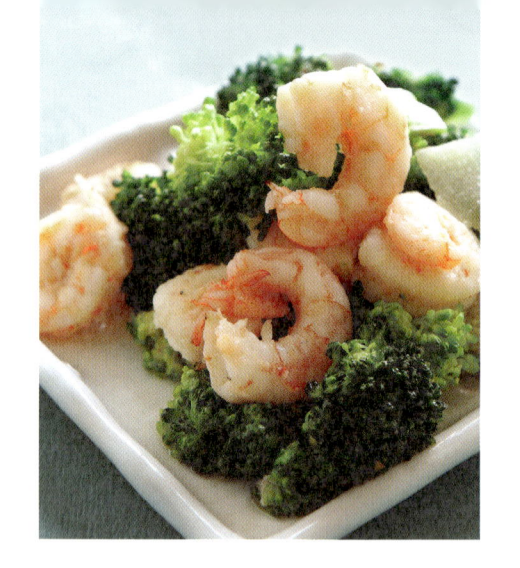

清炒綠花椰菜

材料｜綠花椰菜150克，蒜末、食用油、鹽各適量。

做法｜

1. 綠花椰菜用淡鹽水泡3分鐘，洗淨切小塊，用滾水焯一下。
2. 炒鍋置於爐火上，倒入適量的食用油，油熱後放入蒜末。
3. 煸炒至熟，加適量的鹽調味即可。

養肝功效｜綠花椰菜富含多種微量元素，能預防肝癌。

高麗菜

瘦肉炒高麗菜

材料｜豬瘦肉50克，高麗菜、甜椒各半顆，食用油、鹽、蔥末、薑末各適量。

做法｜

1. 豬瘦肉洗淨後切片；高麗菜洗淨，再用手撕成小塊；甜椒洗淨切塊。
2. 鍋內放油，油熱後放入肉片急炒，盛出備用。
3. 倒入蔥末、薑末熗鍋，放入高麗菜、甜椒，加鹽炒至半熟，倒入肉片翻炒至熟即可。

養肝功效｜此菜餚富含蛋白質，及其豐富的維生素C、鐵等物質，適合肝炎患者食用，也適合肝臟手術恢復期間食用。

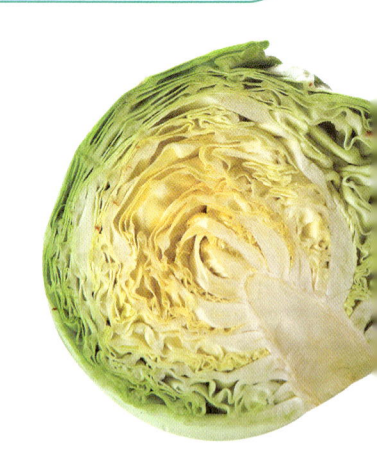

高麗菜炒雞蛋

材料｜高麗菜半顆，雞蛋2顆，食用油、鹽各適量。

做法｜

❶ 雞蛋打散，倒入油鍋攤熟，盛出備用；高麗菜洗淨，用手撕成小塊。

❷ 炒鍋置於爐火上，鍋熱後放入適量食用油，放入高麗菜煸炒，快熟時放雞蛋，加鹽調味，翻炒幾下後即可食用。

養肝功效｜高麗菜搭配雞蛋，更能激發肝病患者食慾。

胡蘿蔔

胡蘿蔔炒馬鈴薯

材料｜胡蘿蔔1根，馬鈴薯1顆，蔥花、食用油、鹽各適量。

做法｜

❶ 胡蘿蔔去皮，洗淨切片；馬鈴薯去皮，洗淨切片。

❷ 炒鍋置於爐火上，鍋熱後倒入適量食用油，油熱後放入蔥花，煸炒出香味。

❸ 放入胡蘿蔔和馬鈴薯，炒熟，加鹽調味即可。

養肝功效｜養肝明目功效，可改善視力減退、夜盲症等。

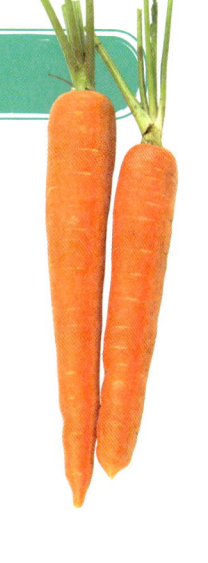

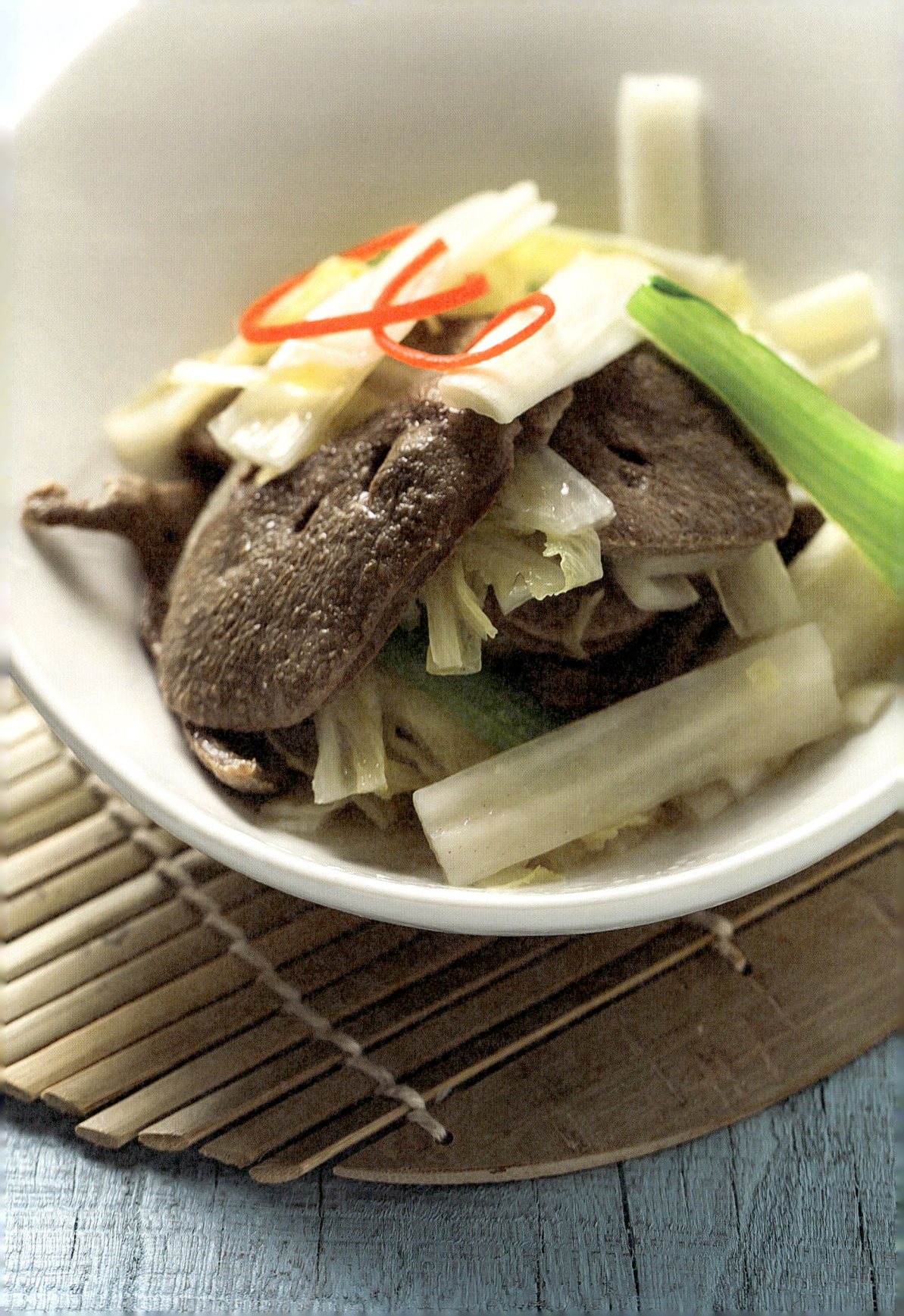

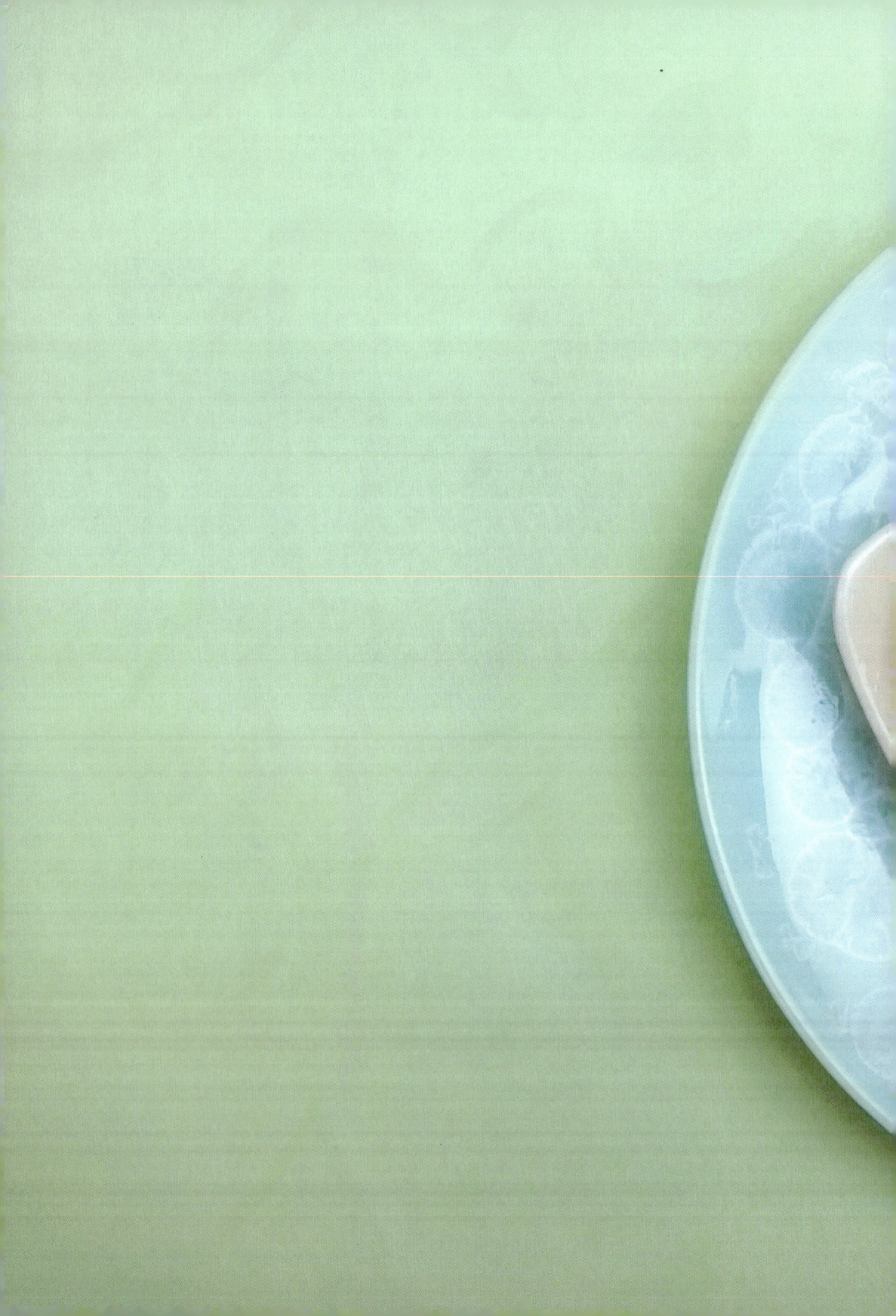

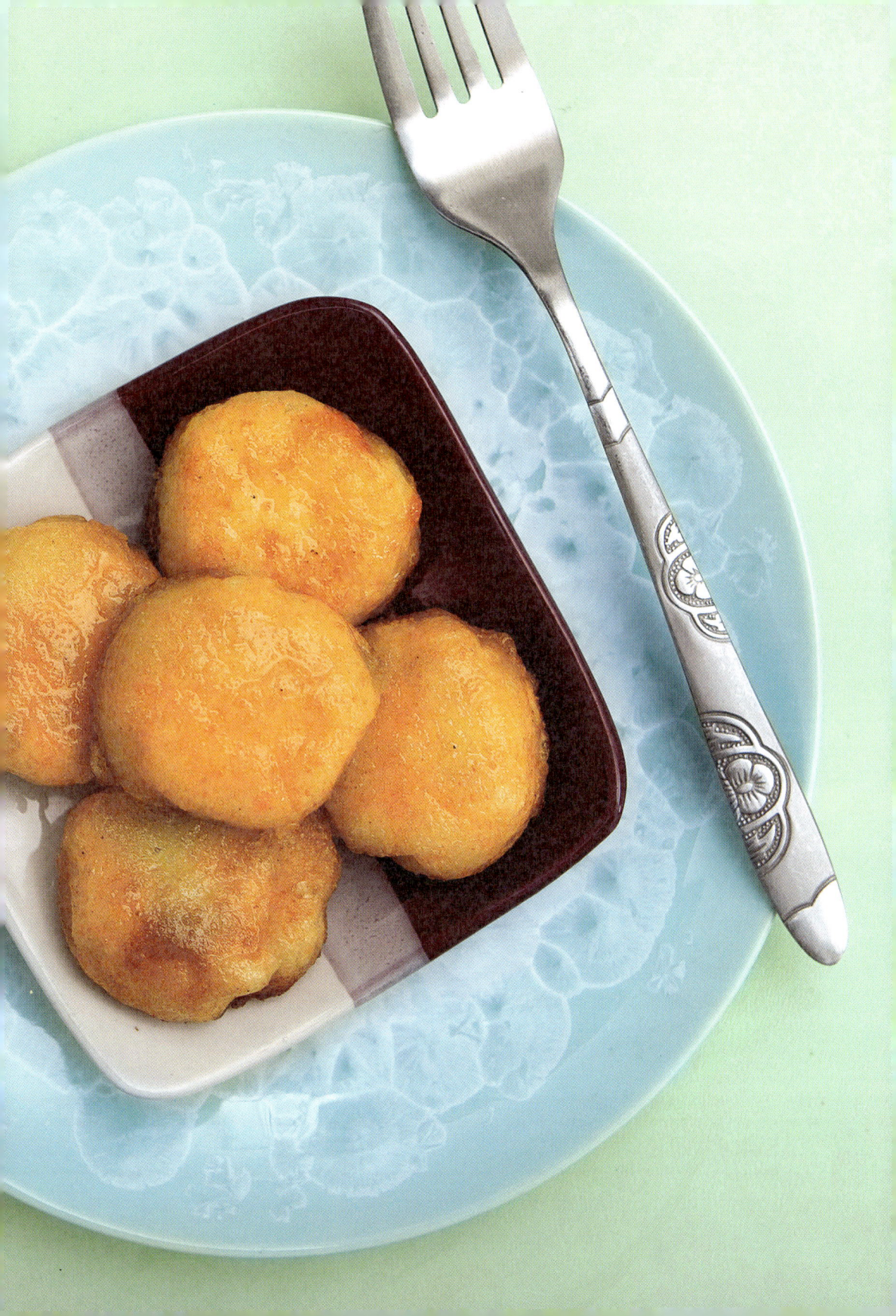

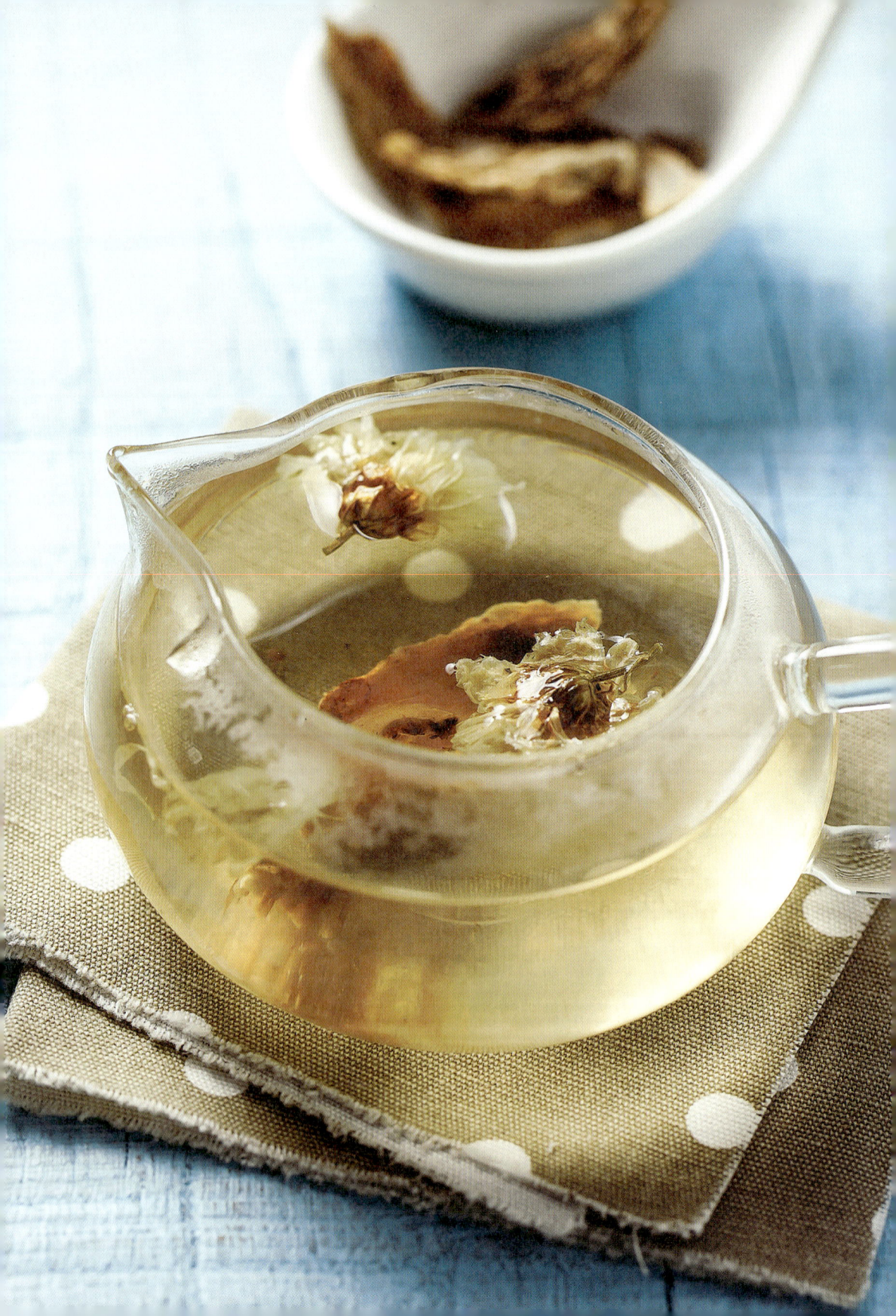